T0224815

Praxiswissen Logopädie

Reihenherausgeberinnen
Mascha Wanke, Neuried, Deutschland
Susanne Weber, Florstadt, Deutschland

Das bietet Ihnen *Praxiswissen Logopädie:*

- Interdisziplinäre Ausrichtung: geschrieben für Studierende und Praktiker aller therapeutischen Berufsgruppen aus Logopädie und Sprachtherapie
- Geeignet zur umfassenden Prüfungsvorbereitung und als Nachschlagewerk für neue Impulse in Diagnostik und Therapie
- Fundierter Überblick über Theorie und Praxis aller Sprach-, Sprech-, Stimm- und Schluckstörungen
- Aktuelles, professionelles Fach- und Praxiswissen auf hohem Niveau
- Komplexe und spezifische Fachinhalte verständlich erklärt
- Leichte Orientierung durch klare didaktische Struktur
- Einheitlicher Aufbau aller Themenbände:
- Theorie: Anatomie, Physiologie, Klinik, Ätiologie, Pathologie
- Anamnese
- Diagnostik
- Kritische Würdigung aller relevanten Therapieansätze
- Therapeutische Grundhaltung
- Bausteine für Therapie und Beratung
- Qualitätssicherung und Evidenzbasierung
- Methodenübergreifende Therapiebausteine: Integration von bewährten und neuen Ansätzen für eine flexible und individuelle Kombination in der Praxis

Claudia Büttner · Ralf Quindel

Gesprächsführung und Beratung in der Therapie

Professionelle Kommunikation und Beziehungsgestaltung

3. Auflage

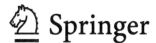

Claudia Büttner
München, Deutschland

Ralf Quindel
Berlin, Deutschland

ISSN 2627-4221   ISSN 1619-5159   (electronic)
Praxiswissen Logopädie
ISBN 978-3-662-67521-2   ISBN 978-3-662-67522-9   (eBook)
https://doi.org/10.1007/978-3-662-67522-9

Die Deutsche Nationalbibliothek verzeichnet diese Publikation in der Deutschen Nationalbibliografie;
detaillierte bibliografische Daten sind im Internet über ▶ http://dnb.d-nb.de abrufbar.

Planung: Ulrike Hartmann
Springer ist ein Imprint der eingetragenen Gesellschaft Springer-Verlag GmbH, DE und ist ein Teil von
Springer Nature.
Die Anschrift der Gesellschaft ist: Heidelberger Platz 3, 14197 Berlin, Germany

Das Papier dieses Produkts ist recycelbar.

Vorwort zur 3. Auflage

Nach fast genau 10 Jahren liegt nun eine Neuauflage unseres Bandes Gesprächsführung und Beratung aus der Reihe Praxiswissen Logopädie vor und wir freuen uns, dass die behandelten Inhalte nach wie vor aktuell sind und ihre große Bedeutung für die logopädische Therapie stets behalten haben.

Somit wurden der bewährte Aufbau des Buches sowie die ausgewählten Grundlagen, Bausteine und Methoden zur Beratung und Gesprächsführung beibehalten, aber die einzelnen Kapitel grundlegend überarbeitet, aktualisiert und um ausgewählte Literatur-Tipps erweitert.

Dem relativ neuen und spezifischen Bereich der Online-Beratung widmet der Springer-Verlag aufgrund der zunehmenden Anwendung und der Besonderheiten dieser Beratungsform ein eigenes „Essential". Daher wird das Thema Beratung im digitalen Kontext in diesem Buch nicht aufgegriffen.

Die Rückmeldungen, sowohl von Kolleginnen und Kollegen, die in der logopädischen Praxis tätig sind, als auch derer, die in der Lehre arbeiten, oder von Studierenden haben uns darin bestätigt, dass die dargestellten Beratungskonzepte für die logopädische Therapie sinnvoll, gut umsetzbar und durch die vielen Praxisbeispiele anschaulich dargestellt sind und auch für verwandte Professionen Anregungen für das Führen von Therapiegesprächen bieten. Für dieses konstruktive Feedback und die Hinweise aus dem jeweiligen Anwendungsfeld bedanken wir uns sehr. Wir hoffen, dass die Leserinnen und Lesern viele hilfreiche Basics, Ideen und Reflexionsgelegenheiten zur Erweiterung der eigenen Handlungskompetenzen in Hinblick auf Gesprächsführung im Rahmen der logopädischen Therapie in diesem Buch finden.

Wir bedanken uns bei dem Herausgeberinnen-Team dieser Reihe, insbesondere bei Mascha Wanke für ihre Unterstützung während des gesamten Überarbeitungsprozesses sowie bei Ulrike Hartmann vom Springer Verlag.

Ein Dank geht auch Monika Maria Thiel, da sie diesem Buch von Anfang an einen Platz in dieser Reihe eingeräumt hat, und an Annette Franke für den gewinnbringenden kollegialen Austausch.

Allen Leserinnen und Lesern wünschen wir eine bereichernde und inspirierende Lektüre dieses Buches, die dazu beiträgt, das eigene Gesprächsverhalten zu reflektieren und die individuelle Beratungskompetenz zu stärken.

Claudia Büttner
Ralf Quindel
München
Berlin
im April 2024

Der rote Faden

Im sprachtherapeutischen Alltag ist es oft nicht leicht, den roten Faden in den Therapie- und Beratungsgesprächen in der Hand zu behalten. Die Fülle an Informationen und die Beziehungsdynamik führen leicht zu einem unübersichtlichen Gesprächsknäuel mit dessen Ergebnis sowohl die Therapeutin als auch der Patient unzufrieden sind – obwohl doch fachlich alles „gestimmt" hat.

Das vorliegende Buch soll es der Leserin und dem Leser erleichtern, **den eigenen roten Faden** auch in schwierigen Gesprächssituationen zu verfolgen. Es beschreibt Modelle der Gesprächsführung und Beratung und verdeutlicht deren Anwendung mit vielen Praxisbeispielen.

Der Schwerpunkt liegt hierbei auf der Darstellung der Gesprächsbausteine, die zum Gelingen der Beratungs- und Therapiegespräche beitragen. Außerdem werden besondere Gesprächssituationen des sprachtherapeutischen Alltags genauer unter die Lupe genommen. Dabei wird hauptsächlich ein klientenzentriertes und lösungsorientiertes Vorgehen beschrieben, andere Beratungsrichtungen fließen jedoch mit ein. Damit erhalten die Leserin und der Leser ein breites Spektrum an Methodenbausteinen, die – je nach Klient und Situation – individuell ausgewählt werden können.

Unser Anliegen ist es, für Therapeutinnen vielfältige Anregungen zu bieten, um auch in schwierigen Gesprächen kompetent zu handeln und sich in Hinblick auf Beziehungsgestaltung und Gesprächsführung sicher zu fühlen, was nicht nur zur Verbesserung der Qualität der Sprachtherapie beiträgt, sondern auch die persönliche Zufriedenheit im Berufsalltag erhöht.

Dieser Band der Reihe „Praxiswissen Logopädie" ist störungsbild-übergreifend, da Fähigkeiten der Gesprächsführung und Beratung innerhalb der Therapie jedes Fachgebietes gefragt sind. Im Buch finden sich deshalb Beispiele aus allen Bereichen der Sprachtherapie. In der einen oder anderen Situation kann sich die Leserin oder der Leser vielleicht selbst wiederfinden und mit Humor und Distanz alternative Handlungsmöglichkeiten entdecken. Es wird nicht das Idealbild einer „Supertherapeutin" entworfen, die jede Gesprächssituation perfekt meistert, vielmehr möchten wir darauf hinweisen, dass es gerade die „missglückten" Situationen sind, aus denen man den größten Nutzen ziehen und die wichtigsten Erfahrungen sammeln kann.

Hinweise zum Text

Aus Gründen der Lesbarkeit haben wir nicht beide Geschlechterformen genannt. Wir haben uns für die weibliche Form, die „Therapeutin", entschieden, da hauptsächlich Frauen im sprachtherapeutischen Feld arbeiten. Hingegen verwenden wir mit „Klient" oder „Patient" die männliche Form. Selbstverständlich sind jeweils auch männliche Therapeuten und weibliche Patientinnen miteingeschlossen. Wird von der „Logopädin" oder „Sprachtherapeutin" gesprochen, sind alle Berufsgruppen, die im sprachtherapeutischen Bereich arbeiten, gemeint.

Wir sind uns der unterschiedlichen Bedeutungen der Bezeichnung „Klient" und „Patient" bewusst (Abschn. 1.1, „Stellenwert von Beratung in der Sprachtherapie"). Da der Begriff „Patient" in der Sprachtherapie geläufiger ist, verwenden wir beide Bezeichnungen synonym.

München
Berlin

Herausgeber- und Autorenverzeichnis

Die Autorin und der Autor

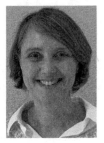

Claudia Büttner, M.A.
- Seminarentwicklerin am Pädagogischen Institut-Zentrum für Kommunales Bildungsmanagement im Fachbereich Kindertageseinrichtungen, München
- Akademische Mitarbeiterin an der Pädagogischen Hochschule Weingarten im Studiengang Elementarbildung
- Logopädin in eigener Praxis
- Logopädin in Klinik und schulvorbereitender Einrichtung
- Ausbildung und Studium: Erwachsenenbildung M.A., Psycholinguistin M.A., staatl. gepr. Logopädin

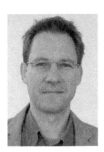

Dr. Ralf Quindel
- Professur für psychologische Grundlagen der Sozialen Arbeit und Heilpädagogik an der Katholischen Hochschule für Sozialwesen Berlin
- Tätigkeit an der Beratungsstelle für psychische Gesundheit München-Schwabing und an der Erziehungs- und Familienberatungsstelle Berlin-Lichtenberg
- Lehrtätigkeit an der Staatlichen Berufsfachschule für Logopädie München
- Ausbildung in systemischer Therapie und Beratung
- Promotion in Psychologie
- Studium der Psychologie an der Ludwig-Maximilians-Universität München

Die Reihenherausgeberinnen

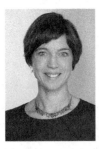

Dr. Mascha Wanke
Herausgeberin der Reihe „Praxiswissen Logopädie" seit 2015
- Akademische Mitarbeiterin an der Pädagogischen Hochschule Weingarten
- Freiberufliche Referentin zu dem Themenkomplex „Früher Spracherwerb"
- Sprachtherapeutische Praxis in verschiedenen Einrichtungen
- Promotionsstudium am Institut für Psycholinguistik, LMU München
- Studium der Sonderpädagogik, TU Dortmund

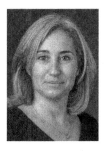

Susanne Weber

Herausgeberin der Reihe „Praxiswissen Logopädie" seit 2013

- Seit 2002 Logopädin im klinischen Bereich – Schwerpunkt Neurologie (Stroke Unit Friedberg/Hessen, Universitätsklinikum Gießen und Marburg; Standort Gießen, m&i Fachklinik Bad Heilbrunn, Neurologisches Krankenhaus München)
- Seit 2007 freiberufliche Referentin zu dem Themenkomplex „Neurogene Dysphagien"; insbesondere flexible endoskopische Evaluation des Schluckens (FEES)
- Ausbildung zur Logopädin an der staatlichen Berufsfachschule für Logopädie an der LMU, München

Inhaltsverzeichnis

Einführung

Inhaltsverzeichnis

1

Professionelle Beratung spielt eine wesentliche Rolle im Verlauf jeder logopädischen Therapie. Dieses Kapitel erläutert die Bedeutung unterschiedlicher Beratungsformen. Die dafür notwendigen Kompetenzen von Logopädinnen in Bezug auf Gesprächsführung sowie die zugrunde liegende Haltung werden konkretisiert und gegenüber psychotherapeutischen Interventionen abgegrenzt. Ein Überblick zu den einzelnen Kapiteln erleichtert die Arbeit mit diesem Buch.

1.1 Stellenwert von Beratung in der Sprachtherapie

In den letzten Jahrzehnten hat sich das Selbstverständnis der Logopädie auch aufgrund zunehmender Akademisierung grundlegend geändert, und im Zuge einer an der ICF (International Classification of Functioning, Disability and Health) orientierten Therapiegestaltung ist die Beratungskompetenz der Therapeutin von hoher Bedeutung. **Professionelle Beratungsgespräche** sind ein fester Bestandteil der Sprachtherapie bei allen Störungsbildern.

So finden Beratungsgespräche **zu Beginn einer logopädischen Therapie** statt, um über die Art und das Ausmaß der Störung und die Therapieziele und -inhalte zu informieren. Während der Therapie kommt es häufig zu **begleitenden Beratungsgesprächen,** wenn es beispielsweise in der Stimmtherapie um die mit der Stimmstörung in Zusammenhang stehenden persönlichen Konflikte des Patienten geht (Stengel und Strauch 2020). Des Weiteren führt die Logopädin im Rahmen der Therapie, z. B. von spezifischen Sprachentwicklungsstörungen oder bei kindlichem Stottern, **Elternberatung** in der Einzelsituation oder teilweise auch in Elterngruppen durch. Dies gewinnt besonders in Hinblick auf **präventive Maßnahmen** an Bedeutung (z. B. Informationsveranstaltungen zum Thema „Sprachentwicklung und Sprachentwicklungsförderung in Kindertageseinrichtungen"). Außerdem kann es bei schweren Kommunikationsstörungen und -behinderungen sinnvoll sein, das gesamte soziale Umfeld mit einzubeziehen und entsprechend zu beraten, um somit das **Umsetzen von Therapieinhalten im Alltag** zu erreichen und die Effizienz der Therapie zu verbessern (Ritterfeld 2003).

◨ Abb. 1.1 gibt einen Überblick über die Beratungsfelder innerhalb der logopädischen Therapie.

■■ **Entwicklung des Beratungsbedarfs in der Sprachtherapie**

Durch die sich weiterentwickelnde Forschung und wissenschaftliche Diskussion ändern sich die Behandlungsformen der logopädischen Störungsbilder und deren Beratungsformen fortwährend. Dem Patienten wird in diesem Veränderungsprozess deutlich mehr **Eigenverantwortung** zugeschrieben: Während der Patient zunächst nur in sehr geringem Maß an der Gestaltung der Therapie beteiligt war (**Patient** = Erduldender), herrscht inzwischen ein Therapieverständnis vor, in dem der Klient **aktiv** den Therapieverlauf mitbestimmt. Der Patient wird nicht „beübt", sondern setzt sich mit seiner Kommunikationsstörung auseinan-

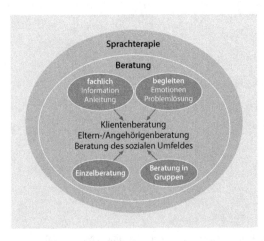

◨ **Abb. 1.1**   Beratungsfelder der Sprachtherapie

der; die Logopädin bietet hierzu Hilfestellungen und ihr „Know-how" an.

Dies drückt sich auch durch die alternative Bezeichnung des Patienten als **Klient** aus und erfordert einen sehr viel höheren Anteil an Gesprächsführung und begleitender Beratung in der Sprachtherapie. Außerdem werden die Angehörigen mehr in die Therapie mit eingebunden, um Therapieinhalte zu Hause zu wiederholen und zu festigen. Diese Art der Beratung und Mitarbeit bezeichnet man als **Co-Therapeuten-Modell.**

Darüber hinaus gehen Konzepte von **Beratungsgruppen,** beispielsweise zur Verbesserung der Kommunikationsfähigkeit, i. S. eines Interaktionstrainings mit Angehörigen von Aphasikern (Lock et al. 2008, zit. in Bauer und Auer 2010) oder Eltern und Bezugspersonen von Kindern mit Sprachentwicklungsstörungen (Buschmann 2017). Von der Therapeutin wird also nicht nur mehr Beratungskompetenz, sondern auch Moderationsfähigkeit zum Leiten der Angehörigen- oder Therapiegruppen erwartet.

In Kürze
- Heute finden **unterschiedlichen Formen der Beteiligung** von Patient und Angehörigen am Therapieprozess Anwendung.
- Die **Anforderungen an die Therapeutin** hinsichtlich Beratung und Gesprächsführung sind in den letzten Jahren **deutlich gestiegen.**
- Studien (Dehn-Hindenberg 2007) belegen die Bedeutung der gelungenen Kommunikation für den Therapieprozess.
- Eine Vorgehensweise, die die Ziele der ICF einbezieht, impliziert einen höheren Beratungsbedarf.

1.2 Beratungsformen

Was bedeutet Beratung? Beratung im professionellen Sinne geht über den Begriff des „freundschaftlichen Rat-Gebens" weit hinaus und beinhaltet unterschiedliche Aspekte: So wird zum einen die **fachliche Beratung (Consulting)** und zum anderen die **beglei-**

Exkurs: Bewertung der Therapie

Eine Studie von Dehn-Hindenberg (2007) zu den Bedürfnissen von Patienten hinsichtlich der Interaktion mit der behandelnden Logopädin bzw. den tragenden Therapiekriterien zeigte, dass die Bewertung der Therapie im Wesentlichen auf Basis der **Kommunikations- und Beziehungsqualität** zur Therapeutin getroffen wird. Demnach reicht die Besserung alleine nicht aus, damit die Therapie als effizient wahrgenommen wird.

Als **wesentliche Bedürfnisse** von Patienten konnte Dehn-Hindenberg (2008) das verständliche Übermitteln von Informationen, das Eingehen auf die individuellen Bedürfnisse, die gemeinsame Therapieplanung sowie Unterstützung, Motivation und Ermutigung identifizieren.

Eine für den Patienten bedarfsgerechte Therapie fußt somit auf zwei Säulen: zum ei-

nen auf der fachlichen Kompetenz, zum anderen in erheblichem Maße auf den kommunikativen und psycho-sozialen Fähigkeiten der Therapeutin.

Ebenso ist die **an den Zielen der Patienten ausgerichtete Vorgehensweise** wesentlich für die Umsetzung der ICF: Wenn die Therapeutin die Wünsche der Patienten nach fachlicher Information zur Entscheidungspartizipation konsequent in die Therapieplanung einbezieht, muss sie diesem Anspruch durch entsprechende Beratungsgespräche innerhalb der logopädischen Therapie gerecht werden.

Insgesamt wird deutlich, dass die Implementierung von Beratungs- und Gesprächsführungskompetenzen im Rahmen der Logopädie wesentlich sind und wissenschaftlich belegt wurden.

1

tende Beratung (Counseling) unterschieden (Thurmair und Nagl 2010). Die Therapeutin sollte sich die Besonderheiten dieser Gesprächsform und die spezifische Rollenverteilung der Gesprächspartner bewusstmachen, um ein reflektiertes Vorgehen zum Wohle des Klienten zu gewährleisten.

1.2.1 Fachliche Beratung: Consulting

In der fachlichen Beratung geht es um die **Übermittlung von Informationen,** und es werden **konkrete Handlungsanleitungen** gegeben. Diese Form von Beratungen gibt es nicht nur im therapeutischen Rahmen, sondern auch in anderen Bereichen, z. B. in der Finanzberatung. Der Fachmann verfügt aufgrund seiner Ausbildung über spezifisches Wissen („Know-how"). Seine fachlichen Informationen ermöglichen es dem Ratsuchenden, Situationen besser einschätzen zu können, und tragen somit zur Qualität der Entscheidungsfindung bei. Auch in der Sprachtherapie gibt die Logopädin Informationen, z. B. über physiologische Grundlagen, die Art der Störung und mögliche Therapieschwerpunkte, die es den Betroffenen oder deren Angehörigen erleichtern, eine für sie **richtige Therapieform** zu wählen oder entsprechende **Handlungsalternativen,** z. B. in Bezug auf den Stimmgebrauch, den Umgang mit der Sprachstörung zu finden.

Diese Entscheidungen wären ihnen ohne den professionellen Rat wahrscheinlich schwerer gefallen, oder sie hätten wesentliche Punkte in Bezug auf ihre Lebenssituation oder die äußeren Rahmenbedingungen leichter übersehen können. Damit die Klienten Zusammenhänge in der Therapie nachvollziehen können und motiviert sind, ist ein gewisses Maß an Information notwendig **(Transparenz).** Professionelle Anleitung ist sinnvoll, um die Bewältigung von Alltagssituationen unter sprachtherapeutischen Gesichtspunkten zu optimieren und stimmliche Belastungen zu reduzieren **(Direktivität).**

> ▶ **Beispiel: Information und Anleitung**
>
> Nach einer ausführlichen Diagnostik stellt die Logopädin bei der fünfjährigen Lisa, die zweisprachig aufwächst, eine ausgeprägte Sprachentwicklungsstörung fest. In einem Beratungsgespräch zeigt die Logopädin zunächst die Art der Sprachstörung auf, sensibilisiert die Eltern für die Auswirkungen einer Sprachentwicklungsstörung im Alltag und erläutert die Situation aus Sicht des Kindes. Sie gibt Informationen zur Sprachentwicklung und berät unter anderem auch über die Möglichkeiten eines positiven Sprachmodellverhaltens mit besonderer Berücksichtigung der Bilingualität. ◀

❯ **Wichtig**

Die fachliche Beratung bietet **Informationen** und gibt **praktische Handlungsanleitungen** – der Ratsuchende verlässt sich auf das Wissen der Beraterin, um seine Lage besser einschätzen und entsprechend handeln zu können. Es besteht ein **Wissensgefälle,** da der Experte im Gegensatz zu dem Laien über spezifisches Fachwissen verfügt.

1.2.2 Begleitende Beratung: Counseling

In der begleitenden Beratung stehen die Emotionen oder die individuellen Möglichkeiten des Klienten, eigene kreative Lösungen zu finden, im Mittelpunkt (Thurmair und Nagl 2010). Die Therapeutin besitzt spezifische Fähigkeiten der Gesprächsführung, durch ihre Beziehung zu dem Klienten erreicht sie eine **Auseinandersetzung des Klienten mit seinem Erleben und seinen Gefühlen.**

Hierbei ist eine klare Abgrenzung zur psychologischen Beratung und Psychotherapie notwendig, jede Therapeutin muss in der Sprachtherapie verantwortungsvoll mit ihrem Beratungsauftrag umgehen. Beratungsinhalte, die über den logopädischen Rahmen hinausgehen, z. B. die Bearbeitung von psychischen Konflikten, können nur mit einer geeigneten Ausbildung in den entsprechenden Beratungsstellen und Psychotherapiepraxen durchgeführt werden. Bei Bedarf kann die Therapeutin anregen, z. B. eine Erziehungsberatungsstelle aufzusuchen. Diesen Aspekt greift ▶ Abschn. 8.6.2, „Anregung von Psychotherapie oder Beratungsangeboten" auf.

> **Wichtig**
Die Therapeutin sollte sich der Grenze zwischen Beratung in der Sprachtherapie und Psychotherapie bewusst sein. Unterstützung bei der kritischen Selbstreflexion bieten **Teambesprechungen** oder **Supervision.**

▶ **Beispiel: Begleitung und gemeinsame Lösungsfindung**

Den Eltern von Lisa wird in den Beratungsgesprächen das Ausmaß der Sprachstörung immer deutlicher bewusst. Sie sehen sich zunehmend mit der Tatsache konfrontiert, dass sich Lisas Sprachschwierigkeiten nicht „einfach so auswachsen" und sie nur ein „sprachlicher Spätzünder" aufgrund der Zweisprachigkeit ist. Deshalb beginnen sie sich zu sorgen. Gefühle von Angst, Schuld und Traurigkeit sowie Spannungen, in Bezug auf das Thema der Zweisprachigkeit, werden deutlich. Die Therapeutin spricht diese Gefühle in Zusammenhang mit Lisas Sprachstörung an, sie entlastet die Eltern und versucht mit ihnen gemeinsam, einen für ihre Familie individuellen und passenden Umgang mit der Zweisprachigkeit zu finden, wobei ihr theoretisches Wissen um Bilingualität und Sprachentwicklungsstörungen natürlich mit einfließt.

Zeigen sich an dieser Stelle Paar- und Eheprobleme, die sich durch die Sorge um Lisas Sprachentwicklung lediglich manifestieren, liegt die Bearbeitung der Paarproblematik nicht im logopädischen Kompetenzbereich. Dann sollte die Familie darin unterstützt werden, weitere therapeutische Angebote (z. B. Familienberatung bzw. -therapie) in Anspruch zu nehmen. ◀

> **Wichtig**
In der begleitenden Beratung versteht die Therapeutin den Therapieprozess als **gemeinsamen Weg zur Lösungsfindung.** Sie ist Expertin für die Kommunikationsstörung, die Klienten sind Experten für ihre persönliche (Kommunikations-)situation. Es besteht in dieser Hinsicht eine **symmetrische Beziehung.**

◻ Tab. 1.1 zeigt Inhalte und Fragestellungen der beiden Beratungsaspekte und deren Abgrenzung zur Psychotherapie (eine beispielhafte Darstellung in Bezug auf die Stimmtherapie findet sich in Hammer 2012, S. 91 ff.).

Die Unterscheidung in fachliche und begleitende Beratungsaspekte zeigt, dass es sich im Beratungsprozess um eine **Balancefindung** zwischen beiden handelt. Hierbei kommt sowohl eine direktive als auch eine nichtdirektive Vorgehensweise zum Einsatz.

> **Wichtig**
In einem **logopädischen Beratungsgespräch** ist sowohl die begleitende als auch die fachliche Beratung sinnvoll und notwendig. Häufig gehen diese beiden Formen im Gesprächsfluss ineinander über.

In Kürze
- **Beratung** gilt als wesentlicher Baustein sprachtherapeutischer Intervention und bildet eine Säule zur **Qualitätssicherung** innerhalb der logopädischen Arbeit.
- Man unterscheidet zwischen **fachlicher und begleitender Beratung (Consulting**

1

◘ Tab. 1.1 Aufträge und Inhalte der beiden Beratungsaspekte in Abgrenzung zur Psychotherapie

	Fachliche Beratung	Begleitende Beratung	Psychotherapie
Auftrag	– Information – Anleitung	– Emotionen, die in Zusammenhang mit der Kommunikationsstörung stehen, wahrnehmen und ansprechen – Gemeinsam mit dem Klienten individuelle, kreative Problemlösungen in Bezug auf die Kommunikationsstörung finden – Erkennen von Zusammenhängen zwischen Kommunikationsstörung und persönlichen Konflikten ermöglichen	– Persönliche Konflikte und Probleme bewusstmachen – Aufdeckendes Arbeiten – Konflikte und Probleme bearbeiten und bewältigen – Krisenintervention
Inhalte	– Physiologie – Fachspezifischer Hintergrund, z. B. Hörstörung bei Sprachentwicklungsstörung – Therapieinhalte und Schwerpunkte – Weitere Therapiemöglichkeiten – Konkrete Handlungsanweisungen für neue Erfahrungen: u.a spracherwerbsfördernde Interaktionsgestaltung – Praktische Hinweise	– Unterstützung im Rahmen der Diagnosevermittlung – Therapiemotivation – Therapieerwartungen abklären – Entlastung – Ressourcen aktivieren – Lösungsstrategien für kommunikative Probleme gemeinsam erarbeiten – Arbeit an der Akzeptanz der Kommunikationsstörung	– Psychotherapeutische Interventionen je nach Therapierichtung (Verhaltens-, Gesprächs-, Gestalttherapie, Psychoanalyse, lösungsorientierte Kurzzeittherapie, Familientherapie u. a.)
Beispiel	– Informationen zur Stimmphysiologie und Stimmhygiene – Anleitungen, wie: „nicht räuspern, nicht rauchen, stimmliche Stressoren reduzieren!"	– Zusammenhänge zwischen hyperfunktioneller Dysphonie, allgemein hoher Stressbelastung und eigenem Leistungsdruck erkennen: auftretende Gefühle wahrnehmen	– Bearbeiten von tiefer liegenden Konflikten und innerem Druck, z. B. der Kompensation von mangelndem Selbstwertgefühl – Stressbewältigung – Zusammenhänge mit der Lebensgeschichte und früheren Verletzungen aufarbeiten

und Counseling), zwischen der Beratung des Klienten oder dessen Angehörigen bzw. Einzel- oder Gruppenberatung.

- Je nach Intervention ändern sich die gesprächstechnischen Anforderungen und die geforderten Beratungskompetenzen der Therapeutin.
- Eine klare Abgrenzung gegenüber einer psychotherapeutischen Behandlung ist unbedingt notwendig.

1.3 Zum Gebrauch dieses Buches

Dieses Lehrbuch bemüht sich um eine **Integration verschiedener** Ansätze auf:

- **theoretischer Ebene** mit Kommunikationspsychologie und Psychoanalyse und
- **anwendungsbezogener Ebene** mit klientenzentrierter Gesprächsführung und systemisch-lösungsorientierter Beratung

In Bezug auf die sprachtherapeutische Praxis ergibt diese Kombination eine **ganzheitliche Perspektive,** die der Komplexität des therapeutischen Alltags gerecht wird. Im Folgenden soll die Verbindung der verschiedenen Zugangsweisen in einem kurzen Überblick dargestellt werden.

Theoretisches Grundlagenwissen Zunächst werden in ▶ Kap. 2 die Grundlagen der Kommunikation, besonders die Theorie von Schulz von Thun und Watzlawick, beschrieben. Daran schließt sich in ▶ Kap. 3 die Darstellung der tiefenpsychologischen Aspekte der Beziehung zwischen Therapeutin und Klient an. Zusammen bilden die beiden Kapitel das theoretische Basiswissen in Bezug auf beratendes Handeln, auf sie wird im Folgenden immer wieder Bezug genommen.

Beratungskonzepte In ▶ Kap. 4 werden mit der klientenzentrierten Gesprächsführung und der systemischen Beratung zwei bewährte anwendungsbezogene Beratungsmethoden einschließlich ihrer theoretischen Hintergründe beschrieben. Sie ergeben die Grundlage für die Methoden der Gesprächsführung in der logopädischen Therapie.

Bezug zur ICF Die Bedeutung von Gesprächsführung und Beratung im Rahmen einer an der ICF orientierten therapeutischen Vorgehensweise macht ▶ Kap. 5 deutlich. Zudem werden verschiedene Aspekte der Gesundheitsförderung in der Beratung thematisiert.

Prozessorientierte Darstellung In Form eines Flussdiagramms werden in ▶ Kap. 6 die einzelnen Schritte eines Beratungsgespräches visualisiert und anschließend erläutert. Außerdem werden grundlegende Hinweise zur praktischen Vorbereitung und Durchführung eines Beratungsgespräches gege-

ben. Die prozessorientierte Darstellung bietet den Rahmen, in den sich die einzelnen Methodenbausteine aus dem folgenden Kapitel einfügen lassen.

Methodenbausteine In ▶ Kap. 7 beginnt die konkrete anwendungsbezogene Darstellung von Techniken der Gesprächsführung. Geordnet nach den Zielen, wird eine Vielzahl von Beratungstechniken angeführt.

Ausgewählte Beratungssituationen Anhand von typischen Situationen (z. B. „Erstkontakt" und „Elternberatung") aus der logopädischen Praxis wird in ▶ Kap. 8 die konkrete Anwendung der Beratungstechniken demonstriert. Dabei werden jeweils verschiedene Methodenbausteine kombiniert und gelungene und problematische Formen der Gesprächsführung durch Beispiele verdeutlicht.

Gesprächsführung in Gruppen ▶ Kap. 9 ist den Besonderheiten der Moderation und Leitung von Gruppen gewidmet. Nach einer Einführung in die Grundlagen der Gruppenarbeit nach dem Konzept der „themenzentrierten Interaktion" werden einzelne Module für die Gestaltung von Angehörigengruppen vorgestellt.

Selbstsorge der Therapeutin Den Abschluss bildet ▶ Kap. 10 mit einer Darstellung der spezifischen Belastungen, die die Tätigkeit als Therapeutin mit sich bringt. Mit der kollegialen Fallarbeit und der Supervision stehen zwei Möglichkeiten zur Verfügung, um Zufriedenheit und Professionalität im sprachtherapeutischen Beruf zu erhalten.

Damit soll das Buch dazu beitragen, auch den Bereich in der Logopädie, der über das reine Fachwissen hinausgeht und oft schwer greifbar ist – das „Therapeutenverhalten" – anschaulicher und somit beeinflussbarer zu machen. Da die Inhalte des Buches oftmals

1

Haltungen und Einstellungen viel eher als nur die Anwendung von Gesprächstechniken betreffen, wird der Gewinn unter Umständen nicht sofort in der Praxis deutlich. Es braucht Zeit und wiederholte Reflexion, bis Veränderungen spürbar werden. Auch sind die Methodenbausteine nicht als einfach anzuwendende Patentrezepte zu verstehen, sondern sollten auf dem soliden Fundament der klientenzentrierten und systemischen Grundhaltungen stehen.

Beratung und Gesprächsführung sind unabhängig von den spezifisch sprachtherapeutischen Inhalten, deshalb können Sprachtherapeutinnen verschiedener Fachdisziplinen davon profitieren. An den entsprechenden Stellen finden sich Hinweise, dass teilweise Grenzbereiche zur psychologischen Beratung und Psychotherapie tangiert werden. Diese Grenzen sollten beachtet und die Ausführungen nicht als Anleitung zur „Psychologopädie" missverstanden werden.

Literatur

Bauer A, Auer P (2010) Gesprächsanalyse – Ein Instrument für Aphasieforschung und -therapie. Stimme, Sprache, Gehör 2:92–99

Buschmann A (2017) Das Heidelberger Elterntraining zur frühen Sprachförderung. Trainermanual, 3. Aufl. Elsevier, München

Dehn-Hindenberg A (2007) Patientenbedürfnisse in der Logopädie: Die Qualität der Kommunikation bestimmt die Therapiebewertung. Forum Logopädie 4:26–33

Dehn-Hindenberg A (2008) Patientenbedürfnisse in der Physiotherapie, Ergotherapie und Logopädie. Wissenschaftliche Schriften: Gesundheit/Therapie. Schulz-Kirchner, Idstein

Hammer S (2012) Stimmtherapie mit Erwachsenen. In: Thiel MM, Frauer C (Hrsg) Praxiswissen Logopädie. 5. Auflage. Springer, Berlin Heidelberg New York

Ritterfeld U (2003) Beratung. In: Grohnfeldt M (Hrsg) Lehrbuch der Sprachheilpädagogik und Logopädie. Bd. 4: Beratung, Therapie und Rehabilitation. Kohlhammer, Stuttgart

Stengel I, Strauch T (2020) Stimme und Person, 7. Aufl. Klett-Cotta, Stuttgart

Thurmair M, Nagl M (2010) Praxis der Frühförderung. Reinhardt, München Basel

Kommunikationspsychologie

Inhaltsverzeichnis

© Der/die Autor(en), exklusiv lizenziert an Springer-Verlag GmbH, DE, ein Teil von Springer Nature 2024
C. Büttner und R. Quindel, *Gesprächsführung und Beratung in der Therapie*,
Praxiswissen Logopädie, https://doi.org/10.1007/978-3-662-67522-9_2

2

Das, was in einem Gespräch beim Gegenüber ankommt, entspricht nicht immer dem, wie es von der Sprecherin gemeint war, und es kann zu unerwünschten Missverständnissen kommen. Gerade in sprachtherapeutischen Gesprächssituationen ist es jedoch wichtig, professionell zu kommunizieren, um die Klienten bestmöglich beraten zu können. Die nachfolgenden Basics der Kommunikationspsychologie veranschaulichen die unterschiedlichen Dimensionen des Kommunikationsprozesses und helfen, Probleme zu analysieren und zu reflektieren.

Grundlegende Begriffe werden zunächst erläutert und wesentliche Aspekte der Theorie von Schulz von Thun (2013) sowie von Watzlawick et al. (2017) dargelegt. Mithilfe der darauf bezogenen Beispiele aus der Praxis gelingt es, die theoretischen Erläuterungen in den logopädischen Alltag zu übertragen.

2.1 Theoretische Grundlagen der Kommunikation

Kenntnisse über **Kommunikationsprozesse** und **Modellvorstellungen der zwischenmenschlichen Kommunikation** erleichtern ein reflektiertes Vorgehen im Therapiegespräch und die Analyse von Gesprächssituationen. Durch diese theoretische Betrachtungsweise (**Metaebene**) können die **unterschiedlichen Perspektiven der Kommunikationspartner** erfasst und damit grundlegende Störungen in der Kommunikation erkannt werden. Das Einnehmen dieser Metaebene kann innerhalb des Beratungsgesprächs eine nützliche Interventionsform sein.

2.1.1 Grundbegriffe und Grundprinzipien der Kommunikation

In der Kommunikationspsychologie haben alltäglich gebrauchte Begriffe eine spezifische Bedeutung, deshalb werden sie an dieser Stelle eingeführt. Ebenso werden die für gewöhnlich unbewussten Erwartungen an ein Gespräch verdeutlicht.

■■ Sender und Empfänger

In der Kommunikationstheorie wird häufig von einem **Sender** und einem **Empfänger** gesprochen. Der Sender (mitteilende Person) äußert eine Nachricht, der Empfänger (angesprochene Person) erhält sie.

Sender und Empfänger leben jeder für sich in einem individuellen System von Werten, Weltanschauungen und Vorwissen, was mitunter der Grund für fehlerhaftes Verstehen einer Nachricht sein kann und worauf ▶ Abschn. 2.2 „Probleme beim Senden und Empfangen" genauer eingeht.

■■ Nachricht – Botschaft – Information

Auf den ersten Blick erscheinen die Bedeutungen von Nachricht, Botschaft und Information sehr ähnlich – doch was wird nun gesendet?

Nachricht Eine Nachricht ist der Oberbegriff dessen, was vom Sender **gezielt weitergegeben** wird, um informativ zu sein. Sie enthält verbale wie auch nonverbale Anteile und viele gleichzeitige Botschaften. Dabei kann es sich um einen Blick, ein Wort, eine Äußerung oder auch einen Brief handeln (Schulz von Thun 2013).

Botschaft Die Botschaft wird als **Teilaspekt einer Nachricht** verstanden. Die Nachricht kann also unterschiedliche Botschaften enthalten. Botschaften können bewusst und unbewusst gesendet werden (Schulz von Thun 2013).

Information Hier wird **neues Wissen übermittelt**. Information spricht im Wesentlichen die Seite des Empfängers an: Der wertet alle Verhaltensweisen des Kommunikationspartners als informativ, die für ihn noch nicht bekannt und somit bedeutungtragend sind. Häufig wird mit der Informationsebene Bezug auf den Sachinhalt einer Nachricht genommen, obwohl eine Botschaft auch emotional wichtige

Information enthalten kann (Schulz von Thun 2013).

> ► Beispiel: Ärger

Eine Logopädin äußert gegenüber ihrer Kollegin mit ernstem Gesichtsausdruck und gepresster Stimme: „Der AAT (Aachener Aphasie-Test) war wieder nicht dort, wo er sonst immer ist!" (gesendete Nachricht).
Die nonverbale **Botschaft** lautet: „Das nervt, ich bin sauer!"
Würde man **Information** nur als den Sachinhalt der Nachricht definieren, dann wäre die Information, dass der Test nicht an der bekannten Stelle zu finden ist. Da das jedoch kein neues Wissen für die Kollegin enthält, sie hat den Test ja selbst nicht wieder zurückgelegt, ist die nonverbal gesendete Botschaft, dass die Kollegin darüber sauer ist, viel informativer. ◄

▪▪ Erwartungen an das Gespräch
Die grundsätzlichste Erwartung im Gespräch ist, dass man verstehen und verstanden werden möchte – die (sprachliche) Interaktion soll gelingen. Die Übersicht „Grundlegende Annahmen in Bezug auf Gespräche" zählt die Punkte auf, die von den Kommunikationspartnern angenommen werden, ohne sie auszusprechen.

Im Einzelnen bedeutet das, dass der Hörer zunächst annimmt, dass alles, **was sein Gegenüber absichtlich sagt, eine Bedeutung hat.** Wenn eine Mutter in einem Elterngespräch z. B. sehr leise etwas sagt und die Therapeutin sie nicht versteht, wird sie sie bitten, ihre Bemerkung zu wiederholen, da sie davon ausgeht, das Gesagte sei von Bedeutung für das Gespräch.

Außerdem erwartet der Kommunikationspartner, dass diese Äußerung ein **Minimum** an Informationen enthält. (Zur Erinnerung: als informativ wird betrachtet, was für mich nicht aus bereits vorhandenem Wissen abgeleitet werden kann). Wird gegen diese Annahme verstoßen, entstehen Probleme.

Grundlegende Annahmen in Bezug auf Gespräche
- Absichtliche Äußerungen haben eine Bedeutung.
- Äußerungen sind minimal informativ.
- Die Äußerungen sind wahr.
- Auf eine Frage folgt eine Antwort, und im Gespräch gibt es einen Sprecherwechsel.
- Jede Äußerung steht mit vorangegangenen in Zusammenhang.
- Emotional wichtige Themen brauchen Raum (nach Flammer 2001).

> **❯ Wichtig**
> - Bei zu **vielen Informationen** fühlt sich der Gesprächspartner evtl. nicht ernst genommen. (Reaktionen wie: „Ich bin doch nicht blöd!").
> - Werden dagegen **zu wenige** Informationen gegeben, d. h. bestimmte Informationen als bekannt vorausgesetzt, können peinliche Gesprächssituation entstehen oder Aggressionen hervorgerufen werden, da der Gesprächspartner mit den neuen Informationen noch nichts anfangen kann.

Weiterhin geht man in einem Gespräch davon aus, dass **grundsätzlich die Wahrheit gesagt wird** (Situationen, in denen absichtlich gelogen wird, seien hier außer Acht gelassen). Deshalb nimmt der Gesprächspartner die Äußerungen des Gegenübers ernst und reagiert entsprechend. Im besonderen Maße gilt dies, wenn es sich hierbei um eine Autoritätsperson oder einen Experten handelt, dem Kompetenz unterstellt wird (Flammer 2001).

> **Tipp**
>
> **Unsichere Aussagen sollten im Gespräch immer auch als solche kenntlich gemacht werden,** z. B. mit den einleitenden

2

Worten: „ich gehe davon aus, … bin mir aber in dieser Sache nicht ganz sicher". Sonst werden sie von dem Zuhörer als grundsätzlich wahr und richtig gewertet und können leicht zu Missverständnissen führen. Nichtwissen und Nachfragen oder Nachschlagen sind keine Schande.

Ebenso haben die Gesprächspartner die Erwartung, dass sie **auf eine Frage eine Antwort** bekommen (Flammer 2001). Ist dies nicht der Fall, dann ist diese Reaktion dennoch von großer Bedeutung. Wenn der Patient auf die Frage, ob er die Rechnung für die Therapie bereits bezahlt habe, zunächst zögert und auf ein anderes Thema ausweicht, kann sich die Therapeutin vorstellen, dass dies noch nicht geschehen ist.

Ferner wird in einem Gespräch in der Regel **zwischen Sprechen und Zuhören gewechselt,** damit alle Beteiligten **Gesprächsanteile** erhalten (Flammer 2001). „Turn-taking" ist wesentlich, um nicht aneinander vorbei, bzw. nebeneinander her zu sprechen. Dies dürfte in therapeutischen Gesprächssituationen zwar nur selten passieren, kann aber beispielsweise in folgenden Situationen vorkommen:

- Gespräche mit Elternpaaren oder in Gruppen, wenn mehrere Sprecher gleichzeitig „senden".
- Die Gruppenmitglieder stammen aus Kulturen mit unterschiedlichen „Turn-taking-Regeln".
- Ein Sprecher versucht, seine Gesprächsanteile übermäßig auszudehnen.

Der Gesprächspartner wird davon ausgehen, dass **für emotional wichtige Themen genügend Interesse und Raum vorhanden** ist. Ungünstig ist es, nach solch einer Aussage sofort zu einem anderen Thema überzugehen oder mit eigenen Problemen zu vergleichen (Flammer 2001).

▶ **Beispiel: Sprachlos**

Frau K., die wegen einer hyperfunktionellen Dysphonie zur Therapie kommt, erzählt in der Therapiesituation, dass ihr immer regelrecht die Stimme wegbleibe, wenn ihr Chef sie kritisiere. Sie könne dann gar nicht mehr sachlich argumentieren, sondern piepse kleinlaut eine Entschuldigung und fühle sich sehr unterwürfig. Die Therapeutin möchte die Patientin unterstützen und erzählt, dass sogar sie in der letzten Teambesprechung, als es wegen der Organisation der Weihnachtsfeier Unstimmigkeiten gegeben habe, nur noch leisen Widerspruch einlegen konnte. Die Stimmpatientin erzählt daraufhin nichts mehr über die Situationen mit dem Chef. ◀

Tipp

Emotional wichtige Themen brauchen Interesse und Raum. Wichtig ist, dem Gesprächspartner das Gefühl zu vermitteln, **dessen** Emotionen stehen im Mittelpunkt und nicht abrupt das Thema zu wechseln. Auch Gesprächspausen sind in dieser Situation ein gutes Mittel, um Verständnis zu signalisieren.

Insgesamt wird durch die in der Übersicht „Grundlegende Annahmen in Bezug auf Gespräche" genannten Punkte deutlich, dass jedes Gespräch bereits **bevor es geführt** wird, von Erwartungen und Annahmen der Gesprächsteilnehmer mit bestimmt wird. Zum einen erleichtert dies das Verständnis und macht den Gesprächsprozess weniger träge, zum anderen können **nichterfüllte Erwartungen** und **falsche Annahmen** zu Verständnisschwierigkeiten führen.

2.1.2 Ein Kommunikationsmodell

Das Kommunikationsmodell veranschaulicht die Abläufe der zwischenmenschlichen Kommunikation (◘ Abb. 2.1):

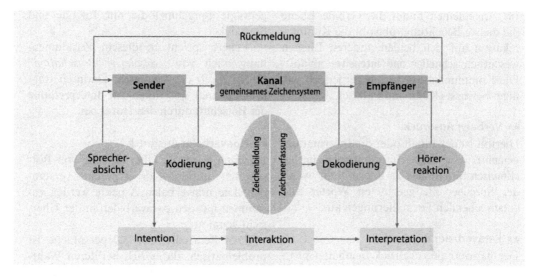

Abb. 2.1 Kommunikationsmodell (in Anlehnung an Kegel 1997)

Ein Sprecher äußert etwas mit einer bestimmten Absicht **(Intention)** um seine Umwelt zu verändern oder Mitmenschen zu Reaktionen zu bewegen: er verfolgt also ein bestimmtes **(Gesprächs-)ziel.** Hierzu verwendet er ein gemeinsames **Zeichensystem (Code)** und kodiert zunächst seine Nachricht, d. h. Zeichen müssen gebildet werden. Er kann dies tun, indem er spricht, schreibt, zeichnet, Körpersprache verwendet usw. Der Empfänger muss in der Lage sein, das Zeichensystem zu verstehen. Er erfasst die Zeichen des Senders und dekodiert sie – allerdings auf seine persönliche Art und Weise, die nicht immer mit der intendierten Botschaft des Senders übereinstimmen muss. Dadurch ergibt sich die **Interpretation des Hörers,** der eine entsprechende **Reaktion** (handeln oder nicht handeln) folgt. Zur Verstehenssicherung kann der Empfänger dem Sender darüber **Rückmeldung** geben, wie die Nachricht aufgefasst wurde. In **Abb. 2.1** werden einzelnen Kommunikationskomponenten und deren Zusammenspiel veranschaulicht.

Dieses Modell gibt einen Überblick über den gesamten Kommunikationsablauf.

Betrachtet man **nur die Nachricht** genauer, dann kommt man zu den Vorstellungen der **verschiedenen Kanäle** und der **unterschiedlichen Seiten** einer Äußerung.

2.1.3 Die drei Ausdruckskanäle

Beim Sprechen unterscheidet man **drei Ausdruckskanäle** oder auch Ebenen einer Nachricht (**Abb. 2.2**):
- verbal,
- paraverbal,
- nonverbal

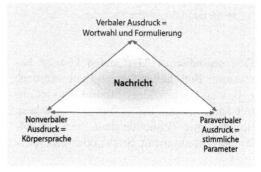

Abb. 2.2 Drei Ausdruckskanäle

2

Im Allgemeinen findet die verbale Ebene die meiste Beachtung, obwohl die Kommunikation auf den beiden anderen Ebenen wesentlich **schneller und intensiver** abläuft. Die Kommunikation ist hierbei jedoch weniger bewusst (Kölln und Pallasch 2020).

▪▪ Verbaler Ausdruck

Hiermit ist der Inhalt oder die Information, gemeint. Um seine **Informationen in bestimmten Situationen** zu übermitteln, wählt der Sprecher die geeigneten Wörter und entsprechenden Formulierungen aus.

▪▪ Paraverbaler Ausdruck

Der paraverbale Ausdruck beinhaltet prosodische Elemente, die in der Übersicht „Aspekte von paraverbalem und nonverbalen Ausdruck" aufgeführt sind.

Aspekte von paraverbalem und nonverbalem Ausdruck

Paraverbaler Ausdruck:
- Stimmklang: z. B. voll, brüchig, resonanzreich, rau, kratzig usw.
- Melodie, Betonung, Sprechpausen
- Lautstärke (dynamischer Akzent)
- Sprechtempo (temporaler Akzent)

Nonverbaler Ausdruck:
- Gestik, d. h. Bewegung der Gliedmaßen
- Mimik, d. h. Gesichtsausdruck – v. a. Blickkontakt und Lächeln
- Proxemik, d. h. Bewegung im Raum
- Olfaktorische Signale, z. B. Pheromone
- Gesamtkörperliche Haltung

Den **prosodischen Merkmalen** können **bestimmte Botschaften** zugeordnet werden, z. B. wird ein brüchiger Stimmklang häufig mit Missstimmungen verbunden, eine leise Stimme mit Schüchternheit, ein schnelles Sprechtempo mit Stress oder eine ausgeprägte Sprechmelodie mit Energie und Spritzigkeit.

Eckert spricht in diesem Zusammenhang auch von *„vokale(n) Botschaften"* (2022, S. 19) des Gesagten. Dadurch trägt dieser Kanal wesentlich zur **Interpretation der Botschaft** durch den Hörer bei.

▪▪ Nonverbaler Ausdruck

Darunter wird die Übermittlung von Botschaften mittels Körpersprache verstanden. Die nonverbalen Aspekte werden zusammen mit den paraverbalen in der Übersicht genannt.

Das Beurteilen der Körpersprache ist problematisch, da es sich bei deren Wahrnehmung um einen **ganzheitlichen Eindruck** handelt. Die isolierte Interpretation einzelner Körperbewegungen bzw. -haltungen (z. B. Hände, Kopf, Beine) oder der Mimik ist schwierig und ohne Kommunikationskontext oft uneindeutig.

Dennoch werden auch im körpersprachlichen Bereich gewissen **(Körper-)Haltungen** entsprechende **innere Haltungen** zugeordnet. Dadurch kann eine Botschaft der Nachricht übermittelt werden, die durch die Worte allein nicht deutlich wird, was allerdings weitgehend unbewusst und intuitiv geschieht.

Tipp

Die körpersprachlichen und stimmlichen Signale sind häufig **mehrdeutig** und nicht universell. Daher ist es notwendig, die Bedeutung in der spezifischen Gesprächssituation und auf der Basis des eigenen Erfahrungshintergrundes zu prüfen. Falls eine Therapeutin nonverbale bzw. paraverbale Signale des Klienten ansprechen möchte, sind diese Äußerungen als **persönliche Wahrnehmung** im Gespräch deutlich zu machen (Kölln und Pallasch 2020).

> Beispielsweise: „Ihre Stimme klingt so leise, ich habe den Eindruck, Sie sind sehr erschöpft."

Im Folgenden werden einige Beispiele für Körpersignale und entsprechende Botschaften genannt (vgl. Molcho 1996).

Gestik Überschlagene Beine können Verschlossenheit und Unsicherheit signalisieren, besonders wenn die Arme dabei verschränkt werden. Aber auch Einvernehmen, falls die Gesprächspartner die Beine in die gleiche Richtung schlagen.

Mimik Gesenkte und zusammengezogene Augenbrauen, ein harter Blick und zusammengepresste Lippen mit geraden oder nach unten gerichteten Mundwinkeln sind oft Zeichen von Wut, können jedoch ebenso angestrengtes Nachdenken signalisieren.

Proxemik Wird eine Hand plötzlich von oben nach unten geführt und dazu weichen Kopf und Oberkörper abwehrend aus, kann dieses als schroffe Ablehnung verstanden werden.

Das differenzierte Wahrnehmen der nonverbalen Botschaften erfordert eine gute Beobachtungsgabe und Ideen zu deren Deutung. Das Schulen der Wahrnehmung in diesen Bereichen trägt zur Verbesserung der Gesprächskompetenz bei: Zum einen, um die Signale des Gegenübers besser zu verstehen, zum anderen um eigene Signale differenzierter senden zu können.

Tipp- Literatur

> Viele Beispiele zur nonverbalen Kommunikation anhand von Fotografien enthalten die Bücher von Sammy Molcho:
> ▬ Molcho S (1996) Körpersprache. Mosaik, München
> ▬ Molcho S (1999) Partnerschaft und Körpersprache. Mosaik, München
> ▬ Molcho S (2006) ABC der Körpersprache. Ariston, München

❯ **Wichtig**
Paraverbale und nonverbale Anteile sind von großer Bedeutung, da sie im Wesentlichen die nichtinformativen, **emotionalen Seiten der Nachricht** transportieren. Dies ist besonders wichtig für den Gesprächsbaustein: „Emotionen aufgreifen".

Tipp

> Um sich über den **Gefühlszustand eines Patienten** klar zu werden, z. B. bei der Reflexion eines Therapiegesprächs, kann es nützlich sein, bestimmte prägnante Körper- oder Gesichtsausdrücke im Nachhinein auszuprobieren um nachzuspüren, was man selbst dabei empfindet bzw. welche Assoziationen man dazu hat (Ideen hierzu finden sich auch bei Satir 2021).

Da paraverbaler und nonverbaler Ausdruck im Wesentlichen **unbewusst eingesetzt** werden, fällt eine willkürliche Beeinflussung schwer. Somit kann der Sprecher auf diesen Ebenen seine **Botschaften schlecht verdecken** oder hierbei „**lügen**" (Flammer 2001).

❯ **Wichtig**
▬ Stimmen die Aussagen der drei Kanäle überein, sind sie **kongruent.** Dann ist die Botschaft eindeutig und für den Hörer gut zu verstehen (Kölln und Pallasch 2020). Man spricht auch davon, dass der Sender **authentisch** ist.
▬ Bei mangelnder Übereinstimmung der Kanäle setzt sich immer der paraverbale bzw. nonverbale Kanal durch (Mehrabian 1981).

2

2.1.4 Die vier Seiten der Nachricht nach Schulz von Thun

Betrachtet man eine Nachricht noch genauer, kann man laut Schulz von Thun (2013) verschiedene **Seiten oder Funktionen einer Nachricht** unterscheiden (siehe auch Exkurs „Organon-Modell").

Schulz von Thun fügt den drei genannten Funktionen des Organon-Modells die **Beziehungsfunktion** hinzu und differenziert vier Seiten einer Nachricht, die sowohl beim Sender als auch beim Empfänger wirksam sind. Er nennt dieses Modell das **Kommunikationsquadrat**, da jede Seite des Quadrates einer Seite der Nachricht entspricht.

Exkurs: Organon-Modell

Karl Bühler stellte bereits 1934 in seinem Buch „Sprachtheorie" das Organon-Modell der Sprache vor. Organon meint, Sprache als Organ oder Werkzeug mit dem man anderen etwas mitteilen kann. Die Aussage steht symbolisch für die Dinge oder Ereignisse, über die gesprochen wird (**Symbolfunktion**), sie drückt etwas über den inneren Zustand des Senders aus (**Symptomfunktion**), und sie steuert das Verhalten des Empfängers (**Signalfunktion**) (Hörmann 1991).

Die Seiten des Kommunikationsquadrates (Schulz von Thun 2013)
- Sachinhalt
- Selbstoffenbarung
- Beziehung
- Appell

Entsprechend dieser vier Seiten der Nachricht kann sowohl der Sender vier Botschaften senden als auch der Empfänger vier Botschaften empfangen, obwohl nur eine einzige Nachricht ausgetauscht wurde! Diese Aufteilung ist natürlich künstlich und wird im Gespräch so nicht wahrgenommen. Besonders bei **Gesprächskonflikten** kann es aber nützlich sein, die **Seiten zu trennen** und zu **analysieren,** wie die eigentliche Botschaft gemeint bzw. aufgefasst wurde („Das hab' ich gar nicht so gemeint!" – „Ich verstehe dich einfach nicht!").

Zur Verdeutlichung wird im folgenden Beispiel eine Gesprächssituation aus dem sprachtherapeutischen Alltag von allen vier Seiten betrachtet: Den möglichen Botschaften des Senders (Therapeutin) wird die empfangene Botschaft (Eltern) gegenübergestellt.

▶ Beispiel: Ausgangssituation

Jonas hat eine Sprachentwicklungsstörung und soll im nächsten Jahr eingeschult werden. Seine Eltern sind gekommen, um über den derzeitigen Stand der Therapie mit der Therapeutin zu sprechen. Die Logopädin äußert: „Ich halte es für wichtig, die Therapie zweimal wöchentlich, statt bisher einmal, durchzuführen." ◀

Im Folgenden werden die vier Seiten dieser Nachricht dargestellt.

▪▪ Sachinhalt
Hier steht die Sachinformation im Vordergrund, es geht um Sachverhalte, Daten und Fakten (Schulz von Thun 2013).

▶ Beispiel: Jonas – Sachseite

Sender: „Die Frequenz der Therapie sollte erhöht werden."
Empfänger: „Die Frequenz der Therapie sollte erhöht werden." ◀

In diesem Beispiel ist die Vermittlung der reinen Information einfach, bei komplexeren Zusammenhängen, wie der Erläuterung des Schluckvorgangs oder der Sprachentwicklung, kann es leicht zu einer **Überforderung des Empfängers** und einer **Überfrachtung mit Informationen** kommen. Aspekte, die **Informationen verständlich** machen, werden in ▶ Abschn. 7.4, „Baustein: Informationen übermitteln", dargestellt.

■■ Selbstoffenbarung

In jeder Äußerung gibt der Sender auch einen Teil von sich preis. Der Empfänger erfährt, ohne dass es der Sender immer möchte, wie er sich fühlt, was in ihm vorgeht, welche Anschauungen er hat und um welche Persönlichkeit es sich handelt. Das hängt natürlich auch davon ab, wie offen und sensibel der Empfänger gerade auf diesem Ohr ist (Schulz von Thun 2013).

> ▶ **Beispiel: Selbstoffenbarung**
>
> Sender: „Ich bin unter Druck, mir geht es zu langsam vorwärts."
> Empfänger: „Die Therapeutin ist besorgt, ihr geht es nicht schnell genug vorwärts." ◄

■■ Beziehung

Beim Sprechen tritt man unweigerlich mit jemandem in **Beziehung**. Durch das Sprechen wird also deutlich, wie die **Personen zueinanderstehen**. Somit beinhaltet jede Äußerung einen Hinweis auf die Art der Beziehung, worauf der Empfänger häufig **sehr sensibel** reagiert. Das birgt die Gefahr von Missverständnissen: Oft wird diese Beziehungsseite einer Nachricht vom Empfänger überdeutlich oder sogar ausschließlich wahrgenommen, obwohl der Schwerpunkt der Botschaft (möglicherweise) auf einer anderen Ebene (z. B. Sachinhalt) lag. Neben den Signalen spielen hier Vorerfahrungen und unausgesprochene Annahmen des Empfängers hinein und beeinflussen seine Wahrnehmung (Schulz von Thun 2013).

> ▶ **Beispiel: Beziehung**
>
> Sender: „Ich möchte sie alle unterstützen, wir müssen gemeinsam anpacken!"
> Empfänger: „Die Expertin spricht, ich tue was sie sagt, fühle mich aber von ihr überfordert." ◄

■■ Appell

Sobald man spricht, möchte man damit in der Regel auch **etwas erreichen**. Hierbei können z. B. Wünsche, Bitten, Appelle, Handlungsanweisungen und (Auf-)Forderungen ausgedrückt werden. Der Empfänger erhält die Botschaft und reagiert darauf entsprechend mit einer Aktion oder zumindest mit der Überlegung, wie er nun handeln soll. Wichtig ist, dass solche Appelle **offen** oder **verdeckt** an den Empfänger gesendet werden können. **Verdeckte Appelle** können die **Kommunikation sehr erschweren** und vom Sender eingesetzt werden, sich darin zu bestätigen, nicht verstanden zu werden oder, dass man nicht auf seine Wünsche eingeht (Schulz von Thun 2013):

- **Offener Appell**: „Mir ist kalt – das Fenster ist ja noch offen, kannst du es bitte schließen."
- **Verdeckter Appell**: „Das Fenster ist offen und ich hatte gestern schon ein Kratzen im Hals!"

> ▶ **Beispiel: Appell**
>
> Sender: „Engagement zeigen!"
> Empfänger: „Tu mehr (i.S. von: Du tust zu wenig!)!" ◄

Die unterschiedlichen Interpretationen der kurzen Aussage der Therapeutin, je nachdem welcher Seite des Kommunikationsquadrates nach Schulz von Thun (2013) Beachtung geschenkt wird, illustrieren, wie sich diese Annahmen auf den weiteren Kommunikationsverlauf auswirken können und wie dieses Modell damit zur Klärung von Missverständnissen in Gesprächen genutzt werden kann.

2

Einen umfassenden Blick auf den Kommunikationsprozess bietet Watzlawick, einer der Begründer der Systemischen Therapie, auf der Basis des **Konstruktivismus**.

2.1.5 Kommunikationsregeln nach Watzlawick

Watzlawick, Beavin und Jackson (2017) beschreiben Regeln, die in der Kommunikation wirksam sind. Sie ermöglichen den Blick auf die **Interaktion** und die unterschiedlichen Sichtweisen der Gesprächspartner. Die Regeln werden im Folgenden erläutert und anhand von Beispielen aus Therapiegesprächen veranschaulicht.

▪▪ Man kommuniziert immer

Es ist unmöglich, sich **nicht** zu verhalten. Für die Kommunikation heißt das, dass alle Verhaltensweisen einer Interaktion Mitteilungscharakter haben. Auch wenn keine Worte gewechselt werden, teilt der Gesprächspartner etwas mit (Watzlawick et al. 2017).

> ► **Beispiel: Schweigen**

Nachdem die Mutter von Tim, der aufgrund einer Sprachentwicklungsstörung in logopädischer Behandlung ist, mit der Therapeutin besprochen hat, einen Wechsel in eine heilpädagogische Tagesstätte in Erwägung zu ziehen, herrscht minutenlanges Schwei-

gen. Die Körpersprache der Mutter macht jedoch deutlich, dass sie innerlich zwischen Annahme der Förderung und Ablehnung schwankt, da hierdurch der spezifische Förderbedarf festgeschrieben würde. ◄

▪▪ Man unterscheidet Inhalts- und Beziehungsaspekte einer Nachricht – Beziehung geht vor Inhalt

In ► Abschn. 2.1.4 wurden bereits die unterschiedlichen Seiten der Nachricht (Schulz v. Thun 2013) angesprochen. In dem Modell von Watzlawick werden Appell-, Selbstoffenbarungs- und Beziehungsseite unter dem Beziehungsaspekt zusammengefasst. Der Inhaltsaspekt liefert Daten, der Beziehungsaspekt bestimmt, wie diese Daten zu interpretieren sind. Daher ist der **Beziehungsaspekt dem Inhaltsaspekt übergeordnet** (Watzlawick et al. 2017) (⬛ Abb. 2.3).

> ► **Beispiel: Gut gemacht!?**

Frau M., eine Stimmpatientin, die selbst Gymnastiklehrerin ist, verabschiedet sich mit den Worten: „Das haben Sie heute ganz prima gemacht! – Es war doch wirklich recht entspannend!" und klopft der Therapeutin leicht auf die Schulter. Obwohl hier eigentlich die Information, die Stunde war angenehm und gut aufgebaut, weitergegeben wird, legen Wortwahl, Körpersprache und Betonung eine andere Interpretation auf der Beziehungsebene nahe: hier wird eher die Botschaft von

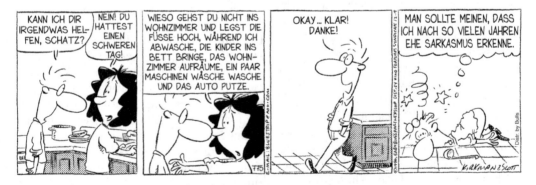

⬛ **Abb. 2.3**   Inhalts- und Beziehungsaspekt einer Nachricht (aus Kirkman und Scott 2003)

Überlegenheit und Konkurrenz vermittelt. Dieser Aspekt ist der entscheidendere und könnte in Zusammenhang mit der Stimmstörung von der Therapeutin thematisiert werden (z. B. der Leistungsanspruch und die hyperfunktionelle Symptomatik). ◄

▪▪ Die Interpunktion von Kommunikationsabläufen bestimmt die Beziehung der Kommunikationspartner

Die Struktur einer Interaktion wird von den Beteiligten oft als einseitige **Ursache-Wirkungs-Beziehung** und **nicht als Kreislauf** interpretiert. Das eigene Verhalten wird hierbei als **Reaktion** auf die Handlung des Kommunikationspartners verstanden und entsprechend werden Anfang und Ende der Interaktion unterschiedlich wahrgenommen (**unterschiedliche Interpunktion**). Damit geht häufig die unlösbare Frage einher, wer denn nun angefangen hat. Der Blick für das System, in dem sich beide wechselseitig beeinflussen, und das eigene Verhalten sowohl Reaktion als auch Ursache ist, geht verloren. Entstehen dadurch immer wiederkehrende, gleiche Interaktionsabläufe (Endlosschleifen) wird das als *„Oszillationen"* (Watzlawick et al. 2017, S. 59) bezeichnet.

> ▶ **Beispiel: Überbehütend oder desinteressiert?**
>
> Die Mutter von Leo wirft dem Vater vor, dass er sich seiner Erziehungsaufgabe entziehe und sie in Bezug auf die Sprachthera-

pie nicht unterstütze. Der Vater hingegen findet seine Frau überbehütend und überbesorgt, sie „stürze" sich auf die Sprachtherapie und er ziehe sich aus diesem Grund zurück.

In ◘ Abb. 2.4 wird dieser Interaktionsprozess verdeutlicht. ◄

▪▪ Kommunikation ist „digital" und „analog"

Hinter dieser sehr informationstechnischen Sichtweise verbirgt sich die Annahme, dass im Gespräch sowohl eindeutig interpretierbare Informationen (**digital**) als auch indirekte, verschieden interpretierbare Zeichen (**analog**) weitergegeben werden. Beziehungsaspekte werden häufig durch analoge Kommunikation und über den nonverbalen bzw. paraverbalen Kanal ausgedrückt. Die digitale Kommunikationsform transportiert meist die Sachinformation und bedient sich des verbalen Kanals. Es ist offensichtlich, dass eine enge Verknüpfung zwischen den beiden Kanälen besteht. Verläuft die analoge und digitale Kommunikation parallel und kongruent, dann werden Nachrichten der einen Modalität durch Informationen der anderen Modalität spezifiziert (Bachmair et al. 2014).

> ▶ **Beispiel: Zu spät!**
>
> Im Beratungsgespräch kommt die Sprache auf das ständige Zu-spät-Kommen zur Therapie. Die Mutter von Elias lächelt, nachdem die Therapeutin ihre Ausführungen beendet hat (analog). Die Therapeutin kann das Lä-

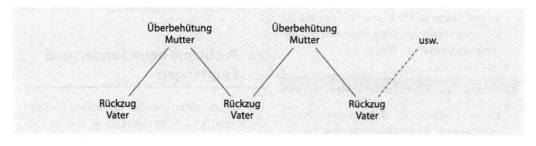

◘ **Abb. 2.4**   Oszillation von Kommunikationsabläufen (nach Watzlawick et al. 2017)

2

cheln zunächst nicht eindeutig interpretieren, es könnte sich um ein entschuldigendes, verschämtes, abschätziges oder bagatellisierendes Lächeln handeln. Erst die Aussage: „Ich weiß schon, mit der Pünktlichkeit habe ich einfach meine Schwierigkeiten!" (digital) kann die Botschaft eines entschuldigenden Lächelns konkretisieren. ◄

■■ **Kommunikation kann symmetrisch oder komplementär sein**

Ist eine Kommunikation **symmetrisch,** fühlen sich die Gesprächspartner auf gleicher Stufe oder versuchen Unterschiede weitgehend auszugleichen, z. B. in einem Dialog zwischen Freunden. Eine **komplementäre** Kommunikation basiert auf Unterschieden, die sich aber gegenseitig ergänzen können. Beide Formen der Kommunikation sind natürlich und gelingen, solange die Kommunikationspartner mit der Beziehungsdefinition einverstanden sind (Watzlawick et al. 2017).

> ▶ **Beispiel: Komplementär und symmetrisch**

In einem Beratungsgespräch hören die Eltern von Leo aufmerksam zu, als die Logopädin Prinzipien der Sprachförderung im Alltag erklärt. Sie stellen Fragen, wenn sie etwas nicht nachvollziehen können und überlegen, wie sie bislang mit der Sprachstörung umgegangen sind und was sie ändern können. Sie erkennen die komplementäre Kommunikation an, da die Sprachtherapeutin durch ihr Wissen die Rolle der Fachfrau hat. Diese wiederum schafft auf der Beziehungsebene eine symmetrische Kommunikation, indem sie die Eltern als Experten für ihre individuelle familiäre Kommunikationssituation anerkennt. ◄

> **TIPP Literatur**

Einen Einblick in Grundlagen der menschlichen Kommunikation und Gesprächspsychologie geben folgende Werke:

- Watzlawick P, Beavin J, Jackson JJ (2017) Menschliche Kommunikation. Formen Störungen Paradoxien. Hans Huber, Bern
- Schulz von Thun F (2013) Miteinander reden 1. Störungen und Klärungen. Allgemeine Psychologie der Kommunikation. Rowohlt, Reinbek bei Hamburg
- Satir V (2021) Selbstwert und Kommunikation. Familientherapie für Berater und zur Selbsthilfe. Pfeiffer bei Klett-Cotta, Stuttgart
- Eckert, H (2022) Sprechen sie noch oder werden Sie schon verstanden? Persönlichkeitsentwicklung durch Kommunikation. Reinhart, München

In Kürze
- Ob eine Nachricht verstanden wird, hängt davon ab, wie sie „rüberkommt", und wie der Hörer gerade „auf Empfang" ist.
- Das Kommunikationsquadrat (nach Schulz von Thun) oder die Kommunikationsregeln (nach Watzlawick et al.) helfen, die **Kommunikation zu verbessern** und **Störungen zu analysieren**.
- Störungen können vermieden werden, wenn der Sender sich darüber bewusst ist, ob die **kommunizierte Seite der Nachricht seiner Absicht** entspricht und der **Empfänger** wahrnimmt, ob das, **was verstanden wurde, auch so gemeint war** (um das sicherzustellen ist Feedback geben und einholen nützlich).
- Ist die Kommunikation bereits schwierig, kann mithilfe dieser Vorstellungen nach **Ursachen der Schwierigkeiten** gesucht werden

2.2 **Probleme beim Senden und Empfangen**

Die dargestellten Modellvorstellungen machen deutlich: Kommunikation, die in vielen Teilen nicht einmal bewusst abläuft, ist ein vielschichtiger Prozess. Da diese

Komplexität eine **Quelle von Missverständnissen** darstellt, ist es sinnvoll, sich mögliche **Störfaktoren** genauer anzuschauen und im Gespräch zu berücksichtigen. Hierbei werden die im vorangegangen Kapitel erläuterten theoretischen Kenntnisse als Instrumente zur Fehleranalyse verwendet.

2.2.1 Unterschiedliche Zeichensysteme

Die wohl grundlegendste Voraussetzung, damit eine Interaktion gelingt, ist das gegenseitige **Verständnis des Zeichensystems.** Zunächst denkt man hierbei an eine **gemeinsame Sprache:** Besitzt der Empfänger keine entsprechenden Sprachkenntnisse, dann kann er die Nachricht in der Sprache des Senders nicht dekodieren. Dennoch kann auch ein Empfänger, der die Sprache des Senders spricht, Mühe haben, dessen Code zu entschlüsseln, wenn dieser sich eines Codes bedient, den der Empfänger nicht versteht (z. B. komplexe Fachsprache). Besonders bei der fachlichen Beratung und Informationsvermittlung ist daran zu denken. Umgekehrt ist die Entschlüsselung einer Botschaft möglich, auch wenn der Empfänger den Code nur unzureichend versteht, indem nach **weiteren gemeinsamen Zeichensystemen** (Gestik, Zeichnen, Bildern) gesucht wird, z. B. in der Kommunikation mit Aphasikern. Dies hat mit der Bereitschaft zur Interaktion und Kreativität in Bezug auf alternative Zeichensysteme zu tun und trägt zur Qualität der Interaktion bei.

2.2.2 Unterschiedlich aufgefasste Bedeutung

Da die individuellen Systeme von Sender und Empfänger völlig andere Bezugsrahmen, Werte, Anschauungen usw. haben, kann auch ein an sich identisches Zeichen (ein Wort oder eine Geste) mit unterschiedlichen Bedeutungen belegt sein (Hörmann 1991). Als Folge wird die gesendete Nachricht missverstanden. Insbesondere bei Gesprächspartnern verschiedener sozialer Kontexte kann das zu Verstehensproblemen führen (z. B. jüngere Generation/ältere Generation, unterschiedliches Milieu, Fachperson/Laie).

> ▶ **Beispiel: Elterngespräch**

Die Therapeutin lädt die Eltern von Niklas, der wegen des beginnenden Stotterns in Therapie ist, zu einem „Elterngespräch" ein. Die Bedeutung des Wortes „Elterngespräch" impliziert bei der Therapeutin das gemeinsame Anpacken des Problems, sie verwendet den Begriff häufig, er klingt in ihren Ohren deshalb ganz „normal" und ist bei ihr positiv besetzt. Den Eltern dagegen ist der Begriff fremd, die Bedeutung ist negativ konnotiert, i.S. von „psychologisierendem Gerede" und „ich muss dort Rede und Antwort stehen", was Widerstand hervorruft. Eine andere Wortwahl bzw. das Beschreiben des Gesprächsziels hätten den Gesprächseinstieg erleichtern können. ◄

2.2.3 Sender: Widersprüchliche Botschaften

Zur Kodierung einer verbalen Botschaft verwendet der Sender die drei o.g. Ausdrucksebenen von sprachlichem, stimmlichem (Betonung) und körpersprachlichem Ausdruck. Stimmen die Botschaften dieser drei Ebenen nicht überein, führt dies zu Fehldeutungen durch den Hörer. Bei Watzlawick et al. (2017) wird davon gesprochen, dass **analoge und digitale Inhalte gegensätzlich sind. Widersprüchliche Botschaften** bringen den Hörer in einen **Verstehens-Konflikt.** Das Wahrnehmen und Ansprechen dieses Widerspruches (Kölln und Pallasch 2020) ist eine wichtige Methode in der Beratung und wird in ▶ Abschn. 7.3,

2

„Baustein: Emotionen aufgreifen", genauer erläutert.

▶ Beispiel: Keine Sorge!

In einem Beratungsgespräch macht der Vater von Mira mit leiser, zweifelnder Stimme und verschränkten Armen die Aussage: „Ich mache mir keine Sorgen – das mit der Sprache kommt schon noch!" Die Aussagen der verbalen und para- bzw. nonverbalen Ebenen widersprechen sich: Während verbal Gelassenheit vermittelt wird, drückt der Vater mit Körpersprache und Stimme Zweifel und Angespanntheit aus.

Ein Grund für solch eine widersprüchliche Botschaft kann der eigene **innere Zwiespalt** des Senders sein, dem er dadurch Ausdruck verleiht (Schulz von Thun 2013). Das Thematisieren der durchaus widersprüchlichen Gefühle, die hinter der Botschaft stehen, ist im therapeutischen Prozess oft sehr konstruktiv. ◀

Tipp

Eine Möglichkeit, die Kongruenz einer Aussage zu überprüfen, ist:
Man **hört** sich bei der Videoaufnahme einer Gesprächssituation zunächst nur den Ton an und notiert die emotionale Botschaft. Danach **schaut** man die Aufnahme ohne Ton an und notiert sich die empfundene Botschaft erneut. Sind die beiden Botschaften identisch?

2.2.4 Empfänger: Anders empfangen als gesendet

Nicht nur die Bedeutung von Begriffen kann völlig unterschiedlich interpretiert werden, auch die gesamte Intention der gesendeten Botschaft kann missdeutet werden. Hierfür kommen nach Schulz von Thun (2013) mehrere Ursachen infrage, die in einer Übersicht „Gründe für fehlerhafte

Interpretationen durch den Empfänger" zusammengestellt sind.

Gründe für fehlerhafte Interpretationen durch den Empfänger (nach Schulz von Thun 2013)
- Einseitiges Bevorzugen einer Nachrichtenseite
- Selbstkonzept des Empfängers
- Bild des Empfängers vom Sender
- Schlüsselreize

■■ Einseitiges Bevorzugen einer Nachrichtenseite

Bei manchen Gesprächspartnern kommen unterschiedliche Nachrichten oft auf die gleiche Art und Weise an. Sie nehmen überwiegend nur eine Seite der Nachricht wahr (Schulz von Thun 2013):
- Manche richten z. B. den Fokus auf die Sachinformation, obwohl es eigentlich um die Beziehungsseite der Nachricht geht.
- Andere fassen viele Äußerungen als Appell auf, obwohl eigentlich eine Sachinformation gegeben wurde.
- Neutrale Sachinformationen werden als Beziehungsinformationen überinterpretiert.

Verschiedene Kombinationen sind denkbar und beeinflussen das Gelingen der Kommunikation erheblich.

■■ Selbstkonzept des Empfängers

Eng mit der o.g. Bevorzugung einer Nachrichtenseite ist das Selbstkonzept des Empfängers verbunden. Das Selbstkonzept ist sozusagen die Basis, auf der der Empfänger viele an ihn gerichtete Äußerungen interpretiert und das er damit immer wieder bestätigt (Schulz von Thun 2013). Hat er z. B. die Überzeugung von sich, er sei eine langweilige Persönlichkeit, wird er dazu neigen, die Nachrichten so zu interpretieren, dass sich dieses Bild von ihm verfestigt.

■■ **Bild des Empfängers vom Sender**

Genauso kann das Bild, das sich der Empfänger vom Sender macht, die Interpretation des Gesagten erheblich mitbestimmen. Einerseits kann das dazu führen, dass man nicht mehr offen ist für das, was wirklich gesagt wird, da man sich selbst bereits eine Meinung über den anderen und dessen angenommenen Einstellungen gebildet hat. Andererseits werden Aussagen nicht mehr kritisch hinterfragt und als Sachinformation hingenommen, weil dem Sender ein gewisses Maß an Fachwissen unterstellt wird (Schulz von Thun 2013).

■■ **Schlüsselreize**

Schließlich kann in einer Äußerung eine nur für den Empfänger relevante Bedeutung verborgen sein („Reizwörter"), die eine, teilweise auch für den Empfänger selbst, unerwartet heftige Reaktion auslöst (Schulz von Thun 2013).

> ▶ **Beispiel: Narben**
>
> Im Gespräch mit Frau M., der Mutter eines Kindes mit Lippen-Kiefer-Gaumen-Segel-Spalte, ist im Zusammenhang mit den mundmotorischen Übungen am Rande von den Operationsnarben die Rede. Sobald das Wort „Narben" fällt, hat die Mutter Tränen in den Augen. ◀

2.2.5 Regelverletzungen

In ▶ Abschn. 2.1.5 wurden die Kommunikationsregeln nach Watzlawick vorgestellt. Werden diese Regeln in einem Gespräch verletzt, kann es zu Störungen führen und den Ablauf erheblich beeinflussen. Das ist besonders dann der Fall, wenn die **Störungen unbewusst bleiben** und in Form von „unerklärlichen" **Missverständnissen im Gespräch** gewertet werden.

■■ **Verbale Kommunikationsvermeidung**

Das Ignorieren der Kommunikationsabsicht des anderen oder Vermeiden von verbaler Kommunikation, z. B. durch kurze knappe Antworten, kann u. a. Ausdruck von Protest oder inneren Widerständen sein. Die Reaktion auf diese Störung hat Vorrang, um das weitere konstruktive Gespräch nicht zu blockieren.

> **Tipp**
>
> Übergeht die Beraterin ein **Nicht-Kommunizieren** aus Unaufmerksamkeit, oder um die unangenehme Gesprächssituation zu überspielen, indem sie schnell das Thema wechselt, entsteht eine unbehagliche Gesprächsatmosphäre, da das Unausgesprochene weiterwirkt (Bachmair et al. 2014).

■■ **Inhalts- und Beziehungsaspekt der Kommunikation**

Durch die enge Verbindung dieser beiden Ebenen kommt es häufig zu Missverständnissen. Störungen werden durch fehlende Übereinstimmung auf der Beziehungsebene, der Informationsebene oder beiden hervorgerufen und erzeugen Widerstände im Gespräch.

Übertragen auf das Beispiel von Jonas aus ▶ Abschn. 2.1.4, „Die vier Seiten einer Nachricht nach Schulz von Thun", sind folgende Interpretationen denkbar:

> ▶ **Beispiel: Störungen auf der Beziehungs- und der Inhaltsebene**
>
> Jonas hat eine Sprachentwicklungsstörung und soll im nächsten Jahr eingeschult werden. Die Eltern sind gekommen, um über den derzeitigen Stand der Therapie mit der Therapeutin zu sprechen. Die Logopädin äußert: „Ich halte es für wichtig, die Thera-

2

pie zweimal wöchentlich statt einmal durchzuführen."

- **Störungen auf der Beziehungsebene:** Die
  Eltern von Jonas sind zwar überzeugt,
  dass ihr Kind mehr gefördert werden
  sollte, aber sie finden die Therapeutin zu
  ehrgeizig und bislang hat sich kein ver-
  trauensvolles Verhältnis entwickelt. Solange die Beziehung nicht geklärt ist,
  werden die Eltern den Vorschlag nicht
  wirklich unterstützen und evtl. sogar dagegen argumentieren.
- **„Störungen" auf der Inhaltsebene:** Die
  Beziehung zur Therapeutin ist vertrau-
  ensvoll und offen. Die Eltern empfinden den Vorschlag, die Therapie zweimal wöchentlich durchzuführen, als
  Überforderung. Sie können ihre Vorbehalte äußern und über die unterschiedlichen Auffassungen sprechen. Diese Art
  der „Störung" kann für beide Seiten sehr
  gewinnbringend sein und ggf. sind Kompromisse möglich, was zu völlig neuen
  Lösungsideen führt.
- **Störungen auf beiden Ebenen:** Entsprechend den o.g. Beispielen können auf
  beiden Ebenen unterschiedliche Vorstellungen bestehen. Zunächst wäre die Be-
  ziehungsklärung notwendig, bevor auf
  eine inhaltliche Diskussion eingegangen werden kann, um zu vermeiden, dass
  man sich auf Nebenschauplätzen bewegt. So könnte die Therapeutin, wenn
  sie das bemerkt, die Situation ansprechen: „Wir kennen uns noch gar nicht so
  gut und schon habe ich Veränderungs-
  vorschläge!" Um mit den Eltern über die
  Beziehung zwischen ihnen und ihr ins
  Gespräch zu kommen. ◄

❯ Wichtig
**Störungen auf der Beziehungsebene wir-
ken sich immer auf die Inhaltsebene aus.**
Die gestörte Beziehungsebene sollte deshalb vorrangig geklärt werden, damit inhaltliche Aspekte danach konstruktiv be-

arbeitet werden können. Ansonsten besteht die Gefahr, dass Wesentliches nur
verdeckt abläuft.

▪▪ Interpunktion von Kommunikationsabläufen

Bei Regelverletzungen kommt es in den
meisten Fällen zu ausweglosen Verstrickungen oder Schuldzuweisungen. Dies kann einerseits zwischen Ratsuchenden, z. B. den
Eltern, (vgl. ▶ Abschn. 2.1.5, „Kommunikationsregeln nach Watzlawick"), andererseits auch zwischen Therapeutin und Klient
entstehen.

> **▶ Beispiel: Ungeduld**
>
> In der Therapie mit einer älteren Stimmpati-
> entin, Frau F., die ihre Krankheitsgeschichte
> sehr ausführlich erzählt, beginnt die Thera-
> peutin ungeduldig zu werden. Die Klientin
> traut sich jedoch nicht, das Wesentliche an-
> zusprechen, weil sie die Therapeutin als un-
> geduldig empfindet, und redet „um den hei-
> ßen Brei", die Therapeutin wird noch unge-
> duldiger usw. ◄

▪▪ Schwierigkeiten durch digitale und analoge Kommunikation

Einerseits entstehen Störungen in diesem Bereich, weil analoge Kommunikation
durch paraverbalen und nonverbalen Ausdruck kodiert ist. Bei der analogen Information ist nicht ganz klar, wie die Zeichen
entschlüsselt werden sollen, entsprechend
können diese von **unterschiedlichen Empfän-
gern verschieden bewertet** werden. Wird die
analoge Information nicht konkretisiert, ist
der Empfänger auf seine Interpretation an-
gewiesen (Bachmair et al. 2014).

> **▶ Beispiel: Im Café**
>
> Sitze ich z. B. im Café, und es lächelt mich
> jemand an, werde ich nie erfahren, ob mich
> der andere sehr sympathisch gefunden hat,
> ich meinen Pullover vielleicht verkehrt he-

rumgetragen habe oder der andere einfach sehr fröhlich an diesem Tag war, wenn wir nicht ins Gespräch kommen und diese analoge Kommunikation des Lächelns weiter erklärt wird. ◄

Andererseits ergibt sich für den Gesprächspartner eine verwirrende Aussage, wenn die Inhalte der **analogen und der digitalen Information gegensätzlich** sind. Die Zusammenhänge wurden bereits in ► Abschn. 2.2.3, „Sender: Widersprüchliche Botschaften", beschrieben.

> **► Beispiel: Im Café**
>
> Würde ich mir ein Herz fassen, zurücklächeln und „Hallo!" sagen und als Antwort, immer noch lächelnd, erhalten „Was schauen Sie denn so blöd!", käme das völlig unerwartet und entspricht nicht der analogen Botschaft. Es würde mich irritieren und ärgerlich machen. ◄

> **Tipp**
>
> Für die Therapeutin ist es wichtig, entsprechende widersprüchliche Botschaften bei dem Klienten wahrzunehmen und ihr eigenes Therapeutenverhalten nach solchen Doppelbotschaften zu hinterfragen (Bachmair et al. 2014).

■■ **Symmetrische und komplementäre Kommunikation**

Im Beratungsgespräch besteht auf inhaltlicher Ebene eine **komplementäre Kommunikation,** da die Therapeutin durch ihr Fachwissen einen **Wissensvorsprung** hat. Die Beziehungsebene sollte symmetrisch sein, indem sich Therapeutin und Klient gegenseitig respektieren und die Person des anderen anerkennen. Die therapeutischen Grundhaltungen tragen wesentlich zur Gestaltung einer symmetrischen Beziehungsebene bei.

> **❯ Wichtig**
>
> Die Symmetrie auf der Beziehungsebene ist wichtig, um Störungen zu vermeiden und die Klienten als Experten für ihre persönliche Situation anzuerkennen. Damit wird ihr Vertrauen in die eigene Problemlösefähigkeit gestärkt.

Wird die Beziehungsdefinition von beiden Seiten angenommen, ergeben sich auch bei der komplementären Kommunikation keine Störungen. Die Klienten können beispielsweise erleben, dass sie von dem Fachwissen der Therapeutin profitieren. Entspricht die Beziehungsdefinition dagegen nicht den Vorstellungen der Kommunikationspartner, kann es zu einer symmetrischen oder komplementären Eskalation kommen. Dies wäre der Fall, wenn sich in einem Elternberatungsgespräch Eltern und Therapeutin gegenseitig ins Wort fallen **(symmetrische Eskalation)** oder ein Elternteil sich missmutig zurückzieht, weil er den komplizierten Erläuterungen der Therapeutin, die viele Fachbegriffe gebraucht, nicht mehr folgen kann **(komplementäre Eskalation)** (Bachmair et al. 2014).

2.2.6 Fazit: Verstehensmanagement und Metakommunikation

Verstehen und Verstanden werden ist eine komplexe Angelegenheit. Damit die Kommunikation gelingt, können die Gesprächspartner bereits während des Gesprächs für mehr Klarheit sorgen. *„Verstehensmanagement"* erleichtert die Sache und wirkt Missverständnissen entgegen (Flammer 2001, S. 87 ff.).

2

Komplizierter wird es, wenn Widersprüche unbemerkt geblieben sind oder bereits Gesprächskonflikte bestehen. Methoden zur Konfliktlösung werden in ▶ Abschn. 7.6, „Baustein: Konflikte meistern", genauer erläutert. Deshalb wird im Folgenden die kommunikationstheoretische Möglichkeit der **Metakommunikation** (Schulz von Thun 2013) lediglich grob skizziert.

Sprecherin und Zuhörer handeln häufig intuitiv so, dass sie verstanden werden bzw. verstehen und setzen die nachfolgend genannten Punkte unbewusst ein. In manchen Situationen übergeht man aber die eigene Wahrnehmung und verhält sich konträr, z. B. weil man sich nicht traut, rückzufragen (z. B. bei Autoritätspersonen).

■■ **Verstehensmanagement beim Sender**
Rückfragen
Das Nachfragen am Ende einer Äußerung sollte weder automatisiert, – „Ja?", – „Nicht wahr?" o.Ä. noch im Stil von Quizfragen erfolgen. Günstig sind Formulierungen wie:
▬ „Können Sie meinen Standpunkt nachvollziehen?"
▬ „Ist noch etwas offengeblieben?"

> **Tipp**
>
> Besonders in Gesprächssituationen, die von fachlichem Wissensgefälle geprägt sind, wie häufig in sprachtherapeutischen Beratungsgesprächen, sollten Rückfragen vorsichtig formuliert werden. Ansonsten kann auf der Beziehungsebene eine asymmetrische Struktur entstehen und der Gesprächspartner sich unterlegen oder abgewertet fühlen.

Reaktionen des Gesprächspartners Viele Reaktionen des Gesprächspartners, besonders nonverbale, geben Hinweise darauf, dass die Äußerung unklar war: ein fragender Gesichtsausdruck, der abschweifende Blick (oft bei zu viel an Informationen) usw.

> **Tipp**
>
> Die Therapeutin sollte nonverbale Signale wahrnehmen und ggf. von dem ursprünglichen Beratungsziel abweichen und die Signale ansprechen. Bei Unklarheiten ist das gegenseitige Verständnis im weiteren Gesprächsverlauf nicht mehr gewährleistet, und daher sollten zunächst diese Störungen thematisiert werden (Cohn 2008).

Gesprächsverlauf Der Gesprächsverlauf gibt Hinweise darauf, wie Botschaften vom Gesprächspartner aufgefasst wurden. Beispielsweise kann ein plötzlicher Themenwechsel anzeigen, dass der Hörer die Betonung einer Äußerung so aufgefasst hat, dass das Thema beendet sei und nichts mehr dazu gesagt werden muss oder darf (Flammer 2001).

■■ **Verstehensmanagement beim Empfänger**
Der Empfänger ist ebenfalls dafür verantwortlich, ob er die Botschaften des Senders richtig entschlüsselt hat. Aufseiten der Therapeutin ist dies besonders für eine empathische Therapeutin-Klienten-Beziehung von Bedeutung.

Rückfragen Bei akustischem oder inhaltlichem Unverständnis ist es wichtig, nochmals genauer nachzufragen oder um Wiederholung zu bitten.

Wiederholen Der Empfänger kann die Äußerung (Botschaft) wiederholen bzw. paraphrasieren, um zu überprüfen, ob er sie richtig verstanden hat, hierauf wird in ▶ Abschn. 7.3.1, „Paraphrasieren oder verbales Spiegeln" genauer eingegangen.

Schlussfolgern Der Hörer kann dem Gesprächspartner seine Interpretation der Äußerung offenlegen.

■■ **Metakommunikation**
In problematischen Gesprächssituationen ist es häufig ratsam, das eigentliche Gesprächsthema oder den Konflikt zu verlassen, und die gesamte Gesprächssituation aus einer **distanzierteren Perspektive** zu betrachten. Die Beteiligten reden darüber, wie sie miteinander umgehen, wie die Nachrichten gesendet und empfangen wurden und über ihre Reaktionen (Schulz von Thun 2013). Dadurch werden die untergründigen Missstimmungen offensichtlich und das unbehagliche Gefühl, dass durch eine missglückte Kommunikation entsteht, angesprochen. Da es sich um ein „Reden übers Reden" handelt, wird es als Metakommunikation bezeichnet. Methodik und Beispiele finden sich in ▶ Abschn. 7.6.2, „Baustein: Metakommunikation".

> **Tipp Literatur**
>
> ━ Thomann C, Schulz von Thun F (2017) Klärungshilfe 1. Handbuch für Therapeuten, Gesprächshelfer und Moderatoren in schwierigen Gesprächen. Rowohlt, Reinbek bei Hamburg

In Kürze
Störungen in Gesprächen können vielfältige Ursachen haben:
- **unterschiedliche Sprache** oder unterschiedlich aufgefasste Bedeutungen,
- **unklare Botschaften** durch den Sender,
- **fehlerhaft entschlüsselte Botschaften** durch den Empfänger,
- **Schwierigkeiten im Miteinander** der Gesprächspartner.

Zur Verbesserung der Kommunikation ist es notwendig, diese Störungen zu beachten und in der Situation anzusprechen.

Literatur

Bachmair S, Faber I, Hennig C, Kolb R, Willig W (2014) Beraten will gelernt sein. Ein praktisches Lehrbuch für Anfänger und Fortgeschrittene. Beltz, Weinheim

Cohn R (2008) Von der Psychoanalyse zur themenzentrierten Interaktion: Von der Behandlung einzelner zu einer Pädagogik für alle. Klett-Cotta, Stuttgart

Eckert, H (2022) Sprechen sie noch oder werden Sie schon verstanden? Persönlichkeitsentwicklung durch Kommunikation. Reinhart, München

Flammer A (2001) Einführung in die Gesprächspsychologie. Huber, Bern

Hörmann H (1991) Einführung in die Psycholinguistik. Wissenschaftliche Buchgesellschaft, Darmstadt

Kirkman R, Scott J (2003) Baby Blues- Tage des Terrors, 2. Aufl. Achterbahn GmbH, Kiel

Kölln D, Pallasch W (2020) Pädagogisches Gesprächstraining. Lern- und Trainingsprogramm zur Vermittlung pädagogisch-therapeutischer Gesprächs- und Beratungskompetenzen, 10. Aufl., Beltz Juventa in der Verlagsgruppe Beltz, Weinheim, Basel

Mehrabian A (1981) Silent Messages. Wadsworth Publishing, Belmant, CA

Molcho S (1996) Körpersprache. Mosaik, München

Molcho S (1999) Partnerschaft und Körpersprache. Mosaik, München

Molcho S (2006) ABC der Körpersprache. Ariston, München

Satir V (2021) Selbstwert und Kommunikation. Familientherapie für Berater und zur Selbsthilfe. Pfeiffer bei Klett-Cotta, Stuttgart

Schulz von Thun F (2013) Miteinander reden 1. Störungen und Klärungen. Allgemeine Psychologie der Kommunikation. Rowohlt, Reinbek bei Hamburg

Thomann C, Schulz von Thun F (2017) Klärungshilfe 1. Handbuch für Therapeuten, Gesprächshelfer und Moderatoren in schwierigen Gesprächen. Rowohlt, Reinbek bei Hamburg

Watzlawick P, Beavin JH, Jackson DD (2017) Menschliche Kommunikation. Formen Störungen Paradoxien. Hans Huber, Bern

Psychologische Grundlagen der Gesprächsführung

Inhaltsverzeichnis

3

In diesem Kapitel werden psychoanalytische Grundbegriffe anhand von Beispielen aus der sprachtherapeutischen Praxis erläutert. Unter anderem geht es um die Entstehung von Selbstwertgefühl und Kränkungen, die unbewussten Anteile in der Beziehung zwischen Therapeutin und Patient sowie die Psychodynamik der Krankheitsbewältigung. Auf dieser Grundlage sind die Hintergründe von problematischen Beratungssituationen in der Sprachtherapie besser zu verstehen.

Abschließend finden sich Informationen zu Hilfeangeboten im psychosozialen Feld in Form von Selbsthilfe, Beratungsstellen und Psychotherapie.

3.1 Einführung in die Psychoanalyse

Nicht alle Aspekte der Kommunikation sind den Beteiligten bewusst. In der Beziehung zwischen Menschen spielen **unbewusste Wünsche** und **Abwehrhaltungen** eine wichtige Rolle.

3.1.1 Das Unbewusste

Ein großer Teil dessen, was Menschen in ihrer Umgebung wahrnehmen, wird ihrem Bewusstsein nicht zugänglich. Um nicht von den Reizen der Umgebung überflutet zu werden, lernen Menschen Wichtiges von Unwichtigem zu trennen. Diese Unterscheidung wird im Laufe der menschlichen Entwicklung automatisiert und läuft unbewusst ab. Ähnlich verhält es sich mit inneren Reizen. Würden Menschen in jeder Lebenssituation alle Körperempfindungen wie Hunger, Durst, sexuelle Impulse, Müdigkeit und alle Emotionen wie Trauer, Ärger oder Wut ungefiltert wahrnehmen, wären sie nicht mehr handlungsfähig. Viele dieser Empfindungen bleiben also unbewusst.

Sigmund Freud hat dem Unbewussten für die Psychologie des Menschen einen zentralen Stellenwert zugeschrieben. Das Unbewusste stellt in seiner Theorie eine Art Reservoir aller Erlebnisse innerer und äußerer Reize dar, die in der Lebensgeschichte eines Menschen dem Bewusstsein vorenthalten wurden. Der Zugang zu diesen unbewussten Erlebnisanteilen des Menschen bezeichnet er als Psychoanalyse: Unter Hypnose, in Träumen oder in entspannter Lage auf der Couch des Psychoanalytikers werden Inhalte des Unbewussten dem Bewusstsein zugänglich. Diese Inhalte sind oft **rätselhaft verschlüsselt, ähnlich wie in Träumen** braucht es einige Anstrengung, um ihnen eine Bedeutung zuzuschreiben. Da sich die Psychoanalyse mit den unbewussten Anteilen beschäftigt, also nicht nur an der bewussten Oberfläche von menschlichem Erleben und Verhalten interessiert ist, wird sie auch als **Tiefenpsychologie** (Elhardt 2015) bezeichnet.

Warum ist es wichtig, sich in der Psychologie mit dem Unbewussten zu befassen, wo es doch so schwer zugänglich ist? Die Erklärung liefert Freud in der **Psychodynamik des Unbewussten** (Mertens 2005). Er zeigt anhand von Fallgeschichten seiner Patienten und Patientinnen, dass kindliche Erlebnisse, die nicht mehr erinnert werden können, also **unbewusst** geworden sind, gravierende Auswirkungen auf das Leben des Erwachsenen haben können: Sie zeigen sich als **neurotische Symptome wie Depressionen, Zwangsstörungen** oder, zu Freuds Zeiten am Beginn des 20. Jh. besonders häufig, als hysterische Ohnmachtsanfälle bei Frauen. Ähnlich wie sich in Träumen Erlebnisse des Tages in verfremdeter Form wiederholen, tauchen in diesen neurotischen Symptomen in verschlüsselter Form **konflikthafte Kindheitserlebnisse** wieder auf.

Die Behandlungsstrategie von Freud bestand darin, die Patienten in einer entspannten Lage, auf der berühmten Couch, alles erzählen zu lassen, was ihnen gerade durch den Kopf geht. Er nennt diese Technik **freies Assoziieren.** Ein geschulter Zuhörer, der **Psychoanalytiker,** kann aufgrund dieser Erzählungen Ideen über die unbewussten Themen des Patienten entwickeln und im Gespräch dem Patienten als **Deutungen** anbieten. Die psychoanalytische Therapie ist dann erfolgreich, wenn die Bedeutung der neurotischen Symptome vom Patienten verstanden worden ist.

Ein Patient kann im Laufe der psychoanalytischen Therapie die hinter der Depression liegenden Gefühle erkennen und sich beispielsweise an die Angst und Wut erinnern, die er als Kind erlebt hat, wenn die Mutter nicht da war. Diese Erinnerung wird dem Unbewussten entrissen und dem Bewusstsein zugänglich gemacht; damit hat das neurotische Symptom, hier die Depression, seine unbewussten Wurzeln verloren und verschwindet. In Situationen, in denen der Patient früher depressiv wurde, kann er nun die Angst und Wut spüren, die durch diese Situationen ausgelöst werden. Durch die **Wahrnehmung seiner emotionalen Reaktionen** kann der Patient nun auf neue, angemessenere Art und Weise mit schwierigen Situationen umgehen, er muss sich nicht mehr depressiv zurückziehen.

> ❯ **Wichtig**
>
> Die Psychodynamik des Unbewussten zeigt sich nicht nur in neurotischen Symptomen mit Krankheitswert. Jeder Mensch hat durch seine individuellen Kindheitserlebnisse eine bestimmte psychische Konstitution erworben. In seinem Erleben und Verhalten als Erwachsener, in seiner Persönlichkeit, wirken unbewusste Anteile.

3.1.2 Instanzenmodell und Abwehrmechanismen

Wie kommt es dazu, dass bestimmte Kindheitserlebnisse und die damit verbundenen Gefühle unbewusst werden? Freud zeigt, dass das nicht zufällig geschieht, sondern sich anhand seines **Persönlichkeitsmodells des Menschen** nachvollziehen lässt (Elhardt 2015). Das Modell besteht aus drei psychischen Instanzen, dem ÜBER-ICH, dem ICH und dem ES.

Das **ES** wird als das **Triebreservoir** der Persönlichkeit betrachtet. Es ist von Geburt an vorhanden und durch das **Lustprinzip** bestimmt. Dem ES geht es um die unmittelbare Befriedigung triebhafter Bedürfnisse, körperliche und emotionale Spannungszustände sollen ohne Rücksicht gelöst werden. Säuglinge werden ausschließlich durch die Instanz des ES gesteuert.

Das **ÜBER-ICH** ist der Gegenspieler des ES, es ist durch das **Prinzip der Moral** bestimmt. Man kann das ÜBER-ICH als „Gewissen" bezeichnen, in der Entwicklung des Kindes entsteht es durch die **Verinnerlichung der Werte der Eltern.** Das Kind lernt, was man darf und was nicht, was richtig und falsch ist. Die Position des ÜBER-ICH kommt natürlich oft in Konflikt mit dem ES, denn viele Handlungen, die Lust bereiten, sind im Sinne kultureller Moralvorstellungen nicht erlaubt.

Das **ICH** ist die **Vermittlungsinstanz** zwischen ES und ÜBER-ICH und **funktioniert nach dem Realitätsprinzip.** Das ICH hat die Aufgabe, die Bedürfnisse des ES und die Vorgaben des ÜBER-ICH zu berücksichtigen und mit den Möglichkeiten in der Realität zu vereinbaren. Das ICH bildet also Kompromisse zwischen den Ansprüchen des ES und des ÜBER-ICH und setzt diese in Handlungen um. Die drei psychischen Instanzen werden in ❑ Abb. 3.1 dargestellt.

Mithilfe des Instanzenmodells lässt sich nun erklären, wie es dazu kommt, dass bestimmte Erlebnisse und Gefühle unbewusst sind. Wie oben beschrieben, übernimmt das ÜBER-ICH, das aus Verinnerlichung gesellschaftlicher Normen entstanden ist, den Gegenpart zum ES, welches die Natur, die Triebwünsche des Menschen repräsentiert.

3

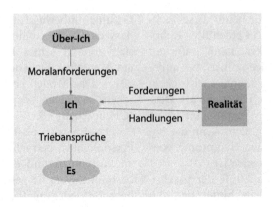

◘ **Abb. 3.1** Instanzenmodell

Vermittler zwischen Triebansprüchen und gesellschaftlichen Normen ist das ICH. Auf Triebimpulse, die gegen die verinnerlichten Normen des ÜBER-ICH verstoßen, reagiert das ICH mit Angst („Wenn ich das tue, worauf ich jetzt Lust habe, dann stehe ich ganz blöd da, dann mag mich keiner, dann bin ich ein Egoist" usw.). Um dem Konflikt und der damit verbundenen Angst zu entgehen, **stehen dem ICH Abwehrmechanismen zur Verfügung, die gegen die Triebansprüche gerichtet werden** können und verhindern, dass diese bewusst wahrgenommen werden. Mit der Verbannung der Triebansprüche des ES in das Unbewusste mittels Abwehrmechanismen wird also **Angst vermieden,** ebenso geht jedoch auch **Lust verloren.**

Dieser Vorgang reguliert alle menschlichen Beziehungssituationen ab etwa dem dritten, vierten Lebensjahr. Somit eignet sich jeder Mensch in seiner Kindheit eine **spezifische Abwehrhaltung** an. In manchen Familien sind aggressive Impulse verboten („Wir streiten nie!"), in anderen Schwäche und Anlehnungsbedürfnisse („Ein Junge weint nicht!"). Kinder verinnerlichen diese Normen. In Abhängigkeit von der Art der verinnerlichten Normen und der Strenge des ÜBER-ICH wird die Qualität und die Kraft **unbewusster, abgewehrter Triebimpulse** beschaffen sein. Persönlichkeiten mit

einem **strengen ÜBER-ICH,** mit hohen moralischen Anforderungen, werden viele „verbotene" aggressive Triebimpulse aus dem ES abwehren müssen. Diese Impulse werden unbewusst gemacht, damit geht aber auch die in ihnen enthaltene lebendige Energie verloren. Einen solchen Menschen könnte man sich als einen sehr korrekten, etwas langweiligen Bürokraten vorstellen, der Schwierigkeiten hat, emotional lebendige Beziehungen mit Menschen einzugehen.

❯ **Wichtig**

Die Abwehr von unerwünschten Triebimpulsen aus dem ES verläuft unbewusst. Die Abwehrmechanismen in der Theorie der Psychoanalyse werden also nicht bewusst eingesetzt, sie sind nicht wahrzunehmen und zu steuern.

■■ **Abwehrmechanismen**
Welche Möglichkeiten stehen dem ICH zur Verfügung, um unerwünschte Triebansprüche des ES unbewusst zu machen? Im Folgenden sollen einige psychische Abwehrmechanismen anhand von Beispielen beschrieben werden.

Verdrängung Sie ist der allgemeinste und umfassendste Abwehrmechanismus. Die Realität wird zwar wahrgenommen und die Denkfähigkeit des ICH ist gewährleistet, jedoch wird in belastenden Situationen ein Aspekt, eine Gefühlsqualität „vergessen".

> ▶ **Beispiel: Ich bin nicht wütend**
>
> Finn, der wegen seines Stotterns in logopädischer Therapie ist, wird nach einer Situation in der letzten Woche gefragt, in der die Symptomatik besonders stark gewesen sei. Der Junge erzählt von einem Familienausflug an einen nahegelegenen See. Er erzählt, besonders schlimm sei das Stottern gewesen, als er mit seinem Vater im Wasser geplanscht habe. Auf Nachfrage, wie er sich dabei gefühlt habe, sagt er, ganz gut. Die Wut gegenüber seinem Vater, der ihn ins Wasser geworfen hat, obwohl er sehr viel Angst davor hatte, verdrängt er. ◀

Verleugnung Sie ist weitreichender als die Verdrängung, hier wird die Realität geleugnet: Finn fällt trotz Nachdenken keine Situation von der letzten Woche ein, in der er gestottert hat. Er hat nicht nur seine Wut verdrängt, sondern die gesamte unangenehme Situation verleugnet. Er kann sich an kein Stottern im Zusammenhang mit dem Badeausflug erinnern.

Verschiebung Die unerwünschten Triebimpulse aus dem ES werden nicht an den eigentlichen Adressaten, sondern auf andere Personen oder Objekte gerichtet. Hier verursachen sie weniger Angst. In der Situation am Badesee könnte Finn beispielsweise mit Steinen auf andere Badegäste werfen. Er hat dann seinen Wutaffekt in Bezug auf den Vater (er hätte gerne ihn mit Steinen beworfen), auf andere Personen verschoben.

Rationalisieren Das bedeutet in diesem Zusammenhang eine moralisch einwandfreie, vernünftige Erklärung für eine Handlung zu geben, die eigentlich aus unerlaubten Triebimpulsen motiviert wird. Würde man den Vater z. B. fragen, warum er so ruppig zu Finn ist, könnte dieser antworten, er wolle ihm helfen, seine Angst vor dem Wasser abzubauen. Er rationalisiert damit seine aggressiven Impulse, seinen Ärger über die Empfindlichkeit und Ängstlichkeit seines Sohnes.

Projektion Sie führt dazu, dass eigene Triebimpulse nicht als eigene, sondern am Gegenüber als dessen Impulse erlebt werden. Beispielsweise könnte der Vater meinen, Finn provoziere ihn mit seiner gespielten Ängstlichkeit und wolle ihn ärgern. In diesem Fall wird der Ärger des Vaters von diesem auf seinen Sohn projiziert.

Reaktionsbildung Sie ist nicht nur eine Verdrängung des verbotenen Triebimpulses, sondern mobilisiert den gegenteiligen Antrieb. Dieser Abwehrmechanismus lässt sich bei eifersüchtigen älteren Geschwistern beobachten, die sich besonders liebevoll mit dem neugeborenen Rivalen beschäftigen. Manchmal scheint aber noch der ursprüngliche Affekt durch: die Geschwister werden dann besonders fest und rabiat „gestreichelt".

> ❯ **Wichtig**
>
> Die Abwehrmechanismen sind wichtig, um **in Alltagsbegegnungen mit den Triebansprüchen des ES zurechtzukommen**. Sie verhindern, dass das ICH von Angst überschwemmt wird und nicht mehr handlungsfähig ist. Im Übermaß eingesetzt, werden sie jedoch problematisch, weil sie die **Realitätswahrnehmung einschränken**. Sie können zu **Störungen in Kommunikationssituationen** führen.

Um den Ursprung für diese Störungen verständlich zu machen, bedarf es einer **entwicklungspsychologischen Betrachtung**. Im Folgenden soll beschrieben werden, wie sich bestimmte Kindheitserfahrungen auf das Selbstbewusstsein, die Bedürftigkeit und Kränkbarkeit von Menschen auswirken.

3

3.1.3 Selbstwertgefühl und Kränkungen

Die Entwicklung des Selbstwertgefühls wird in der Psychoanalyse als **narzisstische Entwicklung** bezeichnet. Narzissmus ist in diesem Zusammenhang nichts Negatives, der Begriff beschreibt die gefühlsmäßige Einstellung eines Menschen zu sich selbst, also sein Selbstwertgefühl. **Gesundes Selbstwertgefühl** bedeutet, sich selbst mit seinen Schwächen und Stärken, mit allen Eigenheiten zu akzeptieren. Ein Mensch mit einem gesunden Selbstwertgefühl ist in Situationen, in denen etwas nicht gelingt, oder in denen eigene Wünsche nicht erfüllt werden, durchaus enttäuscht oder ärgerlich. Diese Gefühle sind jedoch begrenzt und auf die konkrete Situation bezogen. Menschen mit einem **gestörten Selbstwertgefühl** reagieren in diesen Situationen übermäßig stark, so als ob ihre gesamte Person abgelehnt würde oder als ob sie vollkommen unmöglich, unfähig usw. wären: Ein Patient mit einem gesunden Selbstwertgefühl kann auf einen Misserfolg in einer logopädischen Übung z. B. mit einem ehrgeizigen „Jetzt erst recht" reagieren. Ein Patient mit Selbstwertproblemen wird nach einem Misserfolg in einer Übung seine **Fähigkeiten generell infrage stellen** („Ich schaffe das einfach nicht") oder einen Entlastungsangriff auf die Logopädin starten („Sie haben mir die Übung nicht richtig erklärt").

Ein gestörtes Selbstwertgefühl führt also zu leichter **Kränkbarkeit,** die sich in Selbstvorwürfen oder als Vorwürfe und Unterstellungen gegenüber den Interaktionspartnern äußern kann. Diese Reaktionen sind jedoch häufig verdeckt und nicht so ohne weiteres für andere erkennbar. So sind wahrscheinlich viele **Therapieabbrüche,** die für die Logopädin nicht erklärbar sind, auf Kränkungserlebnisse des Patienten zurückzuführen, die von diesem nicht gezeigt wurden bzw. die die Therapeutin nicht bemerkt

hat. **Offen über Enttäuschungen und Ärger zu sprechen** setzt eine Akzeptanz dieser Gefühle voraus. Nur jemand, der sich diese Gefühle zugesteht und sich selbst ernst nimmt, wird diese auch artikulieren.

> **Wichtig**
>
> Es gehört **Selbstvertrauen** dazu, sich Schwächen einzugestehen.
>
> Ein Patient, der nachfragt, wenn er eine Anleitung nicht verstanden hat, zeigt offen eine Unsicherheit, während der Patient, der die Übung beginnt, obwohl er die Anleitung nicht ganz verstanden hat, diese Unsicherheit überspielt.

Wie kommt es dazu, dass Menschen ein mehr oder weniger ausgeprägtes Selbstwertgefühl besitzen? Warum sind Menschen in bestimmten Situationen, bei bestimmten Themen leicht kränkbar? Zur Beantwortung dieser Fragen wird ein Blick auf die **psychoanalytische Entwicklungstheorie** (Mahler et al. 2008) geworfen.

▪▪ Narzisstische Entwicklung

In den ersten Lebensmonaten kann **der Säugling** noch nicht zwischen sich und der Umwelt unterscheiden. Er erlebt sich als eins mit seiner Mutter, der Wunsch (Hunger) ist noch identisch mit seiner Erfüllung (Trinken), es herrschen also die **paradiesischen Zustände der Symbiose von Mutter und Kind.**

Im Laufe der Entwicklung beginnt in dem Erleben des Kindes langsam eine Differenzierung zwischen dem **eigenen Selbst** und den **äußeren Objekten** (als Objekte bezeichnet die Psychoanalyse unterschiedslos Dinge und Menschen). **Das Kleinkind** hat jedoch noch keine realistische Vorstellung von sich und den anderen. Es lebt in einer **Vorstellung von Allmacht,** die sich sowohl auf sich selbst **(Größenselbstphantasien)** und auch auf die Eltern bezieht. Die Allmachtsphantasien und die **Idealisierung der Eltern erfüllen** eine wichtige Funktion.

Durch sie wird die Angst vor Reizüberflutungen und Ohnmachtsgefühlen (alleingelassen werden) gebannt.

Der wichtigste Schritt in der narzisstischen Entwicklung findet im **3. Lebensjahr** statt. Ziel ist die Entwicklung eines stabilen Selbstwertgefühls, in dem die unvermeidbaren Frustrationserlebnisse im Leben eines Kindes bewältigt werden und daraus eine realistische Selbsteinschätzung hervorgeht. Vonseiten der Eltern ist es notwendig, **realistische Anforderungen stufenweise aufzubauen.** Sie sind zwangsweise mit stufenweiser Frustration gekoppelt. Wichtig ist in diesem Zusammenhang, das Kind angemessen für Leistungen zu loben und bei Frustrationen zu trösten. Noch wichtiger ist für das Kind **das Gefühl, grundsätzlich angenommen zu sein,** also trotz aller Fehler und Eigenheiten geliebt zu werden.

Wenn eine solche Eltern-Kind-Beziehung besteht, kann das Kind einen wichtigen Schritt in der psychischen Entwicklung tun, es kann sich von den Idealisierungen der Eltern und **von den eigenen Größenselbstphantasien trennen.** Aus den Phantasien vom Größenselbst und aus den idealisierten Vorstellungen von den Eltern entstehen **realistische persönliche Wertmaßstäbe.** Sie haben eine stabilisierende und ausgleichende Wirkung auf das Selbstwertgefühl („Heute habe ich schlecht gearbeitet, aber sonst bin ich doch ganz gut“) und verhindern, dass die **narzisstische Balance** bei kleinen Kränkungen aus dem Gleichgewicht gerät. Der beschriebene Prozess der Bildung eines stabilen Selbstwertgefühls wird in ◘ Abb. 3.2 dargestellt.

Wichtig

Die Idealform der Entwicklung wird in der Realität immer mit mehr oder weniger großen Störungen verbunden sein, da es keine perfekten Kinder, keine perfekte Umgebung und keine perfekten Eltern gibt. So hat **jeder Mensch konflikthafte**

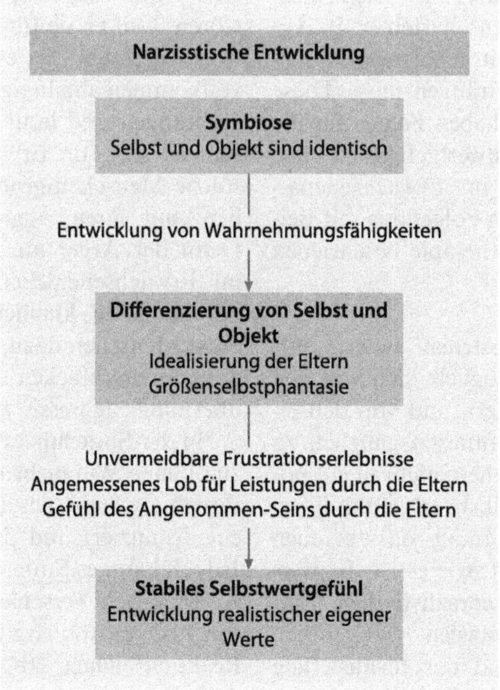

◘ **Abb. 3.2** Narzisstische Entwicklung

3

Phasen in seiner Entwicklung durchlebt, die zu mehr oder weniger großen Selbstwertproblemen führen.

▪▪ Störungen der narzisstischen Entwicklung
Es kann viele Gründe geben, warum Eltern die Entwicklung des Kindes nicht angemessen begleiten können, unter anderem:
- Das Kind kann unerwünscht sein.
- Die Eltern können mit neugieraktiven Kleinkindern nichts anfangen.
- Aus Unsicherheit neigen Eltern zu einem rigiden Erziehungsstil, sie orientieren sich an Erziehungsratgebern und anderen äußeren Faktoren.

Allen diesen Haltungen ist gemeinsam, dass die Eltern das Kind nicht in seiner Eigenart anerkennen und lieben, sondern **dem Kind gegenüber Bedingungen für ihre Liebe stellen**. Entwicklungs- und Wachstumsprozesse werden so zu Ausleseprozessen. Das Kind erfährt, dass es seine „guten" Eigenschaften (z. B. Stärke, Kompetenz, Einfühlsamkeit, Hilfsbereitschaft) entwickeln darf, seine „schlechten" Eigenschaften (z. B. Aggressivität, Bedürftigkeit, Egoismus) hingegen abspalten und verdrängen muss. Diese Kindheitserfahrungen haben **Folgen für die Entwicklung des Selbstwertgefühls**. Einige Probleme, die daraus im Erwachsenenalter resultieren, sollen im Folgenden mit Beispielen aus der Sprachtherapie beschrieben werden.

Allmachtsphantasien bestehen weiter Für das Kind wird es unmöglich, sich von den Idealisierungen der Eltern und von den eigenen Größenselbstphantasien gänzlich zu trennen, denn es kann diese nicht in ein positives realistisches Selbstwertgefühl überführen. Es erlebt ja ständig, dass es eben nicht so in Ordnung ist, wie es ist. Es werden also Reste dieser **unrealistischen frühkindlichen Größenphantasien** („Eigentlich bin ich ganz toll") und der **Idealisierung der Eltern** („Sie tun alles für mich") bestehen bleiben. Diese Phantasien werden immer wieder in Kommunikationssituationen zu Konflikten und Enttäuschungen führen.

Manch ein Patient ist maßlos enttäuscht, wenn die Logopädin doch nicht so allmächtig und gut ist, wie er sie sich mittels seiner Idealisierung vorgestellt hat. Ein anderer Patient erlebt sich als sehr ungeschickt bei einer Übung und gerät damit mit seinem Größenselbst in Konflikt, das doch eigentlich dafür steht, alles zu können. In beiden Fällen bieten sich für **Patienten mit Selbstwertproblemen** zwei Möglichkeiten an zu reagieren: Entweder sie machen sich selbst schlecht („Ich kann das nicht, ich bin ein unmöglicher Patient") oder die Logopädin („Da gehe ich nicht mehr hin, die ist inkompetent"). Diese **übertriebenen Abwertungen** sind die Kehrseite der übertriebenen Allmachtsvorstellungen.

Problematischer Umgang mit Aggressionen Ein Kind, das nur unter bestimmten Bedingungen geliebt wird, entwickelt **Hass und Wut gegenüber den ungerechten Eltern**. Das Kind will seine Bezugspersonen zerstören, weil es sie für sein Unglück verantwortlich macht. Da es aber von den Eltern vollkommen abhängig ist, muss es den Hass verdrängen und lernt **freundlich und gehorsam** zu sein. Im Erwachsenenalter werden solche Menschen **große Schwierigkeiten** haben, **mit ihren Aggressionen** umzugehen. Denn der Ärger aus aktuellen Konflikten im Erwachsenenleben verbindet sich mit der **maßlosen kindlichen Wut** und bringt diese Menschen dazu, entweder allen Ärger hinunterzuschlucken oder cholerisch und übermäßig aggressiv zu reagieren.

In der **Sprachtherapie** wird es eher selten zu offenen Wutausbrüchen kommen, da die Beziehung zwischen Therapeutin und Patient distanziert und professioneller Art ist. Jedoch kann es Situationen geben, in denen Ärger mittels **Verschiebung** (aggressives Reden über Dritte: Ärzte, Politiker usw.) oder **Reaktionsbildung** (besonders freundliches Auftreten, Geschenke für die Therapeutin usw.) abgewehrt wird.

Abhängigkeit in Beziehungen wird vermieden Ein weiteres Merkmal einer gestörten narzisstischen Entwicklung ist das Fortbestehen der **unbefriedigten kindlichen Bedürfnisse nach Liebe und Anerkennung.** Im Erwachsenenalter sind diese Menschen unersättlich und bekommen nie genug Aufmerksamkeit. Diese Unersättlichkeit bleibt jedoch unbewusst, sie wird abgewehrt und als Folge der Reaktionsbildung eine besonders ausgeprägte Bedürfnislosigkeit und Autonomie verspürt. Denn Bedürfnisse können nur in Beziehungen erfüllt werden. Beziehungen zu anderen Menschen werden jedoch gefährlich, weil die **alte Abhängigkeit und schmerzliche Enttäuschung wie in der Kindheit droht.** Die Vermeidung von Abhängigkeit drückt sich aus, indem Beziehungen aufgebaut werden, in denen die Abhängigkeit stets beim Partner größer ist als bei dem Betroffenen, z. B. auch Helfer-Klient-Beziehungen, wie sie Schmidbauer (2008) in „Hilflose Helfer" beschrieben hat.

> **Tipp**
>
> Es lohnt sich, die obigen Beispiele nicht nur auf Patienten, sondern auch auf sich selbst als Therapeutin zu beziehen. **Auch für Sprachtherapeutinnen** sind der **verdeckte Umgang mit Aggressionen** (Lästern über Patienten in deren Abwesenheit) und **Allmachtsphantasien** („Ich bin die Einzige, die der armen Frau noch zuhört. Deswegen kann ich die Therapie nicht beenden.") wichtige Themen.

> **Tipp Literatur**
>
> Eine gut lesbare Einführung in die psychoanalytische Theorie findet sich bei Elhardt (2015) und – etwas anspruchsvoller – bei Mertens (2005). Einen Überblick über verschiedene psychotherapeutische Ansätze bietet Kriz (2014). Die Anwendung der Psychoanalyse im pädagogi-

schen Arbeitsfeldern beschreiben Günther und Bruns (2010).

In Kürze

- **Kindliche Erlebnisse,** die nicht mehr erinnert werden, haben Auswirkungen auf das Erleben und Verhalten im Erwachsenenalter. Unbewusste Kindheitskonflikte können zu **neurotischen Symptomen** wie z. B. Depressionen führen.
- **ÜBER-ICH, ICH** und **ES** bilden das **Instanzenmodell** der menschlichen Psyche nach Sigmund Freud. Mithilfe von **Abwehrmechanismen** werden die Triebimpulse aus dem ES von dem ICH „in Schach gehalten".
- Ein **gesundes Selbstwertgefühl** entwickelt sich durch die Überwindung von Größenselbstphantasien und Idealisierungen der Eltern zugunsten realistischer persönlicher Wertmaßstäbe.
- **Störungen des Selbstwertgefühls** können zu unrealistischen Erwartungen, Schwierigkeiten im Umgang mit Aggressionen und Vermeidung von Abhängigkeit in Beziehungen führen.

3.2 Psychodynamik der Krankheitsverarbeitung

Die Krankheitsverarbeitung soll in diesem Kapitel von verschiedenen Blickwinkeln aus betrachtet werden. Zunächst steht die **innerpsychische Dynamik der Krankheitsverarbeitung** im Mittelpunkt. Neben dem Blick auf das Individuum soll dabei auch die Beziehung zur Therapeutin betrachtet werden. Daran anschließend wird ein Modell eingeführt, das die **Umweltfaktoren,** die **kognitiven Bewertungen** und die Verhaltensalternativen von Menschen in Stresssituationen beschreibt. Jeder Mensch geht auf seine Weise mit Krankheiten um, jeder hat eigene Formen, die Krankheit zu bewältigen. Die spezifische Art und Weise hängt

3

mit den **Bewältigungsstrategien des Patienten** zusammen. Die persönlichen Bewältigungsstrategien sind nicht stabil, sondern verändern sich in den **Phasen der Krankheitsverarbeitung.** Es lassen sich demnach am Beginn der Krankheit typische Reaktionsformen erkennen, die sich von dem späteren Verhalten unterscheiden.

3.2.1 Abwehrmechanismen

Die Psychoanalyse beschäftigt sich mit der **innerpsychischen Dynamik der Krankheitsverarbeitung.** Besonders das Konzept der Abwehrmechanismen ist dabei von zentraler Bedeutung. Wie bereits beschrieben, sind Abwehrmechanismen **unbewusste ICH-Funktionen,** mit denen sich das ICH mit unerträglichen, z. B. massiv ängstigenden Vorstellungen und Gefühlen auseinandersetzt und sie erträglich macht. Das ICH bildet dadurch einen Kompromiss zwischen den Triebimpulsen des ES und dem Gewissen, also den verinnerlichten Normen des ÜBER-ICH. Von **neurotischer Abwehr** spricht man, wenn durch den Einsatz von Abwehrmechanismen die **Realitätswahrnehmung stark eingeschränkt** ist, also beispielsweise durch Projektionen eigener aggressiver Impulse die Umwelt als bedrohlich wahrgenommen wird („Verfolgungswahn").

Auch in der Auseinandersetzung mit der Krankheit werden **Abwehrmechanismen gegen Ängste eingesetzt.** Das ICH kämpft bei lebensbedrohlichen Erkrankungen an zwei Fronten, gegen neurotische und reale Ängste.

▪▪ Neurotische Ängste

Die bisherigen neurotischen Ängste werden zum Teil in der Konfrontation mit der Krankheit verschärft: So wird ein Mensch, der Angst vor Abhängigkeit und Nähe in Beziehungen hat, große Probleme mit dem Gefühl des Angewiesenseins auf andere haben. Seine neurotischen Ängste können sich

also verstärken und im Einsatz massiver Abwehrmechanismen äußern, z. B. indem Helfer beschuldigt werden, Patienten zu vernachlässigen oder gar zu bestehlen (Projektion eigener aggressiver Impulse auf das Gegenüber).

▪▪ Realangst

Durch die Krankheit entsteht Angst vor Verlust von Lebenszeit, körperlicher Schädigung, Einschränkung von sozialen Kontakten usw. Diese Angst ist der Realität der Krankheit angemessen, zu ihrer Bewältigung setzt das ICH ebenfalls Abwehrmechanismen ein. Sie dienen der **Bewältigung der äußeren Realität,** um Handlungsfähigkeit aufrechtzuerhalten oder neu herzustellen (z. B. die anfängliche Verleugnung der tödlichen Krankheit in der ersten Phase der Krankheitsverarbeitung). Die nachfolgende Übersicht stellt die wichtigsten Abwehrmechanismen der Krankheitsverarbeitung dar.

Abwehrmechanismen in der Krankheitsverarbeitung

▬ **Verleugnung:** Die Existenz einer unerfreulichen Realität wird einfach nicht anerkannt (z. B. der bösartige Tumor wird zur „Geschwulst").

▬ **Verschiebung:** Der eigene Ärger, oder die eigene Angst in Bezug auf die Erkrankung wird dem Partner oder anderen zugeschrieben, diese sind nun Anlass für Ärger oder Sorge.

▬ **Rationalisierung:** Gefühle werden durch Fakten und Argumente ersetzt. Statt Angst und Trauer entwickelt sich beispielsweise ein reges Informationsbedürfnis in Bezug auf die Krankheit.

Die Abwehrmechanismen sind ein **wichtiger Schutz** vor der Überschwemmung mit Emotionen. So kann die Verleugnung der Lebensbedrohlichkeit des Herzinfarktes dem Patienten helfen, ruhiger, gelassener und damit genauer die Fragen der Ärzte zu beantworten, als ein ängstlicher und aufgeregter Patient. **In Abhängigkeit von der Phase des Krankheitsprozesses** und dem Ausmaß der Realitätsverzerrung kann Verleugnung jedoch auch destruktiv wirken, wenn z. B. wichtige Behandlungstermine verpasst werden.

3.2.2 Bewältigungsstrategien

Das **Coping-Modell** von Lazarus (Lazarus 1995) beschreibt den Prozess der Krankheitsverarbeitung aus der Sicht der **kognitiven Verhaltenstherapie**. Krankheitsverarbeitung wird dabei der **Auseinandersetzung mit Stress** gleichgesetzt. Unter Coping versteht

man alle Bemühungen, die eine Person unternimmt, um eine Stresssituation, z. B. die Konfrontation mit einer Diagnose, zu bewältigen.

Drei Schritte lassen sich im Bewältigungsprozess im Sinne des Coping-Modells (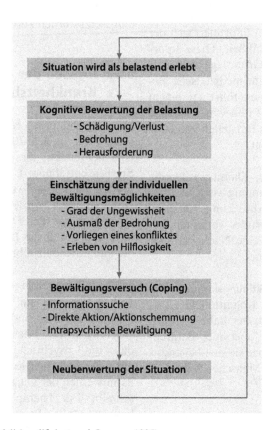 Abb. 3.3) unterscheiden:

- **Schritt 1: Kognitive Bewertung der belastenden Situation.** Die Bewertung als Schädigung und Verlust, als Bedrohung oder als Herausforderung ist abhängig von den äußeren Umständen (Art der Erkrankung, Heilungschancen, Stadium der Erkrankung, soziales Umfeld des Patienten), aber auch von der Einschätzung der individuellen Bewältigungsmöglichkeiten.
- **Schritt 2: Einschätzung der individuellen Bewältigungsmöglichkeiten.** Diese hängt

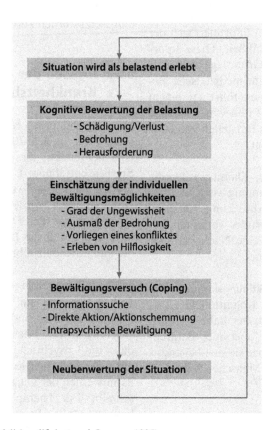

Situation wird als belastend erlebt

Kognitive Bewertung der Belastung
- Schädigung/Verlust
- Bedrohung
- Herausforderung

Einschätzung der individuellen Bewältigungsmöglichkeiten
- Grad der Ungewissheit
- Ausmaß der Bedrohung
- Vorliegen eines konfliktes
- Erleben von Hilflosigkeit

Bewältigungsversuch (Coping)
- Informationssuche
- Direkte Aktion/Aktionschemmung
- Intrapsychische Bewältigung

Neubenwertung der Situation

◘ **Abb. 3.3**   Coping-Modell (modifiziert nach Lazarus 1995)

3

ab von der Eindeutigkeit der Diagnose, der Bedrohlichkeit der Krankheit und der psychischen Verfassung des Menschen (z. B.: Neigt der Patient zu Pessimismus oder Depression?).

- **Schritt 3: Einsatz von Bewältigungsstrategien.** Aus der Bewertung der belastenden Situation und der Einschätzung der Bewältigungsmöglichkeiten ergeben sich schließlich die konkreten Bewältigungsstrategien (**Coping-Strategien**), die sowohl auf die Umwelt, als auch auf die eigene Person gerichtet sein können:
  - Informationssuche,
  - Aktion bzw. Aktionshemmung und
  - intrapsychische Bewältigung.

Diese drei Bewältigungsstrategien sollen im Folgenden kurz erläutert werden.

Informationssuche   Über Literatur und Gespräche mit professionellen Helfern oder mit anderen Betroffenen informiert sich der Patient über seine Krankheit. Diese Informationen dienen als Grundlage zur Entscheidung für bestimmte medizinische Behandlungskonzepte. Dies führt zu einem Gefühl von Kompetenz und von Kontrolle über die Situation, dem Entstehen von Hilflosigkeit wird vorgebeugt.

Aktion/Aktionshemmung   Damit werden die Aktivierung oder Hemmung verschiedener Verhaltensweisen wie Ablenkung, Entspannung, gesundheitsförderndes Verhalten, bewusstes Aufschieben („eine Nacht darüber schlafen") usw. bezeichnet.

Intrapsychische Bewältigungsformen   Darunter fallen positive Kognitionen: „Das schaffe ich schon!", „Bisher habe ich mich auch durchgeschlagen", aber auch Befürchtungen oder Grübeln, wie sie sich bei ängstlichen und depressiven Menschen zeigen.

❯ **Wichtig**

Coping dient dem Umgang mit stressreichen Situationen. Die dabei eingesetz-

ten **Bewältigungsstrategien können das Krankheitsrisiko verringern, aber auch erhöhen:** So kann beispielsweise der Körper durch erhöhten Alkoholkonsum zur Ablenkung und Entspannung noch mehr geschwächt werden oder durch depressive Reaktionen (grübeln) wichtige Behandlungsschritte verzögert werden.

Das **Coping-Modell** ist ein sehr hilfreiches Konzept, um die verschiedenen Faktoren, die an dem individuellen Umgang mit Krankheit beteiligt sind, zu verdeutlichen. Die Therapeutin kann mithilfe des Modells der Frage nachgehen, auf welche Faktoren (z. B. unzureichende Information, depressive intrapsychische Bewältigung oder soziales Umfeld) ein problematisches Bewältigungsverhalten zurückzuführen ist. Ziel einer therapeutischen Intervention sollte der Aufbau **vielfältiger und flexibler Bewältigungsstrategien** sein, die je nach Situation eingesetzt werden können.

3.2.3 Phasen der Krankheitsbewältigung

Die Psychiaterin **Elisabeth Kübler-Ross** (1999) war in den 70er Jahren des 20. Jh. eine der ersten, die das Thema **Tod und Sterben** enttabuisiert hat. Ein Thema, das in der modernen westlichen Gesellschaft lange ignoriert wurde und erst in den letzten Jahren mit der Diskussion um Sterbehilfe und durch die Hospiz-Bewegung und die Palliativmedizin breiter diskutiert wird.

■■ **Modell von Kübler-Ross**

Kübler-Ross hat auf der Basis **psychoanalytischer Theorien** und vieler **Gespräche mit Betroffenen** ein Phasenmodell entwickelt, das die psychische **Auseinandersetzung mit einer tödlichen Krankheit** von dem Bekanntwerden der Diagnose bis zum Tod beschreibt. Für Therapeutinnen, die mit unheilbar kranken Patienten zu tun haben, ist die Kenntnis des Modells von Kübler-Ross für das Verständnis der Patienten äußerst hilfreich.

In dem Modell wird dargestellt, wie der Patient seine Erkrankung und ihre Konsequenzen zu bewältigen versucht. Kübler-Ross geht davon aus, dass alle Patienten diese Phasen durchleben, sich jedoch **Phasen überschneiden** können bzw. bei Remissionen und Rezidiven auch **Phasen übersprungen** werden. Mit der Beschreibung des Prozesses der Krankheitsverarbeitung beabsichtigte Kübler-Ross das **Verständnis für die innerpsychische Regulation der Patienten** zu fördern. Die Phasen sind im Einzelnen:

- Verleugnung,
- Zorn,
- Verhandeln,
- Depression,
- das Sterben akzeptieren.

Verleugnung Auf den ersten Schock nach der Diagnose folgt die Verleugnung der Krankheit. Diese Verleugnung dient als Schutz vor dem Entsetzen und kann nach und nach aufgegeben werden und in ein Akzeptieren der Krankheit übergehen.

Zorn Die Enttäuschung und der Ärger in Bezug auf das eigene Schicksal werden nach außen gekehrt. Vor allem Angehörige, Freunde, aber auch professionelle Helfer sind Gegenstand von aggressiven Angriffen.

Verhandeln Der Patient schließt im Stillen Verträge ab, in denen er sich verspricht, von nun an gesund zu leben, ärztliche Ratschläge zu befolgen, in die Kirche zu gehen oder Gutes zu tun usw., um sein Leben zu verlängern.

Depression Durch das weitere Fortschreiten der Krankheit können die bisherigen Bewältigungsversuche nicht mehr aufrechterhalten werden. Der Patient fällt in eine Depression, als Reaktion auf die erlittenen und die drohenden Verluste körperlicher Unversehrtheit, Berufstätigkeit oder sozialer Beziehungen.

Das Sterben akzeptieren In dieser letzten Phase sieht der Kranke seinem Tod ruhiger entgegen, spricht darüber mit engsten Freunden und Verwandten. Sein Interesse an den täglichen Angelegenheiten des Lebens schwindet.

🛇 **Cave**
> Die Phasen können nicht **als Erklärung für individuelles, situatives Verhalten** von Patienten herangezogen werden. Ein Beispiel: „Herr T. ist gerade ärgerlich, weil er in der zweiten Phase seiner Krankheitsverarbeitung steht". Eine solche Aussage nimmt den Patienten in seiner Individualität nicht ernst und negiert mögliche Auslöser des Ärgers in der Umwelt.

▪▪ Bewertung des Modells

Kritik am Modell von Kübler-Ross bezieht sich auf die allzu optimistische letzte Phase: Vor allem bei jungen Patienten ist ein Akzeptieren des Sterbens selten zu beobachten. Zudem berücksichtigt das Modell nicht die unterschiedlichen sozialen Lebenssituationen, Krankheitsverläufe und Persönlichkeiten der Patienten.

In Verbindung mit dem psychodynamischen Modell und dem Modell der Bewältigungsstrategien von Lazarus ermöglicht das Phasenmodell von Kübler-Ross jedoch eine **hilfreiche Orientierung für therapeutisch Tätige**. Diese sollten die Abwehrprozesse des Patienten als notwendigen, aber vorübergehenden Schutz akzeptieren und den aggressiven oder depressiven emotionalen Reaktionen des Patienten Toleranz entgegenbringen.

▶ **Wichtig**
> Laut Kübler-Ross ist die **Auseinandersetzung mit der eigenen Angst** vor dem Sterben die wichtigste Voraussetzung für offene Gespräche mit den Patienten.

Die Gefahr in der Arbeit mit Patienten, die schwer krank sind, besteht demnach in der

3

gemeinsamen Vermeidung der emotionalen Auseinandersetzung mit der Krankheit. Die Therapeutin unterstützt unbewusst, aufgrund eigener Ängste vor Krankheit und Tod, die Abwehr des Patienten. In der Arbeit mit schwer kranken Patienten lässt sich deshalb auch häufig das Phänomen der Aufspaltung der Ambivalenzen beobachten. Die Therapeutin gerät in Versuchung, übertrieben optimistisch zu reagieren, wenn der Patient frustriert und depressiv ist (Suchenwirth 2004). Sinnvoller wäre hier ein empathisches Eingehen auf die Ängste und die Frustration des Patienten. Wenn der Patient sich in seinen vorherrschenden Gefühlen angenommen fühlt, wird es ihm vielleicht auch möglich, andere Gefühle (z. B. Hoffnung) wahrzunehmen.

In Kürze

- In der Krankheitsverarbeitung spielen **neurotische Ängste und Realängste** eine Rolle. **Abwehrmechanismen** wie Verleugnung, Verschiebung und Rationalisierung schützen vor diesen Ängsten.
- Die Art und Weise der Krankheitsverarbeitung wird beeinflusst durch die individuelle Bewertung der Bedrohlichkeit der Krankheit und durch die **Einschätzung der eigenen Bewältigungsmöglichkeiten.**
- Den zeitlichen Ablauf der **Krankheitsbewältigung kann man in Phasen einteilen:** Verleugnung, Zorn, Verhandeln, Depression und Akzeptieren des Sterbens.

3.3 Die Beziehung zwischen Therapeutin und Klient

Nachdem die psychischen Prozesse der Krankheitsverarbeitung des Klienten beschrieben wurden, soll nun der Beziehung zwischen Therapeutin und Klient besondere Aufmerksamkeit geschenkt werden. Zu dem Verständnis der **Beziehungsdynamik** zwischen Therapeutin und Klient sollen **Übertragungs- und Gegenübertragungs**phänomene beschrieben werden und mit der **Transaktionsanalyse** ein Instrumentarium eingeführt werden, das bei der Analyse menschlicher Kommunikation hilfreich ist.

3.3.1 Übertragung und Gegenübertragung

Der psychoanalytische Begriff „Übertragung" bedeutet, dass der Patient die Erfahrungen, die er mit wichtigen Bezugspersonen (meist den eigenen Eltern) gemacht hat, **auf die Therapeutin projiziert** (Schnoor 2011). Beispielsweise erlebt der Patient die Therapeutin wie seine Mutter. Je nachdem, welches Bild er von seiner Mutter hat: als strenge oder liebevolle Mutter. Er selbst fühlt sich in der Therapiesituation, wie er sich früher als Kind gegenüber der Mutter gefühlt hat, z. B. ängstlich vor der Strenge der Mutter. Diese Übertragung wird durch **äußere Ähnlichkeiten** zwischen Therapeutin und Mutter verstärkt, ebenso durch **die therapeutische Beziehung,** die aufgrund der Konstellation „hilfloser, bedürftiger Patient und kompetente, hilfreiche Therapeutin", gewisse Ähnlichkeiten mit einer Beziehung zwischen Mutter und Kind hat. Wenn der Klient eine solche Mutterübertragung auf die Therapeutin hat, wird seine emotionale Wahrnehmung der realen Therapeutin immer wieder von emotionalen Erinnerungen an seine Beziehung zur Mutter überlagert. **Übertragungen sind unbewusst,** haben aber eine starke Auswirkung auf die bewusste Wahrnehmung, wie im folgenden Beispiel beschrieben.

▶ **Beispiel: Übertragung „Strenge Mutter"**

Herr Z., ein älterer Patient mit einer leichten aphasischen Sprachstörung, ist immer ängstlich bemüht, alles recht zu machen. Als er einmal seine Übungsblätter zu Hause vergessen hat, ist er die ganze Stunde damit beschäftigt und entschuldigt sich immer wieder bei der Therapeutin, obwohl diese Ersatzblätter hat und ihm beteuert, dass das kein Problem sei. ◀

> ❯ **Wichtig**
> Die Reaktion auf die Übertragung des Patienten bezeichnet die Psychoanalyse als die **Gegenübertragung** der Therapeutin auf den Patienten. Gegenübertragung bezeichnet also das Gefühl, das die Übertragung des Patienten bei der Therapeutin auslöst.

▶ **Beispiel: Gegenübertragung**

In der Arbeit mit Herrn Z. fühlt sich die Therapeutin merkwürdig überfürsorglich. Sie hat häufig den Impuls, ihm bei den Übungen zu helfen, obwohl es aus logopädischer Sicht nicht sinnvoll ist. Sie ist bemüht, ihn zu trösten, wenn eine Übung nicht gelingt, und ärgert sich über sich selbst, weil sie ihn wie ein Kind behandelt, was eigentlich nicht ihre Art ist. ◄

In der Gegenübertragung reagiert die Therapeutin unbewusst auf die Übertragung des Patienten. Sie verhält sich wie eine beschützende Mutter, weil er sich wie ein ängstliches Kind verhält. Die Beziehungsmuster, die in solchen Interaktionen entstehen, nennt die **Transaktionsanalyse** „Spiele". Diese „Spiele" werden im folgen- den ▶ Abschn. 3.3.2. näher beschrieben.

Die **Gefahr der Übertragung und Gegenübertragung** liegt in der starken emotionalen Aufladung der Beziehung. Die alten kindlichen Gefühle gegenüber der Mutter oder dem Vater (z. B. Bedürftigkeit und Ärger, Enttäuschungen und Eifersucht) tauchen in der aktuellen Beziehung zur Therapeutin wieder auf, werden aber selten bewusst erlebt, sondern durch Abwehrmechanismen unbewusst gemacht.

Mit dem Strukturmodell der menschlichen Psyche (ES, ICH, ÜBER-ICH) lässt sich dieser Prozess folgendermaßen erklären: Die Massivität der alten kindlichen Gefühle ruft Angst hervor, weil sie so gar nicht mit dem Selbstbild des vernünftigen Erwachsenen übereinstimmen. **Unbewusste Abwehrmechanismen** werden eingesetzt, um die eigenen rachsüchtigen, unersättlich begierigen und **ängstigenden ES-Impulse** nicht wahrzunehmen. Mit dem Einsatz von Abwehrmechanismen (Projektion, Verleugnung usw.) **schützt sich das ICH** vor Angst, gleichzeitig wird die **Realitätswahrnehmung eingeschränkt** (siehe ▶ Abschn. 3.1.2, „Instanzenmodell und Abwehrmechanismen"). Dadurch kann es zu Konflikten in der Beziehung zwischen Therapeutin und Klient kommen, beispielsweise weil das Gegenüber durch die Projektionen eigener Impulse als aggressiv oder übergriffig erlebt wird.

▶ **Beispiel: Beziehungsabbruch**

Herr Z. benimmt sich in der Therapie immer merkwürdiger. Manchmal reagiert er wie ein trotziges Kind und will sich nicht helfen lassen, manchmal schaut er die Therapeutin ängstlich an, ob er auch alles richtig macht. Die Therapeutin reagiert unsicher. Sie merkt selbst, dass ihre gewährende Haltung langsam in Ungeduld und Ärger umschlägt. Nach einer Stunde, in der diese Dynamik besonders stark war, kommt Herr Z. nicht mehr. In einem Brief, den die Therapeutin von Herr Z. erhält, klagt er über ihre strenge Art und, dass er sich nicht wie ein Kind behandeln lassen möchte. Mit einer Therapeutin, die ihn so wenig ernst nehme, könne er nicht mehr zusammenarbeiten. ◄

In diesem Fall konnte **die Übertragung nicht aufgelöst** werden. Herr Z. war in seiner Übertragungsbeziehung gefangen. Egal wie die Therapeutin sich real verhalten hat, er hat sie immer mehr wie seine Mutter erlebt. Schließlich konnte er sich nicht anders helfen, als die Therapie abzubrechen. Die Therapeutin spürte zwar ein großes Unbehagen, sie konnte jedoch ihre **Gegenübertragungsgefühle** nicht **zur Erkenntnis der Konfliktdynamik** nutzen. Sie war selbst in dem Spiel „ängstlicher/trotziger Sohn und fürsorgliche/ungeduldige Mutter" gefangen.

Wenn sich die Therapeutin ihre Gegenübertragung bewusst macht, kann sie sich aus dem Spiel befreien und die Beziehungs-

3

muster aus übergeordneter Position betrachten. Von dieser Metaebene aus wird es möglich, die Problematik nüchtern und rational anzusprechen, ohne in eine mütterliche Haltung zu verfallen.

Tipp

Berufsbegleitende Supervision ist für die Klärung der eigenen Verstrickung der Sprachtherapeutin in Übertragungsbeziehungen mit dem Klienten außerordentlich hilfreich.

▶ Beispiel: Konflikt ansprechen

In der Stunde, die auf diejenige folgt, in der Herr Z. die Hausaufgaben vergessen hatte, spricht ihn die Therapeutin an:
„Herr Z, ich würde mir gerne zu Beginn der Stunde etwas Zeit nehmen, um mit Ihnen etwas Grundsätzliches in Bezug auf unsere Zusammenarbeit zu besprechen. Ist das in Ordnung? Mir ist letzte Stunde aufgefallen, dass sie sich sehr oft entschuldigt haben, weil sie die Hausaufgaben vergessen haben. Ich habe mehrmals gesagt, dass das kein Problem ist. Ich hatte den Eindruck, sie können das gar nicht glauben, weil sie sich immer wieder entschuldigt haben. Können Sie sich noch an die Situation erinnern?"
Daraufhin entwickelt sich ein Gespräch, in dem sich Herr Z. und die Therapeutin über die Gründe für die Verunsicherung von Herrn Z. unterhalten. ◀

Durch das Ansprechen des Konfliktes in einem frühen Stadium wird die Eskalationsdynamik gestoppt. Unbewusste Phantasien und Übertragungsmuster verlieren an Einfluss, wenn die Problematik offen angesprochen wird.

3.3.2 Transaktionsanalyse

Wie beschrieben, können unbewusste Beziehungsmuster, die in der Kindheit erworben wurden, massive Störungen in der zwischenmenschlichen Kommunikation hervorrufen. Durch die psychoanalytische Theorie lässt sich die Entstehung dieser Beziehungsmuster erklären. Für die konkrete Beratungsarbeit ist darüber hinaus ein **handhabbares Analyseraster** sinnvoll, das solche Störungen in der Kommunikation beschreiben kann. Eric Berne hat mit der Transaktionsanalyse (Gührs und Nowak 2014) ein solches Schema entwickelt.

▪▪ Schema
In seinem Modell beschreibt er drei verschiedene **Ich-Zustände,** die zusammen die Gesamtpersönlichkeit darstellen:
- Kind-Ich,
- Erwachsenen-Ich,
- Eltern-Ich.

Er versteht diese drei als verschiedene Sender- bzw. Empfängerpositionen in der Kommunikation. Im Folgenden werden die drei Ich-Zustände, wie sie ◘ Abb. 3.4 zeigt, näher erläutert.

Kind-Ich (K) Das natürliche Kind-Ich beinhaltet alle spontanen und unmittelbaren Gefühle: Aus der Position des Kind-Ich heraus kommunizieren Menschen lebendig und spielerisch, aber auch rücksichtslos und egoistisch. Im angepassten Kind-Ich sind alle Haltungen dargestellt, die man als Kind gelernt hat, um für die Umwelt beliebt und akzeptabel zu sein. Aus der Position des angepassten Kind-Ichs kommunizieren Menschen oft übertrieben ängstlich und verstecken ihre Gefühle und Bedürfnisse. Eine dritte Form des Kind-Ich ist das

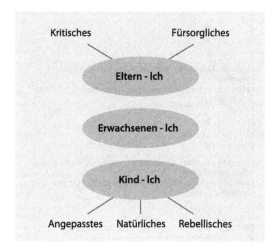

◘ Abb. 3.4 Transaktionsanalyse

rebellische Kind-Ich. Aus diesem Ich-Zustand heraus kommunizieren Menschen trotzig und abwehrend.

Eltern-Ich (EL) Aus dem kritischen Eltern-Ich sprechen Zurechtweisungen, Verbote und Drohungen. Aus dem fürsorglichen Eltern-Ich resultieren Haltungen wie Schutz, Unterstützung, Lob und Ermutigung.

Erwachsenen-Ich (ER) Das Erwachsenen-Ich beinhaltet erwachsene emotionale Reaktionen und vernünftiges, vorausschauendes Denken, das sich an Fakten hält und logisch vorgeht.

❯ Wichtig
- Alle Ich-Zustände können in Abhängigkeit von der spezifischen Kommunikationssituation nützlich wie auch problematisch sein.
- **Aber:** Drei Ich-Zustände sind im Allgemeinen für eine **gelungene Kommunikation** hilfreich:
  - das Erwachsenen-Ich,
  - das fürsorgliche Eltern-Ich,
  - das natürliche Kind-Ich.
Sie werden als **produktive Ich-Zustände** bezeichnet.

Alle Ich-Zustände sind **dem Bewusstsein zugänglich,** wenn auch die Entscheidung, aus welcher Position in einer spezifischen Situation verbal/nonverbal gesendet/empfangen wird, nicht immer bewusst und freiwillig getroffen wird.

▪▪ Interaktion
Das Besondere an der Transaktionsanalyse ist aber vor allem die **Betrachtung von Interaktionssequenzen.** Anders als Freud, der sich auf das Individuum und seine Persönlichkeitseigenschaften bezogen hat, hat Bernes Transaktionsanalyse die interpersonelle Ebene, die Beziehung zweier Menschen zum Gegenstand. Die Transaktion umfasst sowohl die **verbalen wie auch die nonverbalen Aspekte der Kommunikation.** Ein Gespräch besteht aus einer Vielzahl unterschiedlicher Transaktionen zwischen den einzelnen Ich-Zuständen der beteiligten Personen. Die **zwei wichtigsten Formen von Transaktionen** sollen im Folgenden an Beispielen aus der Sprachtherapie erläutert werden.

Parallele Transaktionen Parallele Transaktionen (◘ Abb. 3.5) entstehen, wenn der Empfänger aus dem Ich-Zustand antwor-

3

EL   EL
ER ⇄ ER
K   K

Logopädin (linke Seite):„Wie sind Sie mit der Übung zurecht-
gekommen?"
Patient (rechte Seite):„Ging gut. Nur bei dem einen Teil hatte ich
Schwierigkeiten."

EL   EL
ER   ER
K   K

Logopädin (unsicher):„Ich bin gar nicht sicher, ob ich die Übung
richtig erklärt habe."
Patient (streng):„ Sie hätten auf jeden Fall etwas mehr Zeit
einplanen müssen."

EL   EL
ER   ER
K   K

Logopädin (gönnerhaft):„Na sehen Sie, das klappt doch schon
ganz gut."
Patient (trotzig):„ Sie haben ja extra eine so leichte Übung
rausgesucht."

◻ **Abb. 3.5**   Parallele Transaktionen

tet, der vom Sender angesprochen wird. Diese Form von Kommunikation kann im Prinzip in dieser parallelen Weise weiterlaufen, da die Erwartungen und die Reaktionen zueinander passen.

Gekreuzte Transaktionen   Gekreuzte Transaktionen (◻ Abb. 3.6) treten auf, wenn der Empfänger nicht mit dem Ich-Zustand reagiert, der vom Sender angesprochen wurde. Dadurch entsteht eine Überraschung, eine Störung. Die Kommunikation bricht ab oder die an der Kommunikation beteiligten Ich-Zustände müssen gewechselt werden.

Bis auf das erste Beispiel in ◻ Abb. 3.5 (der Kommunikation von ER zu ER) sind wohl alle in ◻ Abb. 3.5 und 3.6 gezeigten Transaktionen eher **unproduktiv für die logopädische Therapie**. Sich wiederholende Kommunikationsmuster, mit denen man sich in eine unproduktive Beziehungskonstellation hineinmanövriert, werden in der Transaktionsanalyse **Spiele** genannt. Ein Beispiel in ◻ Abb. 3.7 soll exemplarisch deutlich machen, wie der Patient die Logopädin in sein Spiel („Ich bin so klein, ich brauche Ihre Fürsorge und Hilfe") hineinzieht.

Die Therapeutin in dem Beispiel aus ◻ Abb. 3.7 spricht zunächst das Erwachsenen-Ich des Patienten an, nimmt aber dann dessen **Spielangebot** („Sei meine fürsorgliche Mama") an. Die Folge ist, dass der Patient nicht selbstbewusst und eigenverantwortlich handeln wird, sondern weiter in der Abhängigkeit der Logopädin bleibt. Sinnvoller wäre es, die Sprachtherapeutin würde nicht auf das Spiel des Patienten eingehen. Sie sollte also anstelle einer parallelen Antwort die Transaktionen **produktiv kreuzen**. Diese effektive Form der Gesprächsführung wird in ◻ Abb. 3.8 gezeigt. In diesem Beispiel gelingt es der Logopädin, der **Verführung des Spielangebots** des Patienten zu widerstehen und ihn weiterhin in seinem Erwachsenen-Ich anzusprechen.

■■ Wie kommt es zu Spielangeboten?
Warum gefallen sich manche in der Position des fürsorglichen Eltern-Ich, warum geraten andere immer wieder in die trotzige Haltung des rebellischen Kind-Ichs? Die

```
EL           EL
ER  ------→  ER
K            K
```

Logopädin (linke Seite):„Wie sind Sie mit der Übung zurechtgekommen?"
Patient (rechte Seite, verzweifelt):„Das war viel zu schwer, wie
soll ich das denn schaffen?"

```
EL           EL
ER  ------→  ER
K            K
```

Logopädin:„Wie sind Sie mit der Übung zurechtgekommen?"
Patient (streng):„ Sie hätten auf jeden Fall etwas mehr Zeit
einplanen müssen."

```
EL           EL
ER     ✕     ER
K            K
```

Logopädin (gönnerhaft):„Na sehen Sie, das klappt doch schon
ganz gut."
Patient (streng):„Reden Sie nicht mit mir, als ob ich doof wäre!"

◖ Abb. 3.6   Gekreuzte Transaktionen

```
EL           EL
ER  ------→  ER
K            K
```

Logopädin (linke Seite):„Wie sind Sie mit der Übung zurechtgekommen?"
Patient (rechte Seite, verzweifelt):„Das war viel zu schwer, wie
soll ich das denn schaffen?"

```
EL           EL
ER           ER
K            K
```

Logopädin (mit weicher Stimme):„Ach, Sie sind doch schon gut
vorwärtsgekommen, mit meiner Hilfe schaffen Sie das."

◖ Abb. 3.7   Spiele

Transaktionsanalyse spricht von individuellen **Lebensskripten,** also einer Art **Regie-
anweisung für das eigene Leben,** in der die
**bevorzugten Beziehungsmuster oder Spiele
festgehalten** sind. Der wichtigste und größte
Teil des Skriptes wird in der Kindheit geschrieben. Hier macht der Mensch mit seinem Beziehungsumfeld **die ersten Kommu-
nikationserfahrungen,** und die Haltungen,
die sich unter den **spezifischen Bedingungen
der Kindheit** bewährt haben, werden im Erwachsenenalter beibehalten, obwohl sie gar
nicht mehr sinnvoll sind.

Vielleicht hat der Patient in den Beispielen in ◖ Abb. 3.7 und 3.8 als Kind die Erfahrung gemacht, dass er nur dann **Aufmerksamkeit von seiner Mutter** bekommt,
wenn er jammert und hilflos tut. Wenn er
als kleiner Junge jedoch selbstbewusst in die
Welt hinausging, bekam die Mutter Angst
und überschüttete ihn mir Vorwürfen, sodass er schnell wieder die **Position des be-
dürftigen, abhängigen Jungen einnahm, um
die Zuneigung der Mutter nicht zu verlieren.** Das **Skript** dieses Patienten heißt demnach: „Wenn ich zu selbstständig bin, ver-

3

```
EL          EL
ER    ↘   → ER
K           K
```

Logopädin (linke Seite): „Wie sind Sie mit der Übung zurechtgekommen?"
Patient (rechte Seite, verzweifelt): „Das war viel zu schwer, wie
soll ich das denn schaffen?"

```
EL          EL
ER    ———— → ER
K           K
```

Logopädin: „Wo liegt denn die Schwierigkeit?"

◻ Abb. 3.8 Produktiv kreuzen

liere ich die Zuneigung meiner Umgebung, also muss ich mich immer kleiner machen als ich bin, um gemocht zu werden." Wenn dieser Patient nun auf eine Logopädin trifft, die das entsprechend passende Skript hat („Ich werde nur gemocht, wenn ich hilfsbereit und unterstützend bin und die Wünsche meiner Patienten erfülle"), dann kommt es zu einer **parallelen Transaktion zwischen angepasstem Kind-Ich und fürsorglichem Eltern-Ich,** die schwer auflösbar ist.

Viele **problematische Skripte** gehen auf **Störungen in der narzisstischen Entwicklung** (siehe ► Abschn. 3.1.3, „Selbstwertgefühl und Kränkungen") zurück, sie dienen der Abwehr von kindlichen Wut- und Enttäuschungsgefühlen. In dem oben beschriebenen Beispiel unterdrückt der kleine Junge seine Wut gegenüber der ängstlichen und vorwurfsvollen Mutter und wählt für sich das Skript „Kleiner hilfsbedürftiger Junge". Wie in diesem Beispiel gehen viele Skripte mit Abwehrmechanismen eine Verbindung gegen unerwünschte Gefühle wie Wut und Trauer ein. Deshalb sind Skripte sehr resistent gegen Einsicht und Veränderung, oft sind sie nur **mithilfe einer Psychotherapie** zu verändern.

In Kürze

- **Übertragung** bedeutet, dass der Patient die Erfahrungen, die er mit wichtigen Bezugspersonen (meist den eigenen Eltern) gemacht hat, auf die Therapeutin projiziert.

- Die emotionale Reaktion auf die Übertragung des Patienten bezeichnet die Psychoanalyse als die **Gegenübertragung** der Therapeutin auf den Patienten.

- Die Transaktionsanalyse beschreibt drei verschiedene **Ich-Zustände,** die zusammen die Gesamtpersönlichkeit darstellen: **Kind-Ich, Erwachsenen-Ich** und **Eltern-Ich.**

- Diese Ich-Zustände verstehen sich als verschiedene **Sender- bzw. Empfängerpositionen** in der Kommunikation.

- Das Erwachsenen-Ich, das fürsorgliche Eltern-Ich und das natürliche Kind-Ich werden als **produktive Ich-Zustände** bezeichnet.

3.4 Selbsthilfegruppen, Beratung und Psychotherapie

In der logopädischen Therapie wird Klienten ein Rahmen geboten, in denen sie sich vielleicht zum ersten Mal in ihrem Leben mit sich selbst oder mit ihrer Beziehung zu anderen auseinandersetzen. Durch **die verständnisvolle Haltung der Therapeutin** entsteht **ein Kontakt mit unangenehmen Gefühlen, tauchen alte Verletzungen wieder auf** und werden **Wünsche nach Gesprächen und nach Entlastung aktiviert.** Viele dieser Wünsche sind aufgrund ihrer Thematik oder ihrer Intensität im Rahmen der Sprachtherapie nicht zu bearbeiten. Der Therapeutin bleibt die Aufgabe, diese Bedürfnisse ernst zu nehmen und gleichzeitig auf die **Grenzen der Logopädie** hinzuweisen. In diesen Situationen ist es äußerst hilfreich, einen Überblick über die Hilfeangebote im psychosozialen Feld zu haben.

3.4.1 Problemebene und Hilfeangebote

Es gibt **verschiedene Ebenen,** auf denen die Entstehung von psychischen Problemen betrachtet werden kann und dementsprechend auch **verschiedene Behandlungsansätze** für diese Probleme.

◻ Abb. 3.9 zeigt **drei Faktoren,** die als Auslöser von psychischen Problemen betrachtet werden können und die **drei entsprechenden professionellen Hilfeangebote.** Die einzelnen Komponenten werden im Folgenden erläutert (◻ Abb. 3.9).

Umweltfaktoren
Die erste Betrachtungsebene der Problematik bezieht sich auf die soziale Lebenswelt:
- In welchem Wohnumfeld leben die Klienten, welche sozialen Kontakte haben sie?
- Welche Arbeitsplatz- oder Schulsituation bestimmt ihr Leben?
- Welche finanziellen Mittel stehen zur Verfügung?

Biografische Faktoren
Die zweite Betrachtungsebene fokussiert die individuelle Sozialisation der Klienten:
- Wie war die Beziehung in der Kindheit zu Mutter und Vater?
- Wie zu den Geschwistern?
- Gab es traumatische Erfahrungen (z. B. Tod oder Unfall eines engen Angehörigen)?

Familiale Faktoren
Die dritte Betrachtungsebene schaut auf die aktuellen familiären Beziehungsmuster:
- Wer steht wem nahe?

- Tritt jemand als Beschützer auf, leidet jemand ganz besonders?
- Sind es eher enge, harmonisierende Familienstrukturen oder offene, konfliktfreudige?

> **Wichtig**
> Bei psychischen Problemen spielen alle drei Faktoren eine Rolle. Es ist **abhängig vom Betrachter,** welcher Faktor im Vordergrund steht. So wird eine **systemisch orientierte Therapeutin** eher familiale Faktoren fokussieren, eine **Sozialarbeiterin im Jugendamt** eher die Umweltfaktoren, eine **Psychoanalytikerin** die biografischen. Die Form von Hilfe, die ein Klient angeboten bekommt, wird somit entscheidend davon mitbestimmt, an welche Stelle er sich wendet.

Lebenswelt-orientierte Konzepte Sie betrachten den Klienten in seinen sozialen Alltagsbezügen. Interventionsformen sind neben der Gemeinwesenarbeit (Initiieren von Nachbarschaftshilfe, Kontaktcafés, Arbeitsloseninitiativen usw.) vor allem die Netzwerkarbeit (Unterstützung von Klienten bei dem Knüpfen sozialer Kontakte).

Individualpsychologische Konzepte Hilfeangebote, die sich mit der Person des Klienten und seinen individuellen Problemen beschäftigen, finden sich in Beratungsstellen (Schulden-, Drogenberatung, usw.) und vor allem in der klassischen Psychotherapie (Psychoanalyse und Verhaltenstherapie) in Form von Einzelgesprächen.

Familientherapeutische Konzepte Diese Ansätze arbeiten mit mehreren Personen, die an dem Problem beteiligt sind, in Form von Erziehungsberatung, Paarberatung oder Familientherapie.

Die verschiedenen Konzepte setzen jeweils an unterschiedlichen Ebenen an, Probleme zu bearbeiten.

Wenn die Logopädin mit einer Problematik konfrontiert ist, die den **Beratungs-**

3

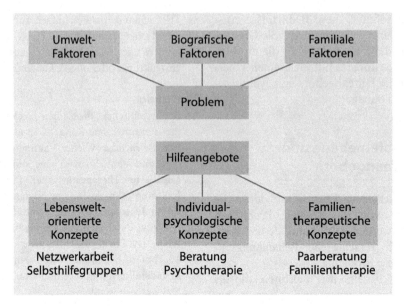

❏ **Abb. 3.9**   Problemebene und Hilfeangebote

rahmen der **Sprachtherapie überschreitet,** kann sie dem Klienten Anregungen geben, wo er sich welche Hilfe holen kann. Dazu benötigt die Therapeutin ein **Grundwissen von verschiedenen psychosozialen Hilfsangeboten.** Im Folgenden sollen die Grundzüge einiger ausgewählter Hilfeangebote beschrieben werden.

3.4.2 Selbsthilfe

Viele Klienten sind aufgrund der **Veränderung ihrer Lebensumstände** durch die Erkrankung (z. B. Schlaganfall, Hirntumor, Laryngektomie) in einer Krise, die nicht primär durch psychische Konflikte ausgelöst wurde, sondern auf körperliche Schäden, die Veränderung des Alltagslebens (z. B. Frührente) und der sozialen Beziehungen (Verlust der Kontakte zu Arbeitskollegen) zurückzuführen sind. Mit diesen direkt Betroffenen durchleben auch die Angehörigen aufgrund der belastenden Veränderungen und Verluste psychische Krisen.

Der Verlauf dieser Krisen hängt wesentlich davon ab, wie eine Person eine bestimmte belastende Situation einschätzt, und welche **Bewältigungsmöglichkeiten** sie besitzt (▶ Abschn. 3.2.2, „Bewältigungsstrategien"). **Soziale Netzwerke** (Straus 2001; Schönig 2016) sind in diesem Zusammenhang wesentliche **Ressourcen,** die zur Bewältigung von psychischen Krisen hilfreich sind: Menschen finden Halt, Trost und Unterstützung in der Beziehung zu Freunden und Familienangehörigen.

> **Wichtig**
>
> Der Begriff „**Soziales Netzwerk**" bezieht sich auf alle Personen, mit denen der Klient zu einem bestimmten Zeitpunkt in Beziehung steht (z. B. Verwandte, Bekannte, Arbeitskollegen, Mitglieder eines Vereins usw.). Neben der Anzahl der Beziehungen ist die Qualität der Beziehungen (z. B. gegenseitige Hilfe, Abhängigkeit, emotionale Nähe usw.) von besonderer Bedeutung für den Klienten.

Die Logopädin kann Klienten, die sozial isoliert sind und nur wenig unterstützende

Beziehungen haben, helfen, indem sie Kontakte zu **therapeutisch angeleiteten Betroffenengruppen,** sozialen Initiativen oder **Selbsthilfegruppen** vermittelt. Selbsthilfegruppen bieten die Möglichkeit, sich mit Betroffen auszutauschen und sich Rat und praktische Unterstützung zu holen. Sie stärken auf jeden Fall durch die **gegenseitige Unterstützung der Betroffenen** das Selbstbewusstsein des Klienten und mindern die Abhängigkeit von professionellen Helfern.

> **Tipp**
>
> Die **Kontaktdaten von Selbsthilfegruppen,** die für Patienten mit logopädischen Störungsbildern relevant sind, sind im Anhang (▶ Kap. 11) und zu finden.

3.4.3 Beratungsstellen

Wenn die Probleme des Klienten nicht durch die Erweiterung seines sozialen Netzwerkes gelöst werden können, weil der Klient **tiefer gehende Probleme** hat, die er mit Angehörigen und Freunden oder Selbsthilfegruppen nicht ansprechen möchte, bietet sich die Empfehlung an, eine Beratungsstelle aufzusuchen.

Fast alle Menschen erleben Phasen in ihrem Leben mit äußeren oder inneren Belastungen. Das können ein Grundgefühl von Einsamkeit sein, Streitigkeiten mit dem Partner, Alkoholprobleme, Erziehungsprobleme usw. Zunächst versuchen Menschen, mit solchen Problemen alleine zurechtzukommen oder sie in Gesprächen mit ihrem Partner oder ihren Freunden zu lösen. Wenn das nicht gelingt, es ist es sinnvoll eine **psychosoziale Beratung** in Anspruch zu nehmen.

> ❯ Wichtig
> - In der psychosozialen Beratung geht es um Lösungen von **eingrenzbaren Alltagsproblemen,** die direkt umge-

setzt werden können. Außerdem sind Beraterinnen auf **bestimmte Themen,** z. B. Suchtprobleme, spezialisiert. Sie bieten zu diesen Themen Gespräche wie auch Informationen und praktische Hilfen an.
- Psychosoziale Beratung ist **kostenfrei** und **auf Wunsch anonym.**

Die Mitarbeiterinnen von Beratungsstellen unterliegen der **Schweigepflicht,** sie dürfen ohne Zustimmung der Klienten keine Informationen weitergeben. Die Beratung erfolgt unabhängig von religiösen, politischen und gesellschaftlichen Wertvorstellungen. Dies gilt für Beratungsstellen kirchlicher und aller anderen Träger, wie staatliche Ämter oder Vereine.

▪▪ Ablauf der Beratung

Nachdem telefonisch ein Termin vereinbart wurde, wird im Erstgespräch der Beratungsauftrag formuliert. Eine Beratung kann je nach Anliegen von einem Termin bis zu 20 Terminen oder länger dauern. Ein Termin dauert in der Regel zwischen 45 und 60 min. Viele Beratungsstellen bieten nicht nur Beratung bei psychischen Problemen an, sondern geben auch Informationen zu Sachthemen sowie Unterstützung in finanziellen und rechtlichen Angelegenheiten, oder in der Verhandlung mit Ämtern oder Versicherungsträgern.

Beratungsstellen sind größtenteils multiprofessionell besetzt. Meist arbeiten Sozialpädagoginnen und Psychologinnen, oft auch Ärztinnen oder Juristinnen in den Beratungsstellen. Die Mitarbeiterinnen haben in der Regel eine therapeutische Zusatzausbildung. Beratung kann sowohl individualpsychologisch ansetzen in Form von Einzelgesprächen, als auch Paar- und Familiengespräche anbieten. Manche Beratungsstellen bieten auch themenbezogene Gruppen an (z. B. Scheidungskindergruppe in der Erziehungsberatungsstelle). Im Folgenden werden einige typische Beratungsinhalte beschrieben.

3

▪▪ Beratungsinhalte

Partnerschaftskonflikte Die Beratung ist am effektivsten, wenn beide Partner gemeinsam die Beratung aufsuchen. Es ist jedoch auch möglich, allein eine Beratungsstelle aufzusuchen. Die Beratung ist offen, also weder auf Trennung noch auf Weiterbestand der Beziehung festgelegt.

Probleme mit Kindern Bei Schulproblemen ist es sinnvoll, sich an den Schulpsychologischen Dienst zu wenden. Bei Themen wie Misshandlung oder sexuellem Missbrauch sollte mit Kinderschutzzentren Kontakt aufgenommen werden. Ansonsten ist die Erziehungsberatungsstelle die richtige Anlaufstelle (Exkurs „Elternkurse").

Suchtprobleme Menschen, die übermäßig viel Alkohol trinken, von Medikamenten abhängig sind oder Probleme mit anderen Drogen haben, finden bei der Suchtberatung Hilfe. Das gilt auch für Angehörige von Suchtabhängigen.

Akute Krisensituationen Manchmal ist der Gesprächsbedarf so dringend, dass keine Wartezeit in Kauf genommen werden kann. Das kann eine aktuelle Gewalterfahrung sein oder Suizidgedanken. Neben Krisendiensten oder Frauenzufluchtstätten sind dafür vor allem Notruf-Nummern, z. B. die Telefonseelsorge, vorgesehen.

Weitere Beratungsstellen Besonders in größeren Städten gibt es eine Reihe spezialisierter Beratungsangebote wie Aidsberatung, Schwangerschaftsberatung, Schuldnerberatung usw. Außerdem werden Beratungen für bestimmte Klientengruppen wie Frauen, Männer, Homosexuelle, Behinderte oder nichtdeutschsprachige Klienten usw. angeboten.

▪▪ Wie findet man die passende Beratungsstelle?

Am einfachsten ist die Suche im Internet. Entsprechende Links finden sich im Downloadbereich. Die meisten Kommunen bieten regelmäßig aktualisierte Broschüren und Adressbücher an, in denen die Beratungsangebote aufgeführt sind.

> **Tipp**
>
> Für Logopädinnen ist ein Überblick über die **regionalen Beratungsangebote** äußerst hilfreich und entlastend. So können sie Klienten, bei denen ein Beratungsbedarf deutlich wird, der im Rahmen der logopädischen Therapie nicht geleistet werden kann, professionelle Hilfe an anderer Stelle empfehlen. Damit sind sie von der Verantwortung entlastet und können sich mit gutem Gefühl abgrenzen. Sie müssen es jedoch auch akzeptieren, wenn der Klient sich gegen eine Beratung entscheidet.

3.4.4 Psychotherapie

Eine ambulante Psychotherapie ist sinnvoll bei **psychischen Störungen** wie Ängsten, Depressionen, Essstörungen, Süchten und Zwängen sowie bei Verhaltensstörungen von Kindern und Jugendlichen. Wenn diese psychischen Probleme seit längerer Zeit bestehen oder sich mehr und mehr verschlimmern, ist eine Psychotherapie angezeigt. Wichtig dabei ist jedoch die **Motivation des Patienten,** an der Beseitigung seiner Probleme mitzuarbeiten. Zudem sollte ein Mindestmaß an psychischer Stabilität gegeben sein, ansonsten ist eine stationäre Therapie vorzuziehen.

> **Tipp**
>
> Es ist **nicht die Aufgabe der Logopädin, für den Klienten die „richtige" Psychotherapie auszusuchen.** Die Beschreibung der Psychotherapieformen (Kriz 2014) soll lediglich dazu dienen, ein Bild zu vermitteln, welche Möglichkeiten kassenfinanzierte Psychotherapie bietet. Es bleibt

Elternkurse oder Elterntrainings laufen über mehrere Termine und werden in Gruppen angeboten. Sie sind normalerweise kostenpflichtig; es gibt aber auch kostenlose Angebote von sozialen Einrichtungen. In den Kursen werden mit den Eltern in Form von Vorträgen, Rollenspielen und Diskussionen Möglichkeiten entwickelt, wie sie mit typischen Konfliktsituationen mit ihren Kindern umgehen können. Außerdem wird allgemein entwicklungsförderliches Erziehungsverhalten vermittelt. Im Folgenden soll ein kurzer Überblick die am meisten verbreiteten Kurse vorstellen, genauere Informationen dazu finden sich auf den angegebenen Internetseiten:

- **Triple-P (Positive Parenting Program):** Triple-P arbeitet auf der Basis der Lerntheorie mit konkreten Hinweisen, wie das Verhalten des Kindes gelenkt werden kann, erwünschte Verhaltensweisen aufgebaut und unerwünschte abgebaut werden (▶ www.triplep.de).
- **Starke Eltern – Starke Kinder:** Ein Programm, das einen systemischen Ansatz vertritt und die gegenseitigen Interaktionen zwischen Eltern und Kindern berücksichtigt. Es wurde vom deutschen Kinderschutzbund konzipiert, mit dem Ziel, eine verständnisvolle gewaltfreie Erziehung zu unterstützen (▶ www.starke-eltern-starkekinder.de).
- **Step (Systematic Training for Effective Parenting):** Probleme in der Erziehung werden auf fehlende Akzeptanz und Anerkennung der Kinder zurückgeführt.

Die Eltern werden angeleitet, einfühlsam auf die Bedürfnisse des Kindes zu reagieren (▶ www.instep-online.de).
- **Gordon Familientraining:** Angelehnt an die Methode der Familienkonferenz des amerikanischen Psychologen Thomas Gordon aus den 70er Jahren (Gordon 2022) wurde dieses Training konzipiert. Im Mittelpunkt stehen gemeinsam getroffene Absprachen zwischen den Familienmitgliedern, basierend auf den Kommunikationskompetenzen der klientenzentrierten Gesprächsführung (▶ Abschn. 4.2) (▶ www.gordonmodell.de).
- **Elterntalk:** Moderierte Gesprächsrunden für Eltern zu den Themen Medien, Konsum, Suchtvorbeugung und gesundes Aufwachsen in der Familie. Das Training richtet sich an Eltern von Kindern bis 18 Jahren und ist ein Projekt der Aktion Jugendschutz der Landesarbeitsstelle Bayern e. V. (▶ www.elterntalk.net).
- **FamilienTeam:** Wissenschaftlich fundierter Kurs zur Stärkung der elterlichen Erziehungskompetenz. Es werden u. a. Themen angesprochen, wie Kooperation des Kindes gewinnen, Beziehung zum Kind stärken, feinfühlig auf die Gefühle des Kindes eingehen, eigene Grenzen erkennen und achtsam setzen (vgl. Johanna Graf "FamilienTeam"-Elterntraining: Mehr Freud' und weniger Leid in der Familie: ▶ www.familienhandbuch.de/unterstuetzungsangebote/bildungsangebote/familienteam.php)

dem Klienten selbst überlassen, mithilfe seines Hausarztes oder der Krankenkasse eine Entscheidung zu treffen.

Psychotherapeuten mit Kassenzulassung haben eine anerkannte psychotherapeutische Ausbildung absolviert und besitzen eine Approbation (Berufszulassung). Diese Approbation ermöglicht eine Abrechnung mit der Krankenkasse. Es sind eher historische Gründe, weniger inhaltliche, die dazu geführt haben, dass vor allem Verhaltenstherapie und Psychoanalyse von den Kassen finanziert werden. Viele Verhaltenstherapeuten und Psychoanalytiker **integrieren je-**

3

doch auch **Methoden aus anderen Psychotherapieformen** (z. B. Gesprächspsychotherapie und systemische Therapie) in ihre Arbeit.

◼ Abb. 3.10 gibt eine Übersicht über die verschiedenen ambulanten Psychotherapieformen, die in Deutschland von der gesetzlichen Krankenkasse finanziert werden. Im Folgenden werden die unterschiedlichen Therapieformen kurz beschrieben.

▪▪ Verhaltenstherapie

Die Verhaltenstherapie geht davon aus, dass problematische Verhaltensweisen (z. B. Sucht- oder Zwangshandlungen), emotionale Reaktionen (z. B. depressive oder ängstliche Reaktionen) und problematische Kognitionen erlernt wurden und dementsprechend auch wieder abtrainiert werden können. Die Therapeutin analysiert zunächst gemeinsam mit dem Patienten die Situationen, in denen das problematische Verhalten auftritt und reflektiert die begleitenden Emotionen und Kognitionen. Dann werden neue Möglichkeiten zum Umgang mit den auslösenden Situationen entwickelt und Schritt für Schritt eingeübt. Dadurch werden die alten, problematischen Reaktionen ersetzt.

❯ **Wichtig**
Die **Verhaltenstherapie** ist eine auf **konkretes, praktisches Handeln bezogene Therapieform,** die sich gut für alle Formen von Störungen eignet, bei denen ein bestimmtes Verhalten, eine bestimmte emotionale Reaktion abtrainiert oder erlernt werden soll.

▪▪ Psychoanalyse und tiefenpsychologisch fundierte Psychotherapie

Die Psychoanalyse geht davon aus, dass psychische Störungen auf Konflikte, Traumata und Frustrationen in der Kindheit zurückgehen. In der Kindheit eigneten sich die Patienten bestimmte Ängste, Beziehungsmuster und Einstellungen an, die im Erwachsenenalter zu Problemen führen.

In der psychoanalytischen Therapie zeigen sich diese „alten" Kindheitskonflikte in der Beziehung zwischen Patient und Psychotherapeutin als **Übertragungsphänomene** (siehe ▶ Abschn. 3.3.1, „Übertragung und

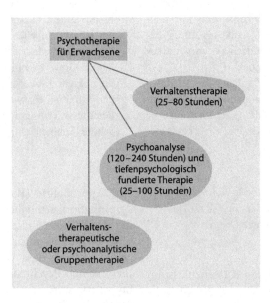

◼ **Abb. 3.10**   Kassenfinanzierung von Psychotherapie

Gegenübertragung"). Ziel der Psychoanalyse ist das Bewusstmachen dieser Übertragungsmuster. Durch die neue Beziehungserfahrung mit der Therapeutin und die emotionale Auseinandersetzung mit den eigenen Kindheitserlebnissen kommt es zu einer Besserung der Symptomatik.

Die **tiefenpsychologisch fundierte Psychotherapie** bezieht sich auf die Theorie der Psychoanalyse, ist aber zeitlich viel kürzer und auf die jeweils wichtigste Problematik des Patienten fokussiert.

> **Wichtig**
> Die **Psychoanalyse** verlangt die Bereitschaft, sich auf die Gefühle einzulassen, die in der Beziehung zum Therapeuten entstehen.

Sie ist eine **langwierige und tiefgründige Auseinandersetzung** mit den eigenen emotionalen Reaktionen in Beziehungen zu anderen Menschen. Sie ist angezeigt, wenn nicht die konkrete Symptomatik im Vordergrund steht, sondern **Beziehungsstörungen oder situationsübergreifende Symptomatik.** Sie ist für Menschen geeignet, die eher verbal und weniger aktionsorientiert arbeiten wollen.

■■ Kinder- und Jugendpsychotherapie

Auch hier werden vor allem Verhaltenstherapie und Psychoanalyse von der Krankenkasse finanziert. Da die Therapie mit Kindern jedoch eher mit **spiel- und aktionsorientierten Ansätzen** verknüpft ist und weniger verbal abläuft, mischen sich hier die Methoden sehr stark. Kindern wird im freien Spiel die Möglichkeit gegeben, ihre Konflikte stellvertretend mit Puppen, Spielfiguren usw. zu inszenieren. Mit **Verbalisierung von Gefühlen und mit überraschenden Interaktionen im Spiel** werden mit den Kindern neue Handlungsperspektiven erprobt und mehr Selbstbewusstsein entwickelt. Die Therapie mit Jugendlichen ähnelt dagegen bereits der Erwachsenentherapie.

■■ Gruppentherapie

Viele Psychotherapeutinnen bieten parallel zur Einzeltherapie auch Gruppentherapie an. Die Patienten können dort Erfahrungen außerhalb der Einzelgespräche in einem etwas **alltagsnäheren Setting** machen: Wie fühle und verhalte ich mich gegenüber anderen im sozialen Kontakt? Außerdem können Erkenntnisse aus der Einzeltherapie in der Gruppensituation ausprobiert werden. **Verhaltenstherapeutische Gruppen** sind häufig strukturierter, mit Übungen zum Training sozialer Kompetenz. Psychoanalytische Gruppen dagegen dienen der gruppendynamischen Selbsterfahrung, es gibt wenig Vorgaben, die einzelnen Teilnehmer gestalten selbst ihre Form der Kontaktaufnahme.

■■ Wie findet man die passende Psychotherapeutin?

Die Adressen von Psychotherapeutinnen sind über Krankenkassen oder den Psychotherapie-Informations-Dienst zu erhalten (siehe Downloadbereich bzw. im Anhang, ► Kap. 11). Ebenso wichtig wie die Therapieform ist das Gefühl, dass in der Begegnung mit der Psychotherapeutin eine angenehme Atmosphäre herrscht und eine **Vertrauensbasis** entsteht. Zu der Klärung, ob eine gute gemeinsame Arbeitsgrundlage gefunden wird, dienen die ersten Sitzungen, in denen auch die Diagnose und die Indikation für die Therapie gestellt wird. Patienten sollten nicht zögern, die Therapeutin nach den ersten Sitzungen zu wechseln, wenn sie sich nicht wohlfühlen.

> **Cave**
> Eine gewisse Vorsicht ist bei **Psychotherapieangeboten angebracht, die nicht von der Krankenkasse übernommen werden.** Deren Qualität ist nicht gesichert, da die Bezeichnung „Psychotherapie" rechtlich nicht geschützt ist.

Es ist also möglich, ohne fundierte psychologische oder medizinische Ausbildung Psy-

3

chotherapie für privat zahlende Klienten anzubieten. Das können in vielen Fällen durchaus gute Therapeutinnen sein. Man kann aber auch Pech haben und in falsche Hände geraten.

▪▪ Abgrenzung zur Beratung

Psychotherapie wird nur von den Krankenkassen übernommen, wenn eine psychische Störung mit Krankheitswert vorliegt. Bloßer Bedarf nach Partnerberatung, Familientherapie oder Erziehungsberatung ist keine Indikation für eine Psychotherapie, hier ist es sinnvoll, eine Beratungsstelle aufzusuchen.

▪▪ Unterschied zur psychiatrischen Behandlung

Psychiater sind Fachärzte für psychische Erkrankungen und auf die körperlichen Aspekte psychischer Störungen spezialisiert. Sie behandeln psychische Probleme hauptsächlich mit Medikamenten. Psychiater sind also keine Psychotherapeuten. Erst eine psychotherapeutische Zusatzausbildung berechtigt einen Psychiater Psychotherapie auszuüben.

In Kürze

- Klienten, die sozial isoliert sind und nur wenig unterstützende Beziehungen haben, kann die Logopädin Informationen über **therapeutisch angeleitete Betroffenengruppen,** soziale Initiativen oder **Selbsthilfegruppen** zur Verfügung stellen.
- In Beratungsstellen geht es um Lösungen von **eingrenzbaren Alltagsproblemen,** die direkt umgesetzt werden können, sie sind auf **bestimmte Themen,** z. B. Suchtprobleme, spezialisiert.
- Die **Verhaltenstherapie** ist eine auf **konkretes, praktisches Handeln bezogene Therapieform,** die sich gut für alle Formen von Störungen eignet, bei denen ein

bestimmtes Verhalten, eine bestimmte emotionale Reaktion abtrainiert oder erlernt werden soll.

- Eine Psychoanalyse ist angezeigt, wenn nicht die konkrete Symptomatik im Vordergrund steht, sondern **Beziehungsstörungen oder eine situationsübergreifende Symptomatik.** Sie ist geeignet für Menschen die eher verbal und weniger aktionsorientiert arbeiten wollen.

Literatur

Elhardt S (2015) Tiefenpsychologie. Eine Einführung. Fischer, Frankfurt

Gordon T (2022) Familienkonferenz. Die Lösung von Konflikten zwischen Eltern und Kind. Heyne, München

Gührs M, Nowak C (2014) Das konstruktive Gespräch. Ein Leitfaden für Beratung, Unterricht und Mitarbeiterführung mit Konzepten der Transaktionsanalyse. Limmer, Meezen

Günther M, Bruns G (2010) Psychoanalytische Sozialarbeit: Praxis, Grundlagen, Methoden. Klett-Cotta, Stuttgart

Kriz J 2014 Grundkonzepte der Psychotherapie Beltz Weinheim

Kübler-Ross E 1999 Interviews mit Sterbenden Kreuz Stuttgart

Lazarus R (1995) Streß und Stressbewältigung – ein Paradigma. In: Filipp S (Hrsg) Kritische Lebensereignisse. Beltz, Weinheim

Mahler M, Pine F, Bergmann A (2008) Die psychische Geburt des Menschen. Symbiose und Individuation. Fischer, Frankfurt

Mertens W 2005 Psychoanalyse Kohlhammer Stuttgart

Schmidbauer W 2008 Hilflose Helfer Rowohlt Reinbek

Schnoor H (2011) Psychodynamische Beratung: Ein Anwendungsgebiet der Psychoanalyse. In: Schnoor H (Hrsg) Psychodynamische Beratung. Vadenhoeck & Ruprecht, Göttingen

Schönig W 2016 Netzwerkorientierung in der Sozialen Arbeit Kohlhammer Stuttgart

Straus F (2001) Netzwerkanalyse. In: Keupp H, Weber K (Hrsg) Psychologie. Ein Grundkurs. Rowohlt, Reinbek

Suchenwirth R (2004) Warum krank? Krankheitserlebnis und Krankheitsbewältigung. Neuromedizin, Bad Hersfeld

Beratungskonzepte

Inhaltsverzeichnis

In diesem Kapitel werden zwei Beratungsrichtungen vorgestellt, auf die sich die Gesprächsziele und -methoden in diesem Buch beziehen: der **klientenzentrierte** und der **systemische Ansatz.** Beide Konzepte werden theoretisch und anhand von Praxisbeispielen erklärt. Darauf aufbauende Überlegungen reflektieren die jeweiligen Vor- und Nachteile in Bezug auf die Anwendung in der logopädischen Beratungssituation. Das Verständnis dieser Grundlagen ist wichtig zur Einordnung aller weiteren Gesprächsbausteine und für deren Anwendung.

4.1 Einleitung

Im Laufe einer Sprachtherapie sind immer wieder **informierende** wie auch **begleitende Gespräche** nötig. Die Beratung wird zwar mit dem Ziel durchgeführt, eine Verbesserung der Kommunikationsfähigkeit des Klienten zu erreichen, aber häufig werden im Rahmen des Beratungsprozesses auch andere Inhalte, z. B. die Verarbeitung und Akzeptanz der Sprachbehinderung, Geschwisterkonflikte, Loslösungsproblematik, u. a. berührt. Somit bildet das **fachkompetente und zugleich einfühlsame Beratungsgespräch** einen wesentlichen Eckpunkt innerhalb eines umfassenden Behandlungskonzepts. Da sich die Beratungssituationen im Bereich der Logopädie von anderen Beratungssettings (► Abschn. 6.1.1, „Besonderheiten der sprachtherapeutischen Beratung") unterscheiden, ist es notwendig, aus der Fülle der verschiedenen Beratungsmethoden, die für den sprachtherapeutischen Alltag sinnvollsten auszuwählen.

■■ Klientenzentrierter Ansatz
Häufig kommen in der logopädischen Therapie Beratungssituationen vor, in denen der Fokus auf die **Emotionen im Zusammenhang mit der Sprach-, Sprech-, Stimmoder Schluckstörung** gerichtet ist, d. h. die für den Patienten individuelle Bedeutung

und damit verbundene Gefühle werden thematisiert. Aus diesem Grund liegt ein Schwerpunkt auf der Darstellung der klientenzentrierten Sichtweise.

Zudem bietet diese Richtung wesentliche Ansatzpunkte zum Aufbau einer vertrauensvollen **Therapeutin-Klienten-Beziehung,** einer wichtigen Voraussetzung für den positiven Verlauf des Beratungsgespräches.

■■ Systemischer Ansatz
Andererseits werden oft konkrete Therapieoder Alltagsprobleme angesprochen (Iven 2000), weshalb **kreative Lösungen** gefragt sind, um die Probleme, die mit einer Kommunikationsstörung verbunden sind, zu bewältigen. Neben diesem lösungsorientierten Gedanken ermöglicht es die systemische Sichtweise, die **Wechselbeziehungen und Dynamik in zwischenmenschlichen Beziehungen** zu berücksichtigen.

Als zweite Beratungsrichtung wird deshalb der systemische Ansatz näher beschrieben.

Um die theoretischen Grundlagen und die Sichtweisen der beiden Beratungskonzepte zu verdeutlichen und einen Bezug zur logopädischen Therapie herzustellen, wird die Theorie mit entsprechenden Beispielen unterlegt.

> **⊘ Cave**
> Die Beispiele aus dem Bereich der Sprachtherapie dienen der Veranschaulichung des klientenzentrierten und systemischen Ansatzes und sollen **nicht als Handlungsanweisungen** verstanden werden.

In Kürze
— Die Grundhaltungen und das Methodenrepertoire des **klientenzentrierten** und des **systemischen Ansatzes** ergeben eine **sinnvolle Kombination,** um den Beratungsalltag in der logopädischen Praxis meistern zu können.

- Die Auswahl und Gewichtung müssen entsprechend den **eigenen persönlichen Fähigkeiten** und Voraussetzungen bzw. **passend** für die jeweilige **Situation** und die Anliegen des **Klienten** getroffen werden.
- Die Therapeutin sollte die **Grenzen ihrer individuellen Kompetenz** berücksichtigen (Zusatzausbildung o. Ä.) und die Gesprächsmethoden **nicht unreflektiert anwenden.**
- Die dargestellten Ansätze sollen **keine** Anleitung zur Psychotherapie im Rahmen der logopädischen Therapie sein, hierzu ist eine **fundierte psychotherapeutische Ausbildung** und **Supervision** nötig.

4.2 Klientenzentrierter Ansatz

Im Bereich der Gesprächsführung bietet der klientenzentrierte Ansatz mit dem zugrunde liegenden **Menschenbild** und den damit verbundenen **therapeutischen Grundhaltungen** die Basis für das Etablieren einer vertrauensvollen und konstruktiven **Beziehung** zwischen Therapeutin und Klient. Darüber hinaus ist diese Methode zur Bearbeitung **emotionaler Inhalte** in Beratungsgesprächen geeignet. Der klientenzentrierte Ansatz ist eng mit der Person C.R. Rogers und der von ihm entwickelten **nicht-direktiven Beratung** bzw. **klientenzentrierten Gesprächspsychotherapie** verbunden und der **humanistischen Psychologie** zuzuordnen.

Die klientenzentrierte Psychotherapie wurde von **C.R. Rogers** in den 40er Jahren begründet. Neu an dieser Therapierichtung war, dass sie sich nicht am Problem orientierte, sondern am Menschen. Deshalb nimmt sich die Therapeutin zurück und lässt den Klienten den Therapieverlauf, d. h. Richtung, Thema, Tempo usw. bestimmen. Diese Vorgehensweise wurde darum auch **nicht-direktive Beratung** (Rogers 2001) genannt. Da sich die Methode spä-

ter weiterentwickelte und neue Inhalte hinzukamen, wurde sie umbenannt in **klientenzentrierte Gesprächspsychotherapie** (Rogers 2012).

Direktiv Methode, bei der die Therapeutin aktiv ist und das Vorgehen in der Therapie bestimmt. Die Therapeutin versteht sich als die Expertin für das Problem des Klienten und zeigt deshalb mögliche Lösungswege auf.

Nicht-direktiv Methode, bei der der Klient aktiv ist. Die Therapeutin versteht den Klienten als Experten für sein Problem und sich selbst als Begleiterin, auf dem gemeinsamen Weg, für den Klienten passende individuelle Lösungsmöglichkeiten zu finden.

Im Zentrum der **nicht-direktiven Methode** steht:
- die Beziehung zwischen Therapeutin und Klient, deren wesentliche Grundhaltungen in ▶ Abschn. 4.2.3 ausführlich dargelegt werden.
- das Gespräch: die entsprechenden Gesprächsbausteine wie „Beziehung aufbauen" oder „Emotionen aufgreifen" veranschaulichen ▶ Abschn. 7.2 und 7.3 genauer.

◨ Abb. 4.1 gibt einen Überblick über die Zusammenhänge zwischen Grundeinstellungen, Haltungen gegenüber dem Patienten und Gesprächsmethoden, die im Folgenden näher erläutert werden.

4.2.1 Humanistische Psychologie

Die humanistische Psychologie entstand als Gegenpol zu den Konzepten der Psychoanalyse und des klassischen Behaviorismus. Sie unterscheidet sich von diesen beiden Richtungen ganz wesentlich durch eine veränderte Einstellung gegenüber dem Menschen:

Beim **Behaviorismus** werden der **Umwelt** wesentliche Anteile am menschlichen Ver-

4

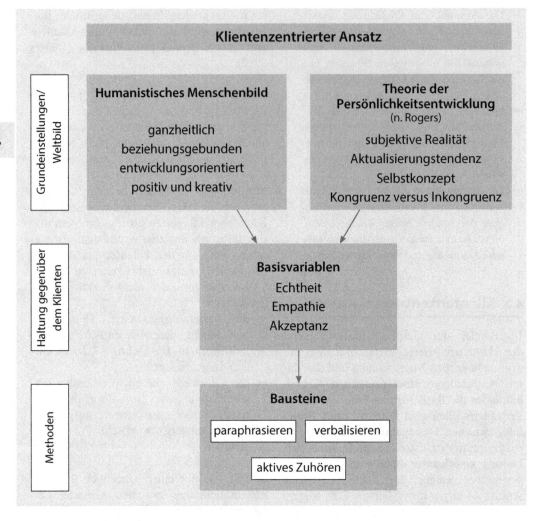

Klientenzentrierter Ansatz

Grundeinstellungen/ Weltbild

Humanistisches Menschenbild

ganzheitlich
beziehungsgebunden
entwicklungsorientiert
positiv und kreativ

Theorie der Persönlichkeitsentwicklung
(n. Rogers)

subjektive Realität
Aktualisierungstendenz
Selbstkonzept
Kongruenz versus Inkongruenz

Haltung gegenüber dem Klienten

Basisvariablen
Echtheit
Empathie
Akzeptanz

Methoden

Bausteine

paraphrasieren   verbalisieren

aktives Zuhören

☐ **Abb. 4.1**   Grundeinstellungen, Haltungen und Methoden des klientenzentrierten Ansatzes

halten zugeschrieben. In der **Psychoanalyse** bestimmen die **Triebkräfte** des Menschen seine Entwicklung.

❯ Wichtig

Dem Behaviorismus und der Psychoanalyse ist gemeinsam, dass sie menschliches Verhalten von einem mechanistischen Standpunkt aus betrachten: es wird entweder durch die Umwelt oder die Triebkräfte **vorbestimmt (determiniert).**

Anders bei den humanistischen Ansätzen: Hier liegt die Betonung auf den **Entwicklungsmöglichkeiten durch den Menschen selbst** und seiner eigenen Kraft zur Veränderung (Handlungskompetenz). Die **intern ablaufenden Phänomene,** wie Erfahrungen, Gefühle oder Stimmungslagen, werden stärker berücksichtigt (Schneewind 1996).

Die Hypothesen und Methoden dieser psychologischen Richtung basieren auf verschiedenen Anschauungen einer **huma-**

nistisch orientierten **Theorie** (Schneewind 1996). Zur Vertiefung dieser wichtigen Aspekte wird das humanistische Menschenbild im folgenden Abschnitt ausführlich dargestellt.

Grundgedanken der humanistischen Psychologie

- Der Mensch ist grundsätzlich gut.
- Der Mensch handelt im Kontext zwischenmenschlicher Beziehungen.
- Die Person ist eine Ganzheit.
- Der Mensch besitzt von Natur aus ein kreatives Entwicklungspotenzial.
- Der Blick richtet sich auf positive Anteile der menschlichen Entwicklung.

(n. Schneewind 1996)

▪▪ Humanistisches Menschenbild

Wertvorstellungen Das angestrebte Ziel von Wachstum und Selbstentfaltung ist eine Entwicklung zu einem guten Menschen und die Verwirklichung der damit verknüpften Werte. Damit sind nach Maslow, einem Vertreter der humanistischen Psychologie, z. B. mehr Ruhe und Gelassenheit, Selbstvertrauen und Selbstachtung, größere Frustrationstoleranz, mehr Mut, weniger Angst, Gesundheit, Ehrlichkeit, Natürlichkeit, Freude an Verantwortlichkeit, Kreativität u.a. gemeint (Maslow 1977, S. 126 f., zit. in Schneewind 1996).

Ganzheitlichkeit Der Mensch wird stets als Ganzheit betrachtet und nicht auf Einzelaspekte seiner Persönlichkeit oder seine Störung reduziert. Die Person ist im Gesamtzusammenhang ihrer Lebensumwelt und des individuellen Bezugsrahmens zu sehen und entwickelt sich im Kontext der für sie bedeutenden zwischenmenschlichen Beziehungen (Schneewind 1996). Ein Beispiel aus der logopädischen Praxis verdeutlicht diese Einstellung

---

▶ **Beispiel: Ganzheitliche Sichtweise in der logopädischen Therapie**

Eine Patientin mit hyperfunktioneller Dysphonie zeigt einerseits die Symptome einer stark gepressten Stimmgebung, erhöhtem Sprechtempo, enger Kieferöffnungsweite **(Störung)** – andererseits steht sie als berufstätige, alleinerziehende Mutter unter einer Dauerbelastung **(Lebensumwelt)** und hat sowohl die persönliche Überzeugung „Zähne zusammenbeißen und durch!", als auch einen sehr hohen Leistungsanspruch **(individueller Bezugsrahmen)**.

Eine ganzheitliche Sichtweise würde die Aspekte der Lebensumwelt und des Bezugsrahmens ebenso berücksichtigen und sie im Gespräch mit aufgreifen: z. B. bei Übungen zur Kieferöffnungsweite den Zusammenhang zu inneren Einstellungen ansprechen und fragen, ob die Patientin diese Verhaltensmuster und persönlichen Leitsätze vertraut sind (vgl. Stengel und Strauch 2020), wobei die Therapeutin jedoch den Rahmen der Sprachtherapie wahren muss und beispielsweise aufdeckendes Arbeiten i. S. der Psychotherapie hier nicht das Ziel ist. ◀

Entwicklungsorientierung Der Mensch ist kreativ und entwicklungsorientiert, d. h. er besitzt ein angeborenes Bedürfnis, sich in Richtung **Selbstverwirklichung** und Unabhängigkeit zu entwickeln (Kölln und Pallasch 2020). Er ist fähig und bestrebt, sein Leben selbst zu bestimmen und ihm Sinn und Ziel zu geben **(Autonomie),** wobei er durch aktives Entscheiden seine Lebenssituation verändern kann (Rogers 2021).

Konsequenzen für die therapeutische Haltung Das ganzheitlich-humanistische Menschenbild wirkt sich auf das **therapeutische**

Selbstverständnis wie auch auf die **Zielsetzungen** in der Therapie aus (Grohnfeldt und Ritterfeld 2005; Grohnfeldt 2003):

- Die Therapeutin versteht sich als Partnerin in der Therapie („Begleiterin").
- Die Beziehung zwischen Therapeutin und Klient ist von wesentlicher Bedeutung.
- Die Therapeutin bietet „Hilfe zur Selbsthilfe".
- Die Therapeutin unterstützt eine aktive Auseinandersetzung mit der Umwelt.
- Ziel ist die Befähigung zu mehr Handlungskompetenz.

4.2.2 Entwicklung der Persönlichkeit

Für ein Verständnis des klientenzentrierten Ansatzes sind weiterhin die Vorstellungen über die Persönlichkeitsentwicklung, wie von Carl R. Rogers (s. Exkurs „Carl R. Rogers) angenommen, von großer Bedeutung.

Die Auffassung von C.R. Rogers über die Entwicklung der Persönlichkeit wird anhand einiger zentraler Begriffe kurz skizziert und erläutert. Die Grundannahmen zur Persönlichkeitsentwicklung sind wichtig für das Verständnis der in ▶ Abschn. 4.2.3 behandelten „Klientenzentrierten Grundhaltungen".

> **Grundannahmen zur Persönlichkeitsentwicklung nach Rogers (2012)**
> - Subjektive Realität
> - Aktualisierungstendenz
> - Selbstkonzept

▪▪ Subjektive Realität

Jede Person hat eine **nur für sie gültige, subjektive Realität** – sie nimmt Personen, Ereignisse und Dinge auf dem Hintergrund ihrer ganz persönlichen Erfahrungen und mit ihrem jeweiligen persönlichen Bewertungsmaßstab wahr (Rogers 2012). Jeder sieht die Welt sozusagen **durch seine „eigene Brille"** (Kölln und Pallasch 2020). Zwei Menschen können also die gleiche Situation völlig unterschiedlich wahrnehmen, beurteilen und entsprechend konträr handeln.

> **▶ Beispiel: Unterschiedliche Sichtweisen von Eltern**
>
> Im Gespräch mit den Eltern einer Tochter mit Sigmatismus werden zwei gänzlich unterschiedliche Wahrnehmungen des Störungsbildes deutlich: Während der Vater das Lispeln „süß" findet und aus diesem Grund auch noch keinen Handlungsbedarf sieht, empfindet es die Mutter als Störung und hinderlich für die Selbstständigkeitsentwicklung. Für sie ist es höchste Zeit, etwas zu unternehmen. ◀

> **Exkurs: Carl R. Rogers**
>
> Carl Ransom Rogers wurde 1902 in einem Vorort von Chicago als viertes von sechs Kindern geboren. Sein Elternhaus galt als wohlhabend und religiös, mit festen ethischen Grundsätzen. Nachdem er zunächst Theologie studiert hatte, begann er 1924 mit seinem Psychologie Studium und schloss dieses 1931 mit einer Promotion in klinischer Psychologie ab. In den 12 Jahren, in denen er anschließend an einer Beratungseinrichtung als klinischer Psychologe tätig war, beschäftigte er sich insbesondere mit schwer erziehbaren Kindern. Seit 1940 war er Professor für Psychologie an verschiedenen Universitäten und in den 40er Jahren begründete er die „klientenzentrierte Psychotherapie", wobei er seine theoretischen Erkenntnisse aus seiner praktischen therapeutischen Erfahrung ableitete. Unter anderem arbeitete er eng mit den sogenannten Encounter Group-Bewegungen zusammen. Hierbei handelt es sich um einen gruppentherapeutischen Ansatz,

der die Entfaltung menschlicher Wachstumspotenziale unterstützt. Außerdem übertrug er seine theoretischen Ansätze und humanistischen Überzeugungen auf die Praxis in Industrieunternehmen und Schulen (Schneewind 1996).

> **Tipp Literatur**
>
> Für die klientenzentrierte Gesprächsführung grundlegende Werke von Rogers sind:
> - Rogers CR (2021) Die Entwicklung der Persönlichkeit. Klett Cotta, Stuttgart
> - Rogers CR (2012) Die klientenzentrierte Gesprächspsychotherapie. Fischer, Frankfurt/Main
> - Rogers CR (2001) Die nicht-direktive Beratung. Fischer, Frankfurt/Main

▪▪ Aktualisierungstendenz

Es besteht das elementare Bedürfnis, sich zu erhalten, selbst zu verwirklichen und unabhängig zu werden. Dabei handelt es sich um einen **kreativen Wachstumsprozess,** der durch die individuelle Umwelt sowohl gefördert als auch gehemmt werden kann. Der Entwicklungsprozess verläuft nicht immer gradlinig, da es aufgrund schmerzhafter Erfahrungen zum vorübergehenden Stillstand der Entwicklung kommen kann (Rogers 2012).

Übertragen auf die Sprachentwicklung lässt sich beispielsweise beobachten, dass Kinder ein grundlegendes Bedürfnis nach Interaktion und Kommunikation haben. Im Kontakt mit ihren Bezugspersonen versuchen sie, ihre pragmatisch-linguistischen Kompetenzen immer weiter auszubauen. Die Qualität der sprachlichen Interaktion kann hierauf allerdings einen **fördernden** oder **hemmenden Einfluss** ausüben. Letzteres kann zu Frustrationen und sogar zu sprachlichem Rückzugsverhalten führen.

Insgesamt betont Rogers jedoch den unbedingten Wunsch einer Person, sich zu entfalten und unterstreicht die Wichtigkeit dieses grundlegenden Bestrebens nach „*psychische(r) Reife*", auch für den Beratungsprozess und die Einstellung der Therapeutin gegenüber dem Klienten (Rogers 2021, S. 49).

▪▪ Selbstkonzept

Durch Interaktionen mit seiner Umwelt entwickelt jedes Individuum ein Selbstkonzept. Das Selbstkonzept entsteht aufgrund von Erfahrungen, die die Person als sogenannte **Symbolisierungen** abspeichert. Erfahrungen, die sich nur auf die Person selbst beziehen, werden Selbsterfahrungen genannt. Die **Selbsterfahrungen** werden entsprechend der subjektiven Realität bewertet und tragen zusammen mit der Aktualisierungstendenz zur **Stabilität** des Selbstkonzeptes bei (Rogers 2012).

Es gibt für die Person drei unterschiedliche Möglichkeiten, Erfahrungen in das Selbstkonzept einzuordnen.

> **Einordnen von Erfahrungen in Bezug zum Selbstkonzept**
> - Erfahrungen sind unwichtig – sie werden **ignoriert.**
> - Erfahrungen passen in das Selbstkonzept – sie werden **integriert.**
> - Erfahrungen stehen im Widerspruch zum Selbstkonzept – sie werden **geleugnet** oder **verzerrt symbolisiert** (Rogers 2012).

Erfahrungen ignorieren Da die Person ständig einer Fülle von Sinneseindrücken und Wahrnehmungen ausgesetzt ist, ist es sinnvoll, die unwichtigen auszublenden. Erst, wenn eine Situation auftritt, in der die

4

Wahrnehmung von Bedeutung sein könnte, wird sie „bemerkt". Beispielsweise wird man im Straßenverkehr nicht genau wahrnehmen, welche Marke jedes vorbeifahrende Auto hat. Trägt man sich hingegen mit dem Gedanken, ein bestimmtes Auto zu kaufen, wundert man sich, wie viele Autos dieser Marke „plötzlich" unterwegs sind.

Erfahrungen integrieren

Es lassen sich zwei Möglichkeiten unterscheiden:

Die Erfahrungen stehen in Zusammenhang mit einem **Bedürfnis der Person**: Die Interessenslage der Person verändert sich und die Eindrücke werden dann bewusst.

Die Wahrnehmungen **passen in das Selbstkonzept** und stärken diese Struktur: Eine Klientin hat beispielsweise die Überzeugung von sich, sie sei schüchtern und angepasst. Sie nimmt aus der Menge an Erfahrungen die Situationen wahr, in denen sie übergangen wurde, ihre Stimme zu leise wahr und sie nicht „gehört" wurde.

▶ **Beispiel: Experiment**

Bitten sie eine Person, sich eine Minute im Raum umzuschauen und sich alle roten Dinge besonders gut einzuprägen. Weisen sie mehrmals darauf hin, wie wichtig es ist, sich wirklich völlig auf die roten Dinge zu konzentrieren. Danach soll die Person alle **grünen** Dinge aufzählen! Es ist erstaunlich, dass sehr viele **grüne** Dinge überhaupt nicht „bemerkt" wurden und erinnert werden können. ◀

Erfahrungen leugnen Sinneseindrücke, die nicht zum Selbstkonzept passen, werden zum einen nicht wahrgenommen bzw. die Betonung auf andere, passende Wahrnehmungen gelenkt, zum anderen werden sie verzerrt symbolisiert, z. B. kann ein junger Mann, der in einer überbehütenden Um-

gebung aufgewachsen ist, aber das Konzept der Dankbarkeit gegenüber seinen Eltern aufrechterhält, sich über die ausgeübte Kontrolle ärgern. Da die Erfahrung „Ärger gegenüber den Eltern" jedoch nicht mit dem Selbstkonzept („Dankbarkeit gegenüber den Eltern") übereinstimmt, werden die Gefühle von Ärger z. B. in Form von Kopfschmerzen wahrgenommen, d. h. somatisiert (Rogers 2012). Dieses Phänomen wird auch **Inkongruenz** genannt. Laut Rogers führt dieser Zustand zu psychischen Spannungen und Störungen.

Im Gegensatz hierzu steht die **Kongruenz**: Die Sinneseindrücke lassen sich in das Selbstkonzept der Person integrieren und stehen dazu nicht im Widerspruch, die Person befindet sich in einem Zustand des inneren Gleichgewichts (Rogers 2021). Dieses Ideal bezeichnet Rogers (2021, S. 183) als *„ein voll sich entfaltende(n) Mensch(en)"*.

▶ **Beispiel: Selbstkonzept und Inkongruenz**

Eine Stimmpatientin hat als Kind die Erfahrung gemacht, dass ihre Eltern sie als unmusikalisch betrachteten und besonders das Singen als „Gejaule" abtaten. Zugunsten des wichtigen Teils des Selbstkonzepts „Ich werde von meinen Eltern geliebt!" speichert sie die Erfahrung „Meine Eltern betrachten mich als völlig unmusikalisch" verzerrt als: „Ich bin einfach unmusikalisch und insbesondere habe ich eine grauenhafte Stimme!".

Als Erwachsene werden andere Erfahrungen in der Stimmtherapie, wie Komplimente für den schönen vollen Stimmklang, ebenso verzerrt symbolisiert, z. B. „Das sagen die anderen nur, um freundlich zu mir zu sein und mir nicht die Motivation für die Therapie zu nehmen!" Erst wenn es der Patientin gelänge, das Selbstkonzept zu verändern, etwa in der Art „Meine Eltern waren leistungsorientiert und haben mich in meinem Bedürfnis nach kreativem Ausdruck wenig unterstützt!", wäre sie offen für die neuen stimmlichen Erfahrungen und bereit, sie in das veränderte Selbstkonzept zu integrieren (vgl. Rogers 2012) – was u. U. entscheidend für den Transfer sein könnte. ◄

> **Wichtig**
> Die Konzepte der **subjektiven Realität,** der **Aktualisierungstendenz** und des **Selbstkonzepts** liefern Erklärungsmöglichkeiten für das Verhalten einer Person und sind richtungsweisend für den Beratungsprozess unter klientenzentrierten Gesichtspunkten.

4.2.3 Klientenzentrierte Grundhaltungen

Auf dem Fundament des humanistischen Menschenbildes und der klientenzentrierten Persönlichkeitstheorie bauen die therapeutischen Grundhaltungen auf.

> **Grundhaltungen in der klientenzentrierten Gesprächsführung**
> - Echtheit (Kongruenz)
> - Empathie (Einfühlung)
> - Akzeptanz (emotionale Wärme, bedingungsfreie Wertschätzung)

Zum einen dienen die therapeutischen Grundhaltungen dazu, durch die **Beziehung** zwischen Therapeutin und Klient einen Raum und eine Atmosphäre dafür zu schaffen, dass der Person Zustände der Inkongruenz bewusstwerden und die Vermittlung neuer Erfahrungen möglich ist (Rogers 2012). Zum anderen wird durch diese Haltungen einer „mechanisch-automatisierten" Anwendung der Gesprächstechniken entgegengewirkt.

> **Wichtig**
> - Der Einsatz sinnvoller Gesprächstechniken verspricht noch kein gelungenes und stimmiges Beratungsgespräch.

- Die therapeutischen Grundhaltungen stehen einer schematischen Anwendung der Gesprächstechniken entgegen.

Was bedeuten die therapeutischen Grundhaltungen?

▪▪ Echtheit
Kongruenz oder Echtheit Die Fähigkeit, echt und man selbst zu sein, ohne eine Fassade aufzubauen. Das Fühlen, Sprechen und Denken stimmen so überein, dass der nonverbale Ausdruck und verbale Äußerungen einander entsprechen – d. h. kongruent sind. Die Therapeutin nimmt die eigenen Gefühle wahr, sie artikuliert sowohl angenehme (Freude, Lust usw.) als auch unangenehme Empfindungen (Aggression, Abwertung usw.), und lässt den Klienten ggf. daran teilhaben (Rogers 2021). Die Beziehung sollte so offen sein, dass die Therapeutin auch in schwierigen Situationen ihre Gedanken und Emotionen aussprechen kann.

> **Cave**
> - Den Ratsuchenden nicht mit allen spontanen eigenen Gefühlen überfluten.
> - Die Art, wie die Gefühle ausgedrückt werden, muss vorsichtig gewählt werden.
> - Die Eindrücke sollten dann weitergegeben werden, wenn sich die Therapeutin eine Relevanz für die Probleme des Klienten erhofft.

Transparenz Ein anderer Aspekt, der unter dem Konzept der Echtheit eingeordnet wird, ist die Transparenz: d. h., die Handlungen der Therapeutin sind für den Klienten zu jedem Zeitpunkt verständlich, die einzelnen Therapieschritte sind nachvollziehbar und die Therapieziele klar. Deshalb ist Transparenz ein bedeutender Aspekt für die Motivation des Klienten (Rogers 2021).

4

Echtes Verhalten
- Keine Rolle spielen
- Ohne professionelles Gehabe
- Natürlich und ungekünstelt
- Eigenes Handeln ist vielfältig, originell und individuell
- Aufrichtig und ehrlich sich selbst gegenüber (Tausch und Tausch 1990)

Folgendes Beispiel soll zeigen, wie echtes Verhalten **nicht** realisiert werden konnte und zeigt eine mögliche Verhaltensalternative auf:

▶ **Beispiel: Zwischen Tür und Angel**

Beim Verabschieden an der Tür fängt eine Patientin noch einmal ein Gespräch an. Die Therapeutin hat kurz danach eine weitere Therapie und es ist ihr deshalb wichtig, die Stunde pünktlich zu beenden. Die Patientin nimmt die Unruhe der Therapeutin nicht wahr und erzählt weiter. Die Therapeutin lächelt freundlich, obwohl sie immer mehr unter Druck gerät. Das fasst die Patientin als Ermunterung auf, fortzufahren. Schließlich beendet die Therapeutin das Gespräch, indem sie sagt: „Es tut mir leid Frau M., aber ich muss noch schnell den Anrufbeantworter abhören, wir sprechen nächste Woche weiter!" – obwohl sie den Anrufbeantworter nicht abhören muss. ◀

▶ **Alternative**

„Es tut mir leid, aber es ist schon so spät, dass ich aufhören muss. Sonst komme ich in Stress und kann Ihnen nur mit halbem Ohr zuhören, das möchte ich nicht!" ◀

Eine gute Möglichkeit, echtes Verhalten zu verwirklichen, ist **Humor:** Gemeinsames Lachen ist befreiend und trägt zu einer entspannteren und lockeren Atmosphäre bei. Konfliktsituationen können mit Humor entschärft werden. Wenn es die Situation und die Beziehung zum Klienten erlaubt, ist deshalb eine spontane humorvolle Bemerkung sehr bereichernd.

■■ **Empathie**

Empathie meint **einfühlendes Verstehen,** das dazu beiträgt, dass sich die Therapeutin in die Gefühlslage des Klienten hineinversetzen kann. Sie versucht, die Erlebnisse und Gefühle des Klienten möglichst präzise und sensibel zu erfassen, damit ihr die persönliche Bedeutung und sein inneres Bezugssystem (Sachse 1992) klar werden.

Hierbei muss die Therapeutin auf **verbale, paraverbale** und **nonverbale** Signale achten.

Tipp

Besonders nonverbale Signale geben wichtige Hinweise auf Gefühle, die vom Klienten nicht wahrgenommen oder nicht verbalisiert werden.

Die Therapeutin versucht, die Welt so wahrzunehmen wie der Klient und ihm ihre Empfindungen unmittelbar mitzuteilen. Damit ist sie gleichzeitig **Modellperson,** die zeigt, dass sie über ihre Wahrnehmungen, Gedanken und Gefühle spricht, ohne sich hinter Sachaussagen zu verbergen (Rogers 2021).

Eng mit der Grundhaltung der Empathie verbunden sind die Gesprächstechniken des **Paraphrasierens** (inhaltliches Rückmelden) und des **Verbalisierens von emotionalen Erlebnisinhalten,** zusammen auch „Spiegeln" genannt, die in ▶ Abschn. 7.3, „Baustein: Emotionen aufgreifen" noch näher beschrieben werden.

❯ **Wichtig**

Empathie gilt eher als erlernbares Verhalten (Kölln und Pallasch 2020). Dagegen spiegeln Echtheit und Akzeptanz eine innere Haltung wider.

Entsprechend werden Veränderungen der Variablen Echtheit und Akzeptanz über Reflexion und Modifikation persönlicher Einstellungen erreicht. Ausdrücklich verwiesen sei auf den Unterschied zwischen Empathie (**ein**-fühlen) und Sympathie (**mit**-fühlen).

> ❯ **Wichtig**
> Während im Rahmen der Sympathie der Gesprächspartner die eigene Position verlässt und ganz in die Gefühlswelt des Gegenübers eintaucht, bewahrt sich die empathische Therapeutin ihre **innere kritische Distanz** zum Erleben des Klienten.

Nur durch diese innere Distanz ist die Therapeutin in der Lage, wesentliche Zusammenhänge zu erkennen und nicht in die emotionalen Verstrickungen eingebunden zu sein, was eine zwingende Voraussetzung für den therapeutischen Prozess ist.

> ❗ **Cave**
> Ist dieser kritische Abstand zu den Problemen des Klienten nicht mehr möglich, sollten die Zusammenhänge zur eigenen Biografie hinterfragt und z. B. in einer Supervisionsgruppe aufgearbeitet werden. Diesem wichtigen Thema widmet sich ▶ Abschn. 10.2, „Burnout und Helfersyndrom" sowie ▶ Abschn. 10.3, „Kollegiale Unterstützung und Supervision".

> **Empathisches Verhalten**
> - Dem anderen nahe sein, in dem was er fühlt, denkt und sagt
> - Verstehen, wie der andere sich im Augenblick selbst sieht
> - Mitteilen, was man von der Welt des anderen verstanden hat (Tausch und Tausch 1990)

In dem folgenden Beispiel konnte einfühlendes Verhalten nicht umgesetzt werden

> ▶ **Beispiel: Na, also!**
> Nachdem ein Aphasie-Patient in einer Übung sehr lange nach einem Wort suchen musste und die Therapeutin schon unruhig wurde, findet der Patient endlich das richtige

Wort. Die Therapeutin, die selbst erleichtert ist, kommentiert: „Na also, wer sagt's denn!" Dies entspricht zwar sehr echt ihrem Gefühl der Erleichterung, versetzt man sich jedoch in die Lage des Patienten, dann ist diese Reaktion wenig einfühlsam. ◀

> ▶ **Alternative**
> „Diese Aufgabe ist noch ziemlich schwierig für Sie." ◀

■■ **Akzeptanz**

Die Therapeutin lässt sich auf die Person des Klienten ein und bringt ihm aufrichtiges Interesse entgegen, sie akzeptiert seine Aussagen und nimmt ihn mit seinen Problemen an (Sachse 1992). Die Zuwendung sollte dabei ohne Beurteilungen und Wertungen, somit **bedingungsfrei** sein, d. h. Merkmale einer entwicklungsfördernden Umwelt aufweisen. Diese Haltung trägt zu einem vertrauensvollen Klima und zu einer Offenheit bei, die einen partnerschaftlichen Umgang miteinander gewährleistet. Der Therapieprozess wird unterstützt, indem der Klient durch die Akzeptanz der Therapeutin den Mut entwickelt, auch Emotionen und Gedanken, die allgemein als „inakzeptabel" gelten, zu äußern und sich damit auseinander zu setzen (Rogers 2021).

> ▶ **Beispiel: „Inakzeptable" Gedanken und Gefühle dürfen geäußert werden**
> Die Eltern eines stotternden Kindes können in einem Elterngespräch durch die offene und warme Atmosphäre die Erfahrung machen, dass sie trotz ihrer ambivalenten Gefühle gegenüber ihrem Kind und dessen Stottersymptomen (Angst, Scham, Aggression, Hilflosigkeit, Beschützerinstinkt, Traurigkeit, u. a.) von der Therapeutin angenommen werden und dass diese Gefühle geäußert werden dürfen. Nachdem der Vater ausgesprochen hat, dass ihn das Stottern seines Sohnes gerade am Morgen, wenn er im Stress ist, um die Kinder rechtzeitig zur Schule zu bringen und selbst pünktlich zur Arbeit zu kom-

4

men, ungeduldig und manchmal auch wütend macht, kann er sich mit diesen Gefühlen auseinandersetzen und eine Veränderung, z. B. der Situation, überlegen. ◄

Akzeptierendes Verhalten
- Achtung und Wertschätzung für den anderen, auch wenn sich die eigenen Wertmaßstäbe und die des Klienten widersprechen
- Freundlicher und herzlicher Kontakt
- Rücksicht und Nachsicht
- Ermutigung und Wohlwollen
- Beiderseitiges Vertrauen (Tausch und Tausch 1990)

Nichtakzeptierendes Verhalten veranschaulicht dieses Fallbeispiel:

▶ **Beispiel: Akzeptanz trotz widersprüchlicher Werte**

In einem Elterngespräch äußern die Eltern, dass sie ihren Sohn antiautoritär erziehen wollen und ihm deshalb so wenig Grenzen wie möglich setzen. Die Therapeutin antwortet: „Das ist nicht gut für ihren Sohn, es ist erwiesen, dass Kinder Grenzen brauchen!" Es kommt zu einer Diskussion über Erziehungsgrundsätze und das Gespräch entwickelt sich weg vom eigentlichen Beratungsgegenstand. ◄

▶ **Alternative**

„Sie wollen ihrem Sohn so wenig Grenzen wie möglich setzen. Können Sie mir beschreiben, wie das zu Hause aussieht, ich möchte mir eine Vorstellung machen können." ◄

❯ **Wichtig**
Echtheit, Empathie und Akzeptanz prägen den gesamten Beratungsprozess und sind von wesentlicher Bedeutung für die gesamte Gesprächsführung und die therapeutische Beziehung.

Sich widersprechende Grundhaltungen

Anhand der Bemerkung in einer Aphasie-Therapie (s. Beispiel „Na, also!" im Abschnitt „Empathie") wird deutlich, dass sich die Grundhaltungen (z. B. Echtheit und Empathie) teilweise auch widersprechen können. Es gibt kein Patentrezept, wann welche Grundhaltung Vorrang hat. Die Therapeutin muss entsprechend der jeweiligen Situation und im Kontakt mit dem Patienten entscheiden, welche Äußerung sie für passend erachtet und welches therapeutische Ziel sie hierbei verfolgt.

Kann man die therapeutischen Grundhaltungen lernen?

Die Grundhaltungen sind nicht im gleichen Maße erlernbar wie die im ▶ Kap. 7, „Gesprächsbausteine", beschriebenen Gesprächsmethoden. Viele Kennzeichen der Grundhaltungen sind subtil und werden durch **körpersprachliche Signale** bzw. durch die Stimme, die Betonung, u.a. zum Ausdruck gebracht („der Ton macht die Musik"). Deshalb kann man auch keine Anleitung für deren Erwerb geben. Vielmehr entsprechen Echtheit, Empathie und Akzeptanz zum überwiegenden Teil einer **inneren Haltung** und einem persönlichen Feingefühl: Was in der einen Situation mit einem bestimmten Klienten sehr empathisch und echt ist, kann in einer anderen Situation mit einem anderen Klienten völlig undenkbar sein.

Empathie kann u.a. durch die Gesprächstechniken des Spiegelns erreicht und erlernt werden, bei Akzeptanz und Echtheit hingegen geht es vielmehr um die Entwicklung der gesamten **Therapeutenpersönlichkeit**. Somit kommen der Selbsterfahrung, d. h. der Auseinandersetzung mit der persönlichen Biografie und der Reflexion des Therapeutenverhaltens in diesem Zusammenhang besondere Bedeutung zu.

> **Tipp**
>
> **Audioaufnahmen** oder **Videoaufzeichnungen** von Therapiesitzungen, die alleine oder mit Kolleginnen in Hinblick auf die Realisierung der beraterischen Grundhaltungen ausgewertet werden, können die (Weiter-)Entwicklung der Beratungskompetenzen unterstützen.

▪▪ Die „Supertherapeutin"

Nachdem die Grundhaltungen so detailliert dargestellt wurden, könnte nun der Eindruck entstehen, es gäbe eine ideale Therapeutenpersönlichkeit, die all diese Fähigkeiten mitbringt und perfekt beherrscht. Es gehört jedoch zum Therapiealltag dazu, Fehler zu machen und nicht immer und gegenüber jedem einfühlsam oder akzeptierend sein zu können. Hält man sich an den Grundsatz der Echtheit und gestattet sich, nicht die perfekte Therapeutin sein zu müssen, dann ist das umso menschlicher und echter. Dazu gehört auch, ehrlich zu sich selbst zu sein und in manchen Situationen zuzugeben, nicht weiter zu wissen.

Mit dieser Einstellung ist die therapeutische Arbeit wesentlich einfacher – durch **das Bewusstsein der eigenen Grenzen** fällt es leichter, nach der entsprechenden Unterstützung zu suchen: z. B. dem fachlichen Rat einer Kollegin oder Supervision.

Ist die Effektivität der Grundhaltungen nachgewiesen?

Forschungen in Deutschland durch die Forschergruppe um Tausch konnten anhand einer Untersuchung an mehr als 500 Personen (im Zeitraum 1969–1974) die Effektivität der „Rogers-Variablen" nachweisen (Heinerth 1979). Es muss jedoch kritisch angemerkt werden, dass sich die Methodenvielfalt von Therapeuten oft nicht eindeutig in das **Echtheit-Empathie-Akzeptanz-Schema** einordnen lässt. Außerdem

ist diese Einteilung durch die gegenseitige Beeinflussung der Variablen und die Vielzahl der in dem Beratungsprozess auftretenden Prozesse zu grob (Heinerth 1979).

Kölln und Pallasch (2020) führen an, dass die Umsetzung der genannten Grundhaltungen allein nicht hinreichend für Veränderungen beim Klienten seien und entsprechend durch weitere Konzepte bzw. Therapieformen zu ergänzen seien.

Die jeweilige **Bedeutung** der drei Grundhaltungen für den Kontakt und den Beratungsverlauf wird unterschiedlich eingeschätzt: Während Rogers (2012) **Echtheit** als wichtigste Variable annimmt, hebt Sachse (1992) das **empathische Verstehen** hervor. Aus Untersuchungen, die von Tausch und Tausch (1990) zusammengefasst wurden, ging hervor, dass die Wahrscheinlichkeit zu konstruktiven Veränderungen bei den Klienten groß ist, wenn alle drei Haltungen bei der Therapeutin deutlich vorhanden sind.

In jedem Fall erfordert die Umsetzung dieser Grundhaltungen eine vertiefte Auseinandersetzung mit der persönlichen und professionellen Rolle im Beruf und dem zugrunde liegenden Menschenbild (Seithe 2008).

> **❯ Wichtig**
> - Es gilt als bewiesen, dass die Grundhaltungen **Echtheit, Empathie** und **Akzeptanz** einen positiven Einfluss auf die Entwicklung des Klienten haben.
> - Eine Ursache-Wirkungs-Beschreibung bzw. Gewichtung der einzelnen Grundhaltungen ist nicht möglich.

4.2.4 Kritik am klientenzentrierten Ansatz

Aus dem Blickwinkel der Logopädie bestehen einige Kritikpunkte für die Anwendung in der Praxis (siehe auch ❑ Tab. 4.1).

4

◻ Tab. 4.1   Vor- und Nachteile des klientenzentrierten Ansatzes bezogen auf die Logopädie

Vorteile	Nachteile
– Grundhaltungen sind die Basis für eine vertrauensvolle Beziehung zwischen Therapeutin und Klient – Grundhaltungen verhindern eine schematische Anwendung der Gesprächstechniken – Klientenzentrierter Ansatz bietet Möglichkeiten zur vertieften Auseinandersetzung mit emotionalen Themen, die mit einer Sprach-, Sprech-, Stimm- oder Schluckstörung in Zusammenhang stehen	– Begrifflichkeiten sind zu ungenau, eine Zieldefinition ist deshalb schwierig – Der Ansatz gibt wenig praktische Hilfen zur Umsetzung von Handlungsalternativen in den Alltag – Ist zu zeitaufwändig – Ist zu „intensiv": vertiefte Auseinandersetzung mit den Emotionen tlw. für den logopädischen Auftrag nicht notwendig

---

▪ ▪ Unklare Zieldefinition

Die verwendeten Begriffe (z. B. Kongruenz) sind relativ unpräzise; deshalb ist es schwierig festzustellen, wann welche Ziele erreicht wurden bzw. woran der Klient festmachen kann, entsprechende Entwicklungsschritte gemacht zu haben. Eine genaue Zieldefinition ist in der logopädischen Therapie jedoch nötig, da es sich hier nicht um eine allgemeine Entwicklung der Persönlichkeit, sondern um einen Auftrag im Zusammenhang mit einer Sprach-, Sprech-, Stimm- oder Schluckstörung handelt.

▪ ▪ Schwierigkeiten bei der praktischen Umsetzung

Der Ansatz bietet wenige Hilfen zur praktischen Umsetzung von angestrebten Verhaltensweisen, sobald dem Klienten Zusammenhänge bewusst geworden sind. Gerade im Bereich der Sprachtherapie ist dies aber wichtig, denn in vielen Fällen geht es darum, Ideen für den Umgang mit belastenden Situationen, die mit der Kommunikationsstörung in Zusammenhang stehen, zu entwickeln und konkrete Handlungsmöglichkeiten und Strategien zu finden.

▪ ▪ Zeitfaktor

Der langwierige Beratungsprozess kann evtl. innerhalb einer logopädischen Behandlung zeitlich nicht umgesetzt werden bzw. ist für deren Zielsetzung nicht notwendig, da die Therapeutin noch einen anderen Auftrag als den der Beratung erfüllt.

❶ Cave

Die Beratung in der Logopädie darf nicht zum Psychotherapieersatz werden. Gegebenenfalls sollte man die Patienten an geeignete Experten verweisen.

In ◻ Tab. 4.1 werden Nachteile und Vorteile des klientenzentrierten Ansatzes für den Anwendungsbereich in der Sprachtherapie gegenübergestellt.

In Kürze

▬ Auf dem **ganzheitlich-humanistischen Menschenbild** fußen die therapeutischen Grundhaltungen und die Beziehungsgestaltung zu Klienten.

▬ **Die Konzepte der Persönlichkeitsentwicklung des klientenzentrierten Ansatzes** dienen als Erklärungsmodelle des Verhaltens einer Person und sind somit grundlegend für den Beratungsprozess.

▬ Die **klientenzentrierten Grundhaltungen** sind trotz der Kritikpunkte am klientenzentrierten Ansatz auch für die logopädische Therapie von wesentlicher Bedeutung.

▬ Das Konzept bietet wertvolle **Möglichkeiten zur Auseinandersetzung mit emotionalen Themen,** wie sie z. B. für den Transfer oder in Gesprächen mit Eltern wichtig sein können.

4.3 Systemischer Ansatz

Systemische Konzepte betrachten **Probleme** nicht als Eigenschaften einer bestimmten Person, sondern **als Bestandteile eines sozialen Systems**, z. B. einer Familie. Die Therapeutin muss darauf achten, alle Beteiligten des sozialen Systems in der Arbeit zu berücksichtigen.

Die systemische Therapie hat sich in den 60er Jahren des 20. Jh. entwickelt und geht auf die Kommunikationspsychologie Watzlawicks (Watzlawick et al. 2017) zurück. Systemische Therapie ist außerdem eng mit der **Familientherapie** verbunden. Familientherapeuten waren mit den Behandlungsfortschritten in der Einzeltherapie von psychischen Störungen unzufrieden. Sie experimentierten mit unterschiedlichen Settings und luden die Eltern zu gemeinsamen Gesprächen ein. In diesen therapeutischen Gesprächen war nicht mehr die individuelle Störung des Patienten Thema, sondern im Mittelpunkt des Interesses standen die **Kommunikationsstörungen zwischen den Familienmitgliedern.** Es entstanden mehrere Schulen, die jeweils eigene Formen der Familientherapie entwickelten.

▪▪ Strukturelle Familientherapie
Der Ansatz von **Salvador Minuchin** beschäftigt sich mit den Grenzen und den Hierarchien im Familiensystem:
- Wie sind die Grenzen zwischen dem elterlichen Subsystem und dem Subsystem der Kinder?
- Gibt es heimliche Koalitionen zwischen einem Elternteil und dem Kind gegen den anderen Elternteil?

Nach Minuchin funktionieren Familien gut, wenn die Hierarchien zwischen den Subsystemen der Eltern und Kinder intakt sind: Es gibt „Erwachsenenthemen", die die Eltern nur untereinander besprechen, bei denen die Kinder nicht beteiligt sind (Minuchin und Fishman 2015).

▪▪ Entwicklungsorientierte Familientherapie
Die therapeutische Schule von **Virginia Satir** integriert die Ideen der **humanistischen Psychologie** (▶ Abschn. 4.2.1, „Humanistische Psychologie") in die Arbeit mit Familien und Paaren. Ziel ihrer Therapie ist die Entwicklung eines stabilen Selbstwertgefühls für alle Familienangehörigen. Nur dann ist es jedem Einzelnen möglich, klar und offen die eigene Position zu vertreten und gleichzeitig die Person des jeweils anderen zu respektieren (Satir 2010).

▪▪ Mailänder Modell
Familientherapeutische Techniken, die von **Mara Selvini Palazzoli, Luigi Boscolo und Gianfranco Cecchin** in Italien entwickelt wurden, werden als „Mailänder Modell" bezeichnet. Die Mailänder Forschergruppe geht davon aus, dass sich in den Familien, in denen Mitglieder auffällige psychische Symptome entwickeln, krankmachende Spielregeln in den Beziehungen etabliert haben. Die Familienmitglieder leiden zwar darunter, wollen die Spielregeln aber trotzdem nicht aufgeben, weil diese das System stabilisieren. Veränderungen der Regeln werden also als Bedrohung für das Familiensystem betrachtet.

Ziel der Therapeutin ist jedoch, **das Familienspiel aus dem Gleichgewicht zu bringen (das Familiensystem zu „verstören") und damit die Regeln zu verändern.** Dazu ist es wichtig, dass sich die Therapeutin nicht in das Spiel verwickeln lässt. Aus diesem Grund arbeiten Familientherapeutinnen zu zweit und werden meist noch zusätzlich von Kolleginnen durch eine Einwegscheibe beobachtet. Am Ende jeder Therapiesitzung ziehen sich die Therapeutinnen zurück und besprechen sich mit ihren Kolleginnen. Das

4

Ergebnis der Besprechung wird der Familie in einer Schlussintervention mit auf den Weg gegeben.

> **Wichtig**
>
> Die Rolle der Therapeutin besteht darin, das System zu verstören. Die weitere Entwicklung – was die Familie mit den Verstörungen macht – bleibt dem System überlassen.

Therapien nach dem Mailänder Modell arbeiten mit wenigen Sitzungen im Abstand von mehreren Wochen, sodass für die Veränderungen, die aus den Anstößen der Therapeutinnen resultieren, Zeit bleibt. Im Rahmen des Mailänder Modells wurden viele **Fragetechniken** und andere Interventionsmethoden entwickelt, die die Grundlage der systemischen Therapie darstellen (Boscolo et al. 1994).

** ■ Lösungsorientierte Kurzzeittherapie**

In den letzten Jahren war der Ansatz von Steve de Shazer (de Shazer 1999) in Deutschland besonders einflussreich. Im Unterschied zu den oben beschriebenen Konzepten beschäftigt sich die Kurzzeittherapie nicht mit Problemen, sondern mit Lösungen. Die Therapeutin muss das Problem des Patienten nicht verstehen, nicht einmal genauer kennen. Es geht in der Therapie von Anfang an um Ausnahmen und Verbesserungen gegenüber der problematischen Situation.

Exkurs: Familienaufstellung nach Hellinger

Ein Ansatz, der fälschlicherweise häufig mit systemischen Konzepten in Verbindung gebracht wird, stammt von Bert Hellinger. In Aufstellungen lässt er Ratsuchende mithilfe weiterer Gruppenmitglieder ihre Herkunftsfamilie als Skulptur aufstellen. In sehr kurzer Zeit (20–30 Min.) führt er den Ratsuchenden an zentrale Konflikte heran und sucht über Rituale (z. B. Verneigungen gegenüber den Vorfahren) nach Lösungen. Aufstellungen nach Hellinger haben große Popularität erlangt, werden aber von vielen Fachleuten aufgrund der Kürze und Oberflächlich- keit und der fehlenden Nachbereitung der emotionalen Folgen seiner Aufstellungen für die Beteiligten kritisiert (Buchholz 2003). Von dem systemischen Ansatz unterscheidet sich Hellinger vor allem durch seinen Anspruch, „Wahrheiten" zu erkennen. Systemische Therapie hingegen geht davon aus, dass Wahrnehmung immer abhängig von der Position des Beobachters ist und deshalb objektive Wahrheit nicht existiert. Eine kritische Auseinandersetzung mit dem Ansatz findet sich in: ▶ https://www.blja.bayern.de/service/bibliothek/fachbeitraege/Wunsch0106.php

---

4.3.1 Soziale Systeme und ihre Regeln

Nachdem verschiedene Formen systemischer Therapie beschrieben wurden, sollen im Folgenden die **Grundannahmen der systemischen Therapie** (Weber und Stierlin 2011) am Beispiel der Stottersymptomatik dargestellt werden.

Die folgenden Beispiele aus einer Familie mit einem Sohn, Theo, der stottert, dienen der Verdeutlichung des **systemischen** Blicks auf das Familiensystem. Aus den Beschreibungen der systemischen Zusammenhänge lassen sich keine direkten Schlüsse auf die Ursachen und mögliche logopädische Behandlungsformen des Stotterns ziehen. Vielmehr geht es darum zu zeigen, wie das Familiensystem mit der Symptomatik umgeht, und welche Rolle die Symptomatik in den familiären Beziehungen spielt. Das Familiensystem kann also keinesfalls als „Ursache" des Stotterns betrachtet werden.

■■ Verflüssigung von Eigenschaften

Die systemische Therapie arbeitet nicht mit einzelnen Individuen, sondern mit Beziehungen zwischen Menschen. Sie behandelt nicht Theo, der ein Stotterer ist. Sie spricht auch nicht von Theo, der eine Stottersymptomatik hat. Diese statischen Zuschreibungen werden abgelehnt, weil sie dazu führen, die Problematik zu verfestigen, zu chronifizieren. Stattdessen werden die einzelnen Verhaltensbeiträge der Beteiligten des Systems in ihrer **dynamischen Wechselwirkung** betrachtet: Wenn Theo und seine Schwester Emma streiten, der Vater mit einem strengen Ton fragt, wer angefangen hat, und die Mutter nicht da ist, um Theo zu schützen, dann stottert er stark. Diese familiäre Dynamik ist jedoch zunächst nicht beobachtbar, denn die Symptomatik von Theo steht im Vordergrund.

In der systemischen Therapie spricht man von dem **Symptomträger** oder dem **Indexpatienten,** um deutlich zu machen, dass das Mitglied des Systems, das ein Symptom entwickelt hat, eine Art „Ventil" ist. Durch dieses „Ventil" kann der Druck entweichen, der sich durch eine **Störung im Gesamtsystem** entwickelt hat. Eine Technik, mit der die jeweilige Familiendynamik sichtbar gemacht werden kann, ist die Familienskulptur (Exkurs „Familienskulptur nach Virginia Satir").

Exkurs: Familienskulptur nach Virginia Satir (Satir 2021)

In der Familientherapie ist die Arbeit mit Skulpturen eine zentrale Methode. Die Therapeutin bittet ein Mitglied der Familie die einzelnen Familienmitglieder so im Raum zu positionieren, dass ein für den Skulpturenbauer stimmiges Bild der Beziehungen zwischen den Familienmitgliedern entsteht. Die verschiedenen Familienmitglieder sind wie **Statuen in einem Denkmal** modelliert. Mithilfe der Skulptur werden Beziehungen zwischen den Personen sichtbar gemacht. Nimmt man das obige Beispiel, könnte die Familientherapeutin Theos Schwester Emma bitten, die anderen Familienmitglieder in einer Skulptur aufzubauen. Nicht nur Positionen im Raum, sondern auch **typische Haltungen** und bestimmte Formen der Berührung zwischen den Personen können modelliert werden. Zum Schluss bittet die Therapeutin Emma, sich selbst in die Skulptur einzubauen. Die Therapeutin fragt nun die einzelnen Familienmitglieder, wie sie sich in ihrer Position fühlen, wie sie ihre Beziehung innerhalb der Skulptur zu den anderen Familienmitgliedern erleben. Die Skulptur ist eine **Momentaufnahme der Beziehungen** in der Familie aus der Sicht von Emma. Aus der Konstellation des Familiensystems und aus den Äußerungen der Mitglieder bildet die Therapeutin **Hypothesen über Konflikte und Bindungen** innerhalb des Systems. Wie die Therapeutin diese Hypothesen nutzt, ob sie sie in Fragen an die Familie verwandelt, als Vermutungen in den Raum stellt oder erst einmal für sich behält, bleibt ihrer therapeutischen Entscheidung überlassen. Eine Rückmeldung der Therapeutin ist nicht notwendig, da in der Familie durch das Erleben der eigenen Position in der Skulptur und durch die Äußerungen der Familienmitglieder viele neue Eindrücke gewonnen werden. Neues, Überraschendes, Altbekanntes und vermeintlich Erledigtes taucht auf und führt zu einer **Verstörung des Systems.** Nicht mehr nur der Symptomträger Theo steht im Mittelpunkt, sondern auch andere, vielleicht grundlegendere Konflikte werden sichtbar. Typische Konflikte sind beispielsweise Konkurrenz zwischen Geschwistern, Koalitionen von einem Elternteil mit einem Kind oder Paarkonflikte zwischen Eltern, die durch die Sorge um die Symptomatik des Kindes verdeckt werden.

> ⊘ **Cave**
>
> Skulpturarbeit ist eine sehr erlebnisinten-
> sive Technik, die bei den beteiligten Fa-
> milienmitgliedern starke Emotionen pro-
> vozieren kann. Die anleitende Therapeu-
> tin benötigt eine **fundierte Ausbildung in**
> **dieser Methode,** um verantwortungsvoll
> mit den freigesetzten Gefühlen umgehen
> zu können.

■ ■ **Zirkularität von Kommunikationsprozes-**
sen

Wenn man die Wechselbeziehungen der Beteiligten betrachtet, ergibt sich ein neuer
Blick auf die Zusammenhänge: Es gibt keine
einseitigen Ursache-Wirkungs-Ketten, weil
sich alle Verhaltensweisen gegenseitig be-
dingen. Statt nach linearen Ursache-Wir-
kungs-Zusammenhängen sucht die systemische Therapie nach **zirkulären Zusammen-**
hängen: Wenn die Kinder Theo hänseln,
wird dieser unsicher und sein Stottern verstärkt sich. Wenn Theo unsicher ist und stärker stottert, dann hänseln ihn die Kinder.

Aus dieser Sicht ist die Frage „Wer hat
angefangen?", also die Suche nach der Ursache oder „dem Schuldigen", nicht zu beantworten. Je nachdem, wie man die Interpunktion setzt, steht entweder das Stottern
oder das Hänseln am Beginn der Interaktion zwischen Theo und seinen Freunden.

■ ■ **Regeln und Muster gestalten menschli-**
ches Verhalten

Das Verhalten der Beteiligten in einem System wird sich im Laufe der Zeit in immer
wiederkehrenden **Mustern** verfestigen: Wie
in einem Spiel, das für die Beteiligten bestimmte Rollen vorsieht, und indem **spezi-**
fische Regeln gelten. Kennt man diese zugrunde liegenden Muster und Regeln nicht,
erscheinen bestimmte Verhaltensweisen, z.
B. Stottern, als unlogisch oder dysfunktio-
nal. Dermaßen abweichende Verhaltensweisen werden meist als individuelle Störung
behandelt.

Dabei wird jedoch übersehen, dass beispielsweise die Stottersymptomatik von
Theo in seinem Familiensystem durchaus einen Sinn hat. So könnte es sein, dass
Theo durch sein Stottern Mitleid und Be-
schützerinstinkte bei seiner Mutter weckt.
Die Mutter verteidigt deswegen Theo gegenüber dem Vater, wird also seine „Ver-
bündete". In diesem Sinne macht das Symptom also einen Sinn, es gehorcht Regeln,
die sich aus der Beziehungsdynamik dieser
Familie entwickelt haben. Wenn also Theo
mithilfe einer logopädischen Therapie weniger stark stottert, dann könnte es sein, dass
sich ein neues Symptom ausbildet und an
die Stelle des Stotterns tritt (beispielsweise
Bettnässen). Man spricht dann von **Symp-**
tomverschiebung. Theo hätte dadurch wiederum den Vorteil des Mitleids seiner Mutter, das ursprüngliche Beziehungsmuster
wäre wiederhergestellt.

■ ■ **Menschen sind aktive Gestalter ihrer**
Lebenssituation

Die Erkenntnis, dass jedes individuelle Verhalten nur innerhalb des jeweiligen Sys-
temkontextes zu verstehen ist, bedeutet
nicht, dass die Individuen keine Verantwortung für ihr Verhalten haben. Im Gegenteil: Die systemische Therapie geht davon aus, dass jeder Mensch seine Situation
mitgestaltet. So könnte die Familientherapeutin die Frage stellen, seit wann sich die
Mutter entschieden hat, Theo gegenüber
dem Vater zu verteidigen. Oder sie könnte
fragen, was passieren würde, wenn die Mutter sich entscheiden würde, ihn nicht mehr
zu schützen. An Theo gewandt, könnte die
systemische Therapeutin fragen, was er
denn machen würde, wenn das Stottern verschwunden ist.

> ❱ **Wichtig**
>
> Ist das Stottern ein Symptom, das in
> der Familiendynamik einen bestimmten
> Zweck erfüllt, kann man davon ausgehen,

dass die Symptomatik nur schwer therapierbar ist. Bei geringen Fortschritten in einer Stottertherapie lohnt sich die Frage nach dem Gewinn, den der Patient aus seinem Stottern zieht.

▪▪ Ideen und Bedeutungsgebungen beeinflussen Handlungen

Die therapeutische Frage: „Was würde passieren, wenn Theo nicht mehr stottert?" zielt darauf, bei den Familienmitgliedern **Ideen und Vorstellungen** über eine mögliche Zukunft zu provozieren. Was beschäftigt die Familie in dieser Zukunft, wenn sie sich nicht mehr um das Stottern kümmert? Die einzelnen Familienmitglieder entwickeln Ideen über eine **neue Form des Zusammenlebens.** Das ist ein wichtiger Aspekt in der systemischen Therapie, denn sie geht davon aus, dass nicht nur das konkrete Verhalten der Beteiligten, sondern auch die Phantasien, Befürchtungen und Wünsche der Beteiligten Einfluss auf die Interaktionen im System haben. Indem die einzelnen Familienmitglieder sich ihrer Vorstellungen bewusstwerden und sie den anderen mitteilen, werden neue Beziehungsformen in der Familie möglich. So könnte die Mutter die Idee entwickeln, wieder Teilzeit zu arbeiten, wenn sie sich nicht mehr so viel um Theo kümmern müsste. Der Vater hätte wieder mehr Lust mit Theo etwas zu unternehmen, wenn das Stottern nicht mehr im Vordergrund stünde.

▪▪ Die Idee von Realität stellt Realität her (Konstruktivismus)

Das theoretische Konzept, das hinter der oben beschriebenen therapeutischen Frage steht, bezeichnet man als Konstruktivismus (Pfeifer-Schaupp 1997).

> **Wichtig**
> Konstruktivismus ist eine philosophische Weltsicht, die davon ausgeht, dass Realität nur durch Wahrnehmung der Indivi-

duen existiert. Oder besser gesagt, dass die Realität niemals objektiv, also unabhängig von der Position des **Beobachters,** beschrieben werden kann.

Das heißt, immer dann, wenn Menschen ihre Umgebung wahrnehmen und zu begreifen versuchen, dann tun sie das aus ihrer ganz speziellen Sicht, die geprägt ist durch ihre Erfahrungen, ihren kulturellen Hintergrund, ihr Geschlecht, ihr Alter usw. Also wird jede Person andere Einzelheiten wahrnehmen, verschiedene Aspekte in den Vordergrund stellen und ihnen bestimmte Bedeutungen zuschreiben.

So wird sich auch die Sicht der einzelnen Familienmitglieder in Bezug auf das Stottersymptom unterscheiden. Es bestehen unterschiedliche **Ideen von Realität:** Die Mutter könnte die Vorstellung haben, das Stottern ihres Sohnes sei auf Erziehungsfehler der Eltern zurückzuführen und ein Ausdruck des mangelnden Selbstwertgefühls von Theo. Der Vater könnte der Meinung sein, das Stottern sei ein Trick von Theo, um sich vor Auseinandersetzungen zu drücken und Mitleid zu erregen. Diese unterschiedlichen Wahrnehmungen der Stottersymptomatik beeinflussen das Verhalten der Beteiligten und stellen im Sinne einer **selbsterfüllenden Prophezeiung** wiederum Realität her: Die Mutter schützt ihren Sohn, weil sie sich schuldig fühlt. Ihre Schutzhaltung führt dazu, dass Theo nicht die Erfahrung machen kann, selbstständig mit schwierigen Situationen fertig zu werden.

▪▪ Die Therapeutin ist Teil des Systems

Wenn nun die Mutter mit Theo zum Arzt geht und dieser eine logopädische Behandlung empfiehlt, dann trifft das Familiensystem auf das **professionelle Helfersystem.** Nun stellt sich die Frage, auf welche Weise die beiden Systeme kooperieren. Übernimmt die Sprachtherapeutin zunächst den

Auftrag, das Stottersymptom isoliert zu behandeln, oder macht sie den Eltern deutlich, dass ihre Mitarbeit notwendig ist?

Das Familiensystem wird einem gemeinsamen Gespräch mit der Therapeutin mit Widerstand begegnen, weil die Lösungsform, alleine Theo als „Problem" zu definieren, infrage gestellt wird. Die Therapeutin hat zwei Möglichkeiten: Sie kann nun auf den gemeinsamen Termin verzichten, damit gibt sie dem Druck nach und unterstützt die bisherige **Lösungsform des Systems.** Oder sie versucht, die Familienmitglieder von der Notwendigkeit zu überzeugen, den gemeinsamen Umgang mit der Stottersymptomatik zu besprechen. Auf jeden Fall ist sie in spezifischer Weise an der Lösungsform des familiären Konfliktes beteiligt (Exkurs „Dynamik in Familien mit sprachgestörten Kindern"). Sie ist Teil des Systems geworden.

4.3.2 Systemische Grundhaltungen

Im Laufe der Weiterentwicklung der familientherapeutischen Konzepte dehnte sich der Anwendungsbereich der systemischen Therapie aus. Nicht nur mit Familien, sondern auch mit **Paaren, Einzelnen,** mit **Gruppen** und **Teams,** in der **Supervision** und **Organisationsberatung** wurden systemische Techniken angewandt. Der systemische Ansatz kann auch intrapersonelle Interaktionen aus einer systemischen Perspektive betrachten, wie z. B. das Verhältnis von zwei vorherrschenden Stimmungslagen eines Patienten: Resignation und Kampfeswillen.

Alle Formen systemischer Therapie haben die **systemischen Grundhaltungen** (Schlippe und Schweitzer 2012) gemeinsam, die im Folgenden am Beispiel einer Aphasietherapie verdeutlicht werden sollen.

■■ Kundenorientierung
In der systemischen Therapie spricht man statt von Patient oder Klient auch von Kunde. Damit wird deutlich, dass nicht die Therapeutin bestimmt, was der Klient braucht, sondern dass sie ihr Beratungsangebot dem **subjektiven Bedarf des Kunden** entsprechend ausrichtet. Zu Beginn einer systemischen Beratung steht deswegen die **Klärung des Auftrags**: Wer hat welches Interesse an der Beratung? Diese Klärung ist wichtig, um Ziele der Beratung festzulegen und den Rahmen zu klären, in dem die Beratung stattfinden soll. Die Beteiligten des Systems können durchaus unterschiedliche **Ziele** mit einer Beratung verknüpfen.

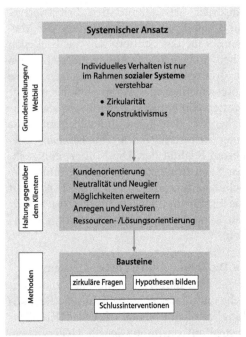

▢ Abb. 4.2 Grundeinstellungen, Haltungen und Methoden des systemischen Ansatzes

> ▶ **Beispiel: Auftragsklärung bei familiären Verwicklungen**

Die 40-jährige Tochter bringt ihren 65-jährigen Vater (Herrn Schulz), der nach einem

---

Exkurs: Dynamik in Familien mit sprachgestörten Kindern

In Familien, in denen kindliche Sprach- oder Sprechstörungen auftreten, lassen sich aus einer systemischen Perspektive beispielsweise folgende Phänomene beobachten:

- **Paarkonflikte** zwischen den Eltern führen dazu, dass ein **Kind als Partnerersatz** für einen der Elternteile dient. Damit wird die Grenze zwischen dem elterlichen und dem kindlichen Subsystem diffus und das **Kind wird Mitwisser** elterlicher Eheprobleme. Die damit verbundene Überforderung und die mangelnde Klarheit der Systemgrenzen fördert Sprachstörungen. Die Logopädin gerät ebenfalls unter Druck, sich mit einem Elternteil (meist der Mutter, da diese normalerweise das Kind zur Therapie begleitet) gegen den anderen zu verbünden.
- Eine sehr starke **symbiotische Bindung** zwischen Mutter und Kind. Der Vater spielt lediglich eine periphere, manchmal hilflose oder desinteressierte Rolle. Die Mutter ist überbeschützend und überängstlich. Die Logopädin neigt dazu, in eine **Konkurrenzsituation mit der Mutter** zu geraten. Sie wird als Rivalin erlebt, die die enge Bindung zwischen Kind und Mutter gefährdet, weil sie die **Autonomieentwicklung des Kindes** fördert.

Schlaganfall an einer amnestischen Aphasie leidet, regelmäßig mit dem Auto zur logopädischen Therapie. Eines Tages spricht sie die Therapeutin an und erzählt von erheblichen Spannungen zwischen ihren Eltern. Sie vermutet, es hänge mit den Kommunikationsproblemen zusammen und bittet die Therapeutin, ihre Mutter zu beraten, wie sie mit der Störung ihres Mannes umgehen soll. Die Logopädin muss sich nun überlegen, wie sie mit dieser Anfrage umgehen soll. Sie könnte die Frau des Patienten zu einem Einzelgespräch einladen. Sie könnte die Tochter gemeinsam mit Mutter und Vater einladen oder das Ehepaar Schulz alleine beraten. Die Therapeutin wird zunächst Herrn Schulz fragen. Im Gespräch mit ihm fällt die Entscheidung, das Ehepaar ohne Tochter zu beraten. ◄

Rekapituliert man den Ablauf, zeigt sich, dass zunächst der Auftrag von der Tochter ausgesprochen wurde mit dem Ziel, die Spannungen zwischen den Eltern abzubauen. Die Logopädin spricht jedoch zunächst mit Herrn Schulz, da er der Patient ist, dem sie durch einen sprachtherapeutischen Auftrag verpflichtet ist.

Zu Beginn des Gesprächs mit dem Paar gilt es dann zu fragen, welche Ziele Herr Schulz und Frau Schulz mit dem Gespräch erreichen wollen, und damit einen neuen Auftrag zu formulieren.

▪▪ Neutralität

Die wichtigste Grundhaltung in der systemischen Therapie ist die Neutralität. Sie wird auch als **Allparteilichkeit** beschrieben. Es lassen sich **zwei Formen von Neutralität** unterscheiden: Neutralität in Bezug auf die beteiligten Personen und Neutralität gegenüber den Problemen und Lösungen des Systems.

Neutralität gegenüber Personen Es geht darum, allen Beteiligten des Systems gegenüber gleichermaßen Partei ergreifen zu können. Die Beteiligten werden die Therapeutin nur dann akzeptieren, wenn sie das Gefühl haben, dass sie Verständnis für ihre Sicht der Dinge hat. Verliert die Therapeutin ihre Neutralität, dann gerät sie in die Konfliktlinien des Systems und verstrickt sich, indem sie **Koalitionen** mit Einzelnen eingeht.

Das heißt jedoch nicht, dass die Therapeutin distanziert und kühl sein muss. Im Gegenteil, sie soll sich im Sinne der Allparteilichkeit jedem intensiv zuwenden, aber in einem ausgeglichenen Maß.

4

Die Therapeutin arbeitet seit mehreren Monaten intensiv mit Herrn Schulz, seine aphasische Symptomatik hat sich bis auf leichte Wortfindungsstörungen so gebessert, dass ein Gespräch mit Herrn Schulz gut möglich ist. Sie nimmt Herrn Schulz als einen sehr engagierten Patienten wahr, den sie oft bremsen muss, wenn er sich in die Übungen regelrecht „verbeißt". In einem gemeinsamen Gespräch mit Herrn Schulz und seiner Frau erfährt die Therapeutin, dass Frau Schulz höchst unzufrieden mit den Fortschritten ihres Mannes ist. Sie äußert ihren Eindruck, er sei faul, übe zu wenig und habe gar nicht die Absicht, besser verständlich zu werden. **Folgende Äußerung ist nicht neutral:** „Frau Schulz, Sie können mir glauben, dass Ihr Mann sich wirklich bemüht und sehr anstrengt in der Therapie." Mit dieser Äußerung verteidigt die Therapeutin Herrn Schulz und geht nicht auf die Wahrnehmung von Frau Schulz ein. ◀

Neutralität bedeutet, Verständnis für die Sicht von Frau Schulz zu zeigen: „Sie sind enttäuscht von den Fortschritten der Therapie." Im Sinne der Allparteilichkeit sollte im Anschluss auch der Patient Herr Schulz die Möglichkeit haben, sich zu der Frage der Zufriedenheit mit den Therapiefortschritten zu äußern. ◀

Neutralität gegenüber Problemen und Lösungen Dem Klienten soll unklar bleiben, welche Position der Therapeut zu dem Problem hat. Dadurch bleibt die Therapeutin beweglicher in ihren Interventionsmöglichkeiten. Sie bewertet nicht, ob ein Verhalten oder eine Einstellung gut oder schlecht ist, weil sie nicht weiß, inwiefern es für die **Selbstorganisation des Systems** notwendig ist. Genauso verhält sie sich gegenüber Ideen zur Problemlösung.

Folgende Äußerung ist nicht neutral: „Es ist natürlich sehr wichtig, dass Herr Schulz viel mehr übt."

Die Therapeutin spricht kein Urteil darüber aus, ob mehr Üben gut oder schlecht ist. Aus dieser neutralen Haltung heraus kann sie Frau Schulz fragen: „Was würde sich für Sie ändern, wenn Ihr Mann mehr übt? ◀

Die Haltung der Neutralität bezieht sich nicht auf den Rahmen des sprachtherapeutischen Auftrages. Die Sprachtherapeutin kann nicht neutral gegenüber Verhalten sein, das dem Ziel der Therapie eindeutig zuwiderläuft. Zudem ist sie in letzter Konsequenz mehr dem Patienten als seinen Angehörigen verpflichtet. Jedoch gibt die Sprachtherapeutin, wenn sie sich zunächst einer Meinung enthält, den Beteiligten einen Raum, zu einer eigenen Lösung zu finden. So kann das Ehepaar Schulz vielleicht zu einer Lösung kommen, ohne dass die Therapeutin eingreift.

▪▪ Neugier

Im engen Zusammenhang mit der Neutralität steht die Neugier als systemische Grundhaltung. Neugier bedeutet Interesse an den speziellen Eigenarten und **Interaktionsmustern** des jeweiligen Systems. Nur, wenn die Therapeutin neutral, also möglichst unvoreingenommen, ohne moralische Urteile oder fachliche Gewissheiten den Beteiligten gegenübertritt, kann sie die Verhaltensmuster des Systems sensibel wahrnehmen. Die Gewissheit, die richtige Erklärung für die Probleme gefunden zu haben, tötet Neugier ab. Deswegen sprechen systemische Therapeutinnen von **Hypothesen,** wenn sie Zusammenhänge im System erkannt haben. Eine Hypothese sollte immer durch ein oder zwei andere (auch gegensätzliche) Hypothesen ergänzt werden. Welche Hypothese schließlich zutrifft, entscheiden die Klienten, indem sie Hypothesen als hilfreich annehmen oder als unpassend verwerfen (Exkurs „Hypothesen in der systemischen Therapie").

▶ **Beispiel: Sichtweise von Frau Schulz**

Im Beispiel des Paares Schulz bedeutet Neugier zunächst, dass die Therapeutin die Klage von Frau Schulz nicht als verzerrte Wahrnehmung betrachtet, sondern sich dafür interessiert, wie Frau Schulz zu dieser Sichtweise gekommen ist und welche Verhaltensweisen ihres Mannes, sie zu der Ansicht gebracht haben, dass er faul sei. Anhand der Erzählungen von Frau Schulz könnte die Therapeutin Hypothesen entwickeln, etwa, dass Frau Schulz die Symptomatik der Hirnschädigung als Faulheit interpretiert oder, dass sich Herr Schulz zu Hause gegenüber seiner Frau anders verhält als in der Therapiesituation. ◀

■■ **Möglichkeiten erweitern**

Die systemische Therapie hat zum Ziel, die **Spielräume für Systeme zu erweitern.** Sys-teme sollen also aus ihren starren Interaktionsmustern befreit werden, um neue Handlungen zu ermöglichen. Denktabus und Richtig/Falsch-Bewertungen stehen diesem Ziel entgegen und sollten vermieden werden. Stattdessen kann die Therapeutin alles nutzen, was zur Erweiterung der Möglichkeiten des Systems beiträgt. Das sind vor allem spezielle **systemische Fragetechniken.** Diese Fragen erscheinen manchmal indiskret und ungewöhnlich. Damit die Klienten sich darauf einlassen, ist es notwendig, diese Fragen auf der Basis einer grundsätzlich positiven Wertschätzung auf **respektvolle Art und Weise zu formulieren.**

▶ **Beispiel: Neue Perspektiven in der Familie Schulz**

Die Therapeutin fragt Frau Schulz, woran sie merke, dass ihr Mann sich nicht mit ihr unterhalten möchte. Die Anregung für das System, die von dieser Frage ausgelöst wird, besteht in der neuen Sichtweise auf die Probleme: Sie sind nicht aus Faulheit zu erklären, sondern sind eine selbstbestimmte Handlung von Herrn Schulz. Im

---

Exkurs: Hypothesen in der systemischen Therapie

Hypothesen sind vorläufige, im weiteren Verlauf des Gesprächs zu überprüfende Annahmen über das, was ist. Sie haben eine **Ordnungsfunktion,** indem sie der Therapeutin im Verlauf des Gesprächs Anhaltspunkte bieten, worauf sie bei der Vielzahl von verbalen und nonverbalen Informationen achten soll. Werden sie ausgesprochen, haben sie eine **Anregungsfunktion,** indem sie den Beteiligten des Systems neue Sichtweisen, neue Erklärungsmuster anbieten und dadurch zu Neubewertung und Veränderung anregen. Voraussetzung für das Bilden von Hypothesen ist das Erkennen von **Interaktionsmustern,** also von bestimmten typischen Handlungsabläufen in einem System. Diese Wahrnehmungen werden in einer Hypothese zusammengefasst („Immer wenn Frau Schulz dies tut, macht Herr Schulz jenes"). Eine Hypothese die das Problem als individuelle Störung beschreibt („Frau Schulz ist übergriffig") wäre **nicht sinnvoll.** Eine Hypothese ist umso hilfreicher, je mehr Beteiligte des Systems sie berücksichtigt („Wenn Frau Schulz wütend wird und Herr Schulz sich zurückzieht, dann greift die Tochter ein"). Sie sollte nicht nur das Problemverhalten an sich, sondern auch den **Kontext** des Problems berücksichtigen. Wird eine Hypothese den Klienten gegenüber ausgesprochen, sollte sie wertschätzend formuliert werden. („Wenn Frau Schulz sich energisch um Kontakt bemüht, Herr Schulz sich schützen möchte, dann engagiert sich die Tochter und versucht, zu vermitteln").

4

weiteren Gespräch könnte deutlich werden, dass Herr Schulz sich nicht direkter abgrenzen möchte, da er seit seinem Schlaganfall sehr abhängig von der Hilfe seiner Frau ist und sie nicht kränken möchte. Durch dieses neue Verständnis des Verhaltens von Herrn Schulz eröffnen sich dem Paarsystem neue Möglichkeiten. Statt sich über das Verhalten von Herrn Schulz aufzuregen und zu ärgern, kann Frau Schulz es nun als indirekte Äußerung „Ich möchte meine Ruhe haben" deuten. Sie muss dann nicht weiter auf ihn einreden, sondern kann sich anderen Gesprächspartnern zuwenden und zu gegebener Zeit ein neues Gesprächsangebot an ihren Mann richten. ◄

▪▪ Zirkuläre Fragen in der systemischen Therapie

Fragen spielen eine wichtige Rolle in den oben beschriebenen Beispielen. Die Frage der Therapeutin an Frau Schulz: „Woran merken Sie, dass ihr Mann sich nicht mit Ihnen unterhalten möchte?" ist eine zirkuläre Frage.

❯ Wichtig

Zirkuläre Fragen werden an einen Beteiligten gestellt, der sich überlegen soll, was ein anderer Beteiligter im System denkt oder fühlt.

Durch zirkuläre Fragen bekommen die Therapeutin und die Beteiligten Einblick in die Sichtweise einer Person, z. B. welche Vermutungen Frau Schulz über ihren Mann anstellt. Zirkuläre Fragen bringen also wichtige **neue Informationen** in das System. Im Alltag sprechen wir äußerst selten unsere Vermutungen über andere aus, umso mehr bestimmen diese unausgesprochenen (Vor-)Urteile unser Handeln. Sind sie einmal ausgesprochen, verlieren sie an Macht, weil sie von den anderen bestätigt werden können oder ihnen widersprochen werden kann.

▪▪ Anregen und Verstören

Viele Techniken der systemischen Therapie haben zum Ziel, die eingefahrenen und starren Interaktionen im System zu verstören, um **Raum für Neues** zu schaffen. Systemische Therapeutinnen sind dabei sehr einfallsreich, im Folgenden sollen einige Möglichkeiten kurz beschrieben werden.

Geschichten Therapeutinnen können kleine Geschichten erzählen, z. B. über Patienten, die ganz ähnliche Probleme hatten und diese auf überraschende Art und Weise gelöst haben. Dadurch bringt die Therapeutin neue Möglichkeiten ins Spiel, auf die die Beteiligten des Systems von selbst nicht gekommen wären.

Schlussinterventionen Eine wichtige Rolle spielen Interventionen zum Ende der Therapiesitzung, um den Klienten etwas mit auf den Weg zu geben. Ziel ist auch hier die Veränderung von eingefahrenen Mustern. Häufig machen systemische Familientherapeutinnen vor der Schlussintervention eine kurze Pause, ziehen sich zurück, um dann zur Intervention wieder in das Beratungszimmer zu kommen. Dadurch wird die Wichtigkeit und Ernsthaftigkeit der Intervention unterstrichen. In der Schlussintervention greift die Therapeutin anerkennend wichtige Inhalte des Gesprächs auf. Daran anschließend macht sie einen (häufig verwirrenden) Vorschlag. Drei wesentliche Formen lassen sich unterscheiden. Sie können isoliert oder kombiniert angeboten werden.

- „Mehr desselben tun".
- „Etwas unterlassen".
- „Etwas Neues erproben".

Diese Vorschläge können direkt wirken oder **paradoxen Charakter** haben, also eigentlich auf das Gegenteil dessen, was vorgeschlagen wird, abzielen.

> ▶ **Beispiel: Schlussintervention bei Familie Schulz**

Am Ende des Gesprächs würdigt die Therapeutin die Bereitschaft des Paares, über Spannungen zu sprechen und die Bemühungen, sich gegenseitig zu verstehen. Dann macht sie den Vorschlag, bis zum nächsten Termin folgendes Experiment auszuprobieren: Herrn Schulz soll noch mehr schweigen, um Ruhe vor seiner Frau zu haben („Mehr desselben"). Frau Schulz soll es unterlassen, ihren Mann anzusprechen, wenn sie das Bedürfnis dazu hat („Etwas unterlassen"). Stattdessen soll sie ihre Tochter anrufen oder öfters mit Freundinnen Kaffee trinken gehen („Etwas Neues erproben"). Das Ziel dieser Intervention ist es, folgendes Muster zu durchbrechen: „Frau Schulz möchte mit Ihrem Mann sprechen, geht auf ihn zu. Dieser hat kein Interesse und lehnt durch Schweigen indirekt das Bedürfnis seiner Frau ab, worauf diese umso bedrängender wird, weshalb Herr Schulz sich immer mehr zurückzieht und so weiter ..." Das Schweigegebot für Herrn Schulz hat paradoxen Charakter. Empfiehlt man ihm noch mehr zu schweigen, wird ihm vielleicht sein eigenes Redebedürfnis bewusst und sucht von sich aus aktiv die Unterhaltung. Frau Schulz hingegen wird ernsthaft empfohlen, aktiv andere Kommunikationspartnerinnen zu suchen.

❗ Cave

Paradoxe Interventionen sind im sprachtherapeutischen Setting mit Bedacht einzusetzen. Wenn die Sprachtherapeutin als Expertin für Sprache, Stimme und Kommunikation spricht, sollte sie keine „schädlichen" Ratschläge geben.

Nach einer Sitzung mit Schlussintervention sollte immer die Möglichkeit gegeben sein, in darauffolgenden Sitzungen über die Folgen der Intervention zu sprechen. In obigem Beispiel wäre es die Aufgabe der Therapeutin, in der nächsten Sitzung Herrn Schulz nach seinen Erfahrungen mit ihrem „Schweigevorschlag" zu befragen.

▪▪ Ressourcen- und Lösungsorientierung

In der systemischen Therapie wird davon ausgegangen, dass jeder Mensch und jedes System Ressourcen hat, um Probleme selbst zu lösen. Das können **soziale Ressourcen** (Beziehungen mit anderen Menschen), **materielle Ressourcen** (Geld, sonstiger Besitz) oder **ideelle Ressourcen** (Intelligenz, Wissen, Fähigkeiten) sein. Die Therapeutin hat die Aufgabe, diese Ressourcen zu aktivieren und für den Klienten zugänglich zu machen.

> **▶ Beispiel: Ressourcenaktivierung**
>
> Die Therapeutin könnte Frau Schulz fragen, welche Menschen sie neben ihrem Mann noch ansprechen könnte, wenn sie das Bedürfnis nach Austausch und Kommunikation hat. Fallen ihr nur wenige ein, könnte es sinnvoll sein, ideelle Ressourcen zu aktivieren: Strategien zu entwickeln, wie sie Menschen kennen lernen könnte. Materielle Ressourcen kommen dann ins Spiel, wenn es darum geht, mit Freundinnen ins Café zu gehen oder einen Ausflug zu machen.

Lösungsorientierung bedeutet, sich nur soweit mit dem Problem zu befassen, wie es notwendig ist, um eine Veränderung und Lösung herbeizuführen. Man befasst sich nicht allzu lange mit der Beschreibung des Problems, um eine frustrierende, demotivierende Stimmung zu vermeiden. Stattdessen sollten möglichst bald auch Ausnahmen vom Problem und **mögliche Veränderungen** angesprochen werden, um den Blick auf die **Ressourcen und Ziele** der Klientinnen zu lenken.

In ◻ Tab. 4.2 sind die wichtigsten Grundhaltungen aufgeführt.

4.3.3 Kritik am systemischen Ansatz

Im Folgenden sollen zentrale **Kritikpunkte an dem systemischen** Ansatz (Schlippe und Schweitzer 2012) beschrieben werden. Vor- und Nachteile des Konzeptes für die Anwendung in der logopädischen Therapie werden in ◻ Tab. 4.3 einander gegenübergestellt.

4

▪▪ Moralische Beliebigkeit

Kritiker werfen systemischen Therapeutinnen vor, dass sie es vermeiden, einen Standpunkt einzunehmen. Tatsächlich ist es ja eine systemische Grundhaltung, keine Wertungen in Bezug auf das Verhalten der Klienten abzugeben. Ein Verhalten wird erst zum Problem, wenn die Klienten es als unangenehm oder störend empfinden. Schwierig wird diese Haltung im sprachtherapeutischen Kontext, wenn beispielsweise die Mutter eines sprachgestörten Kindes Sprechdruck ausübt, ihr Verhalten aber nicht als problematisch empfindet. In dieser Situation kann es für die Logopädin notwendig sein, aus ihrer **wertfreien Haltung** auszusteigen, um als Fachfrau für sprachförderndes Verhalten die Mutter mit Alternativen vertraut zu machen.

▪▪ Problematischer Umgang mit Macht und Verantwortung

Betrachtet man Familie als ein System aus mehreren interagierenden Systemelementen (Mutter, Vater, Sohn, Tochter), dann droht dabei die Gefahr, die elterliche Verantwortung zu vergessen. Eltern und Kinder sind nicht gleichwertige Systemelemente, sondern haben unterschiedliche Machtbefugnisse (z. B. haben die Eltern die Erziehungs-

---

◪ **Tab. 4.2**   Warnsignale für die Verletzung der Grundhaltungen

Kundenorientierung	– Meine ich besser zu wissen als der Patient, was gut für ihn ist? – Versuche ich, den Patienten von einer bestimmten Lösung zu überzeugen?
Neutralität	– Neige ich dazu, bestimmten Personen die Schuld an der Symptomatik zu geben? – Habe ich bereits eine feste Meinung zur Ursache des Problems oder eine bestimmte Lösung im Blick?
Neugier	– Finde ich die Therapie langweilig, anstrengend, zäh oder ermüdend? – Scheue ich davor zurück, heikle Punkte anzusprechen?
Ressourcen- und Lösungsorientierung	– Werde ich hoffnungslos? Habe ich das Gefühl, in Problemen zu versinken? – Bin ich der Meinung, ich müsste viel mehr Zeit und Kraft in die Therapie investieren, um wirklich zu helfen?

◪ **Tab. 4.3**   Vor- und Nachteile des systemischen Ansatzes bezogen auf die Sprachtherapie

Vorteile	Nachteile
– **Klarheit über den Auftrag** hilft, die Grenzen der Sprachtherapie zu berücksichtigen – Durch die **Lösungsorientierung** können in relativ kurzer Zeit Ziele erreicht werden – Durch die Betrachtung **systemischer Zusammenhänge** kann das soziale Umfeld mit einbezogen werden – **Zirkuläre Betrachtung** macht die Schuldfrage überflüssig – **Neutralität und Neugier** fördern einen distanziert kreativen Umgang mit den Problemen des Patienten und entlasten die Therapeutin	– Die **Komplexität** in der Therapie wächst durch das Einbeziehen des sozialen Umfeldes – Bei dysfunktionalem Verhalten der Klienten in Bezug auf Stimmgebrauch oder Kommunikationsförderung ist die Haltung der Neutralität schwer mit dem **Fachwissen der Sprachtherapeutin** vereinbar – Die distanzierte, manchmal provokante Haltung der Therapeutin in der systemischen Therapie **widerspricht dem Therapeutenideal** der meisten Sprachtherapeutinnen

berechtigung) und verfügen über unterschiedliche **Ressourcen.** Daraus lässt sich der Anspruch ableiten, dass Eltern mehr Verantwortung übernehmen als Kinder, und die Therapeutin darauf achten muss, die Schwachen in ihrer Position zu stärken. Obwohl es Familien gibt, in denen die Machtverhältnisse auf den ersten Blick zugunsten der Kinder verschoben sind, bleiben Eltern verantwortlich für das Verhalten ihres Kindes.

■■ **Vernachlässigung der nonverbalen und emotionalen Ebene**
Tatsächlich neigt der systemische Ansatz durch seine **technische Begrifflichkeit** dazu, die Rationalität und die Selbstständigkeit des Menschen zu betonen und die emotionale Bedürftigkeit, die unvernünftigen, lustbetonten Handlungen zu vernachlässigen. Das zeigt sich auch daran, dass in der systemischen Therapie viel von Veränderung, Flexibilität und Beweglichkeit die Rede ist und den wertvollen Seiten in der Beharrlichkeit oder der Trägheit weniger Beachtung geschenkt wird. Es ist schwierig, die Balance zwischen der Beachtung der **emotionalen Bindung** und dem technischen Aspekt des richtigen Fragenstellens zu halten. Manchmal ist so für wachstumsorientierte Bedürfnisse der Klienten (z. B. sich selbst besser kennenlernen) wenig Platz, auch weil dafür mehr Zeit benötigt wird als für kurzfristige Problemlösungen.

> **Tipp Literatur**
>
> Eine theoretisch fundierte und doch gut lesbare Einführung in den systemischen Ansatz findet sich bei Schlippe und Schweitzer (2012).
> Wenn es um systemische Methoden und deren Anwendung geht, dann bieten Schwing und Fryzer (2012) eine sehr übersichtlich sortierte und verantwortungsvoll beschriebene Auswahl.

In Kürze
- Der **systemische Ansatz** hat seinen Ursprung in der Familientherapie, kann aber auch in der Arbeit mit einzelnen Klienten angewandt werden.
- Individuelles Verhalten ist nur innerhalb der **Regeln des jeweiligen Systemzusammenhangs** verständlich.
- Die wichtigsten therapeutischen Haltungen sind die **Neutralität,** die **Kundenorientierung** und die **Ressourcenorientierung.**

4.4 Vergleich und Diskussion der Beratungskonzepte

Ziel der vorangehenden Kapitel war es, zwei wichtige Beratungskonzepte, den klientenzentrierten und den systemischen Ansatz, darzustellen. Diese beiden Konzepte bilden die Grundlagen für die Gesprächsmethoden, die in den folgenden Kapiteln beschrieben werden. Für die logopädische Therapie ist es sinnvoll, **Elemente aus beiden Konzepten zu kombinieren.**

Der klientenzentrierte und der systemische Beratungsansatz werden in ◘ Tab. 4.4 in ihren Grundannahmen und in ihrer Methodik gegenübergestellt.

Die dargestellten Unterscheidungen werden in der **praktischen Anwendung** des klientenzentrierten und des systemischen Beratungsansatzes verschwimmen. Vertreter der klientenzentrierten ebenso wie der systemischen Richtung gehen pragmatisch vor und werden gegebenenfalls von dem jeweiligen Konzept abweichen.

Anhand der Äußerungen einer Mutter, deren Kind aufgrund einer Sprachentwicklungsstörung logopädisch behandelt wird, sollen im Folgenden die **verschiedenen Herangehensweisen der beiden Therapieformen** verdeutlicht werden.

> ▶ **Beispiel: Mutter übt Sprechdruck aus**
>
> Als Lilli ein Wort nicht einfällt, redet die Mutter eindringlich auf sie ein: „Wie heißt

4

■ **Tab. 4.4**   Unterschiede zwischen der klientenzentrierten und der systemischen Beratung

Klientenzentrierte Beratung	Systemische Beratung
Humanistisches Menschenbild: Kongruenz wird angestrebt	Konstruktivistisches Menschenbild: System bestimmt den Lösungsweg
Blick nach innen: Mit sich selbst identisch werden	Blick nach außen: dem Kontext angemessene Problemlösungen finden
Fokus auf den Einzelnen	Fokus auf systemische Zusammenhänge
Reaktives Vorgehen: Paraphrasieren und Spiegeln	Aktives Vorgehen: Fragen und Hypothesen formulieren
Echtheit	Auch paradoxe Intervention möglich
Konzentration auf emotionale Inhalte	Konzentration auf Handlungen und Interaktionen

das? Sag mal! Du weißt doch, wie das heißt …"
Mithilfe der **klientenzentrierten Methodik** könnte die Therapeutin den emotionalen Hintergrund der Äußerungen der Mutter verbalisieren: „Sie stehen unter Druck und bemühen sich, Lilli zum Sprechen anzuregen." ◄

Mithilfe der **empathischen und akzeptierenden Haltung des klientenzentrierten Ansatzes** versucht die Therapeutin, die Mutter in Kontakt mit ihren eigenen Gefühlen und Wünschen zu bringen. Damit würde der Druck auf das Kind reduziert, die Mutter wäre mehr bei sich.

► **Beispiel: Anwendung systemischer Methodik**

Zunächst würde ein Ziel mit der Mutter herausgearbeitet. „Was wünschen Sie sich von Lilli?" Daran anschließend könnte die Therapeutin weiter lösungsorientiert vorgehen: „Was können Sie selbst dafür tun, dass dieser Wunsch in Erfüllung geht?"
Darüber hinaus ist es hilfreich, den systemischen Kontext mit einzubeziehen: „Wie reagieren der Vater oder die Oma in einer solchen Situation? Was hat sich bewährt?" ◄

Mithilfe der **systemischen Fragetechniken** wird die momentane Situation mit ähnlichen Situationen verglichen und aus verschiedenen Perspektiven betrachtet. Damit werden der Mutter Zusammenhänge klar und Ideen für neue effektivere sprachanregende Verhaltensweisen entwickelt. Wichtig ist die **Kundenorientierung** (die Mutter gibt das Ziel vor) und die **Neutralität** (die Lösung der Mutter wird akzeptiert).

🛑 **Cave**
Die Haltung der **Neutralität** ist dann problematisch, wenn der Klient ein Ziel formuliert, das den sprachfördernden Prinzipien zuwiderläuft.

In diesem Fall steht der Auftrag der Mutter im Widerspruch zum Auftrag der Krankenkasse, der über den Arzt an die Logopädin delegiert wird: Eine fundierte fachliche Therapie durchzuführen, um die Sprachentwicklungsstörung des Kindes zu behandeln. In diesem Fall empfiehlt es sich, die Rolle der systemischen Beraterin von der Rolle der Expertin für Sprachförderung zu trennen. Die Therapeutin sollte sich entscheiden, ob eine fachliche Information (**Consulting**) sinnvoll ist oder ein Beratungsgespräch mit der Mutter (**Counseling**). Die beiden Rollen sollten klar getrennt werden, indem die fachliche Information mit den Worten: „Aus logopädischer Sicht ist es für die Sprachförderung wichtig, dass …" eingeführt wird.

In Kürze

- Kernannahme des systemischen Konzeptes sind die **Kundenorientierung** und die **Neutralität.**
- Im Zentrum des klientenzentrierten Ansatzes stehen die Haltungen der **Echtheit, Empathie** und der **Akzeptanz.**
- Der systemische Ansatz kann gerade an seinem Schwachpunkt, der **mangelhaften Berücksichtigung der emotionalen Bindungen,** gut durch die klientenzentrierte Haltung ergänzt werden.
- In gleicher Weise decken die **Auftragsklärung** und die **Lösungsorientierung** des systemischen Ansatzes wichtige Aspekte in der logopädischen Arbeit ab, die von der klientenzentrierten Haltung vernachlässigt werden.
- Die Kernannahmen des systemischen Konzeptes, die Kundenorientierung und die Neutralität **entsprechen** der Haltung der Empathie und der Akzeptanz in der klientenzentrierten Gesprächsführung.

Literatur

Boscolo L et al. (1994) Familientherapie – Systemtherapie. Das Mailänder Modell. Modernes Lernen, Dortmund

Buchholz M (2003) Da sitzt das kalte Herz. Die Zeit, Ausgabe 35

Grohnfeldt M (2003) Lehrbuch der Sprachheilpädagogik und Logopädie. Bd 1: Selbstverständnis und theoretische Grundlagen. Kohlhammer, Stuttgart

Grohnfeldt M, Ritterfeld U (2005) Grundlagen der Sprachheilpädagogik und Logopädie. In: Grohnfeldt M (Hrsg) Lehrbuch der Sprachheilpädagogik und Logopädie. Bd 1: Selbstverständnis und theoretische Grundlagen. Kohlhammer, Stuttgart

Heinerth K (1979) Einstellungs- und Verhaltensänderung. Reinhardt, München, Basel

Iven C (2000) Gemeinsam an Lösungen arbeiten. LOGOS interdisziplinär 2:84–97

Kölln D, Pallasch, W (2020) Pädagogisches Gesprächstraining. Lern- und Trainingsprogramm zur Vermittlung pädagogisch-therapeutischer Gesprächs- und Beratungskompetenzen. Beltz Juventa, Weinheim, Basel

Minuchin S, Fishman H (2015) Praxis der strukturellen Familientherapie. Lambertus, Freiburg

Pfeifer-Schaupp H (1997) Jenseits der Familientherapie. Systemische Konzepte in der Sozialen Arbeit. Lambertus, Freiburg i. Br.

Rogers CR (2001) Die nicht-direktive Beratung, 10. Aufl. Fischer, Frankfurt/Main

Rogers CR (2012) Die klientenzentrierte Gesprächspsychotherapie. 22. Aufl. Frankfurt/Main

Rogers CR (2021) Entwicklung der Persönlichkeit, 23. Aufl. Klett-Cotta, Stuttgart

Sachse R (1992) Zielorientierte Gesprächspsychotherapie. Hogrefe, Göttingen

Satir V (2010) Kommunikation, Selbstwert, Kongruenz. Junfermann, Paderborn

Satir V (2021) Selbstwert und Kommunikation. Familientherapie für Berater und zur Selbsthilfe. Pfeiffer bei Klett-Cotta, Stuttgart

Schlippe A, Schweitzer J (2012) Lehrbuch der systemischen Therapie und Beratung (Bd. 1). Vandenhoeck & Ruprecht, Göttingen

Schneewind KA (1996) Persönlichkeitstheorien 2. Organismische und dialektische Ansätze. Primus, Darmstadt

Schwing R, Fryzer A (2012) Systemisches Handwerk. Werkzeug für die Praxis. Vandenhoeck & Ruprecht, Göttingen

Seithe M (2008) Engaging. Möglichkeiten klientenzentrierter Beratung in der Sozialarbeit. VS, Wiesbaden.

de Shazer S (1999) Wege der erfolgreichen Kurztherapie. Klett, Stuttgart

Stengel I, Strauch T (2020) Stimme und Person, 7. Aufl. Klett-Cotta, Stuttgart

Tausch A, Tausch R (1990) Gesprächspsychotherapie, 9. Aufl. Hogrefe, Göttingen

Watzlawick P, Beavin IH, Jackson DD (2017) Menschliche Kommunikation. Formen Störungen Paradoxien. Huber, Bern

Weber G, Stierlin H (2011) In Liebe entzweit. Die Heidelberger Familientherapie der Magersucht. Rowohlt, Reinbek

ICF als bio-psycho-soziales Modell von Gesundheit

Inhaltsverzeichnis

© Der/die Autor(en), exklusiv lizenziert an Springer-Verlag GmbH, DE, ein Teil von Springer Nature 2024
C. Büttner und R. Quindel, *Gesprächsführung und Beratung in der Therapie*,
Praxiswissen Logopädie, https://doi.org/10.1007/978-3-662-67522-9_5

5

In der ICF basierten Sprachtherapie sind Gesprächsführungs- und Beratungskompetenzen besonders bedeutsam, da die Therapieplanung an teilhaberelevanten Zielvereinbarungen mit dem Patienten ausgerichtet ist. Das zugrunde liegende bio-psycho-soziale Modell von Gesundheit verlangt eine ganzheitliche Sichtweise auf bestehende gesundheitliche Einschränkungen und damit verbundene soziale und psychische Faktoren. Fragen zur Teilhabe bzw. Partizipation stehen im Mittelpunkt, denn Inklusion wird als Bedingung von Gesundheit verstanden. Um in verschiedenen Lebensbereichen Teilhabemöglichkeiten zu erweitern, steht die Ressourcenorientierung und das Empowerment von Patienten im Zentrum von therapeutischen Interventionen.

5.1 Einführung in die ICF

Mit der „International Classification of Functioning, Disability and Health" (ICF) wurde 2001 von der Weltgesundheitsorganisation (WHO) eine Klassifikation von Krankheiten und deren Folgen verabschiedet, die von einem Paradigmenwechsel in der bis dahin gängigen Auffassung von Gesundheit und Krankheit gekennzeichnet ist. In dieser Klassifikation werden die Auswirkungen der Erkrankung auf die Teilhabe des Patienten an Aktivitäten des täglichen Lebens (Partizipation) explizit berücksichtigt. Dies war beim Vorläufermodell, der „International Classification of Impairments, Disabilities and Handicaps (ICIDH) nicht der Fall. Damit geht eine grundsätzlich veränderte, ganzheitlichere Sichtweise der Erkrankung bzw. Störung einher: Im Zentrum steht der Patient mit seinen individuellen lebensweltlichen Gegebenheiten, dessen Bedürfnisse die Grundlage der Interventionen bilden, die im biopsychosozialen Modell von Gesundheit verortet sind (WHO, DIMDI 2012a).

> **Tipp**
>
> — Informationen zu den Klassifikationssystemen abrufbar im Internet:
> — ▶ https://www.dimdi.de/static/de/klassifikationen/icf/icfhtml2005/zusatz-additionalinfo.htm
> — ▶ https://www.bfarm.de/DE/Kodiersysteme/Klassifikationen/ICF/_node.html

Zur besseren Übersicht werden zunächst vier **Klassifikationssysteme,** die für die Logopädie bedeutsam sind, kurz definiert.

> **Vier Klassifikationssysteme**
> — **ICF** (International Classification of Functioning, Disability and Health, dt. Internationale Klassifikation der Funktionsfähigkeit, Behinderung und Gesundheit, WHO 2005): Klassifikationssystem, das eine einheitliche Sprache zur Beschreibung des funktionalen Gesundheitszustands, der Behinderung, der sozialen Beeinträchtigung und der relevanten Umgebungsfaktoren einer Person zur Verfügung stellen soll und somit einen länder- und fachübergreifenden Austausch erleichtert (WHO, DIMDI 2012a)
> — **ICF-CY** (International Classification of Functioning, Disability and Health- Children and Youth Version, dt. Internationale Klassifikation der Funktionsfähigkeit, Behinderung und Gesundheit bei Kindern und Jugendlichen): Klassifikationssystem entsprechend der o. g. ICF, das jedoch speziell auf die Besonderheiten bei Kindern und Jugendlichen Bezug nimmt. Beispielsweise werden Funktionen, die sich noch in der Entwicklung befinden und die

Lebenswelt der Kinder und Jugendlichen betrachtet (WHO, Hollenweger und Kraus de Camargo 2017). Allerdings wurde von der WHO beschlossen, die beiden getrennten Systeme ICF und ICF-CY zusammenzuführen (Seidel und Schneider 2021).

- **ICIDH** (International Classification of Impairments, Disabilities and Handicaps, dt. Internationale Klassifikation der Schädigungen, Fähigkeitsstörungen und Behinderung, WHO 1980): Klassifikationssystem, das eine möglichst genaue Erfassung von Behinderung als Folge einer Krankheit oder Funktionsstörung zum Ziel hat (WHO, DIMDI 2012a).
- **ICD-10-GM** (International Statistical Classification of Diseases and Related Health Problems, German Modification, dt. Internationale Klassifikation der Krankheiten und verwandter Gesundheitsprobleme, z. B. Krankheiten, Gesundheitsstörungen, Verletzungen, WHO 1992–1994): Klassifikationssystem zur Verschlüsselung von Diagnosen im ambulanten und stationären Bereich (WHO, BfArM 2022)

Die ICD-10-GM liefert Informationen über gesundheitliche Probleme und entsprechende Diagnosen und die ICF-Informationen über die Funktionsfähigkeit, somit ergänzen sich diese beiden Systeme gegenseitig (WHO, DIMDI 2012b).

2022 wurde die ICD-11 verabschiedet und soll die ICD-10-GM nach einer Übergangsfrist ersetzen (Seidel und Schneider 2021).

Das **Modell der ICIDH** fußt auf einem Krankheitsfolgenmodell, klassifiziert Behinderungen und ist deshalb **defizitorientiert**. Die grundlegenden Aspekte sind (WHO, DIMDI 2012a):

- Schädigung,
- Fähigkeitsstörung,
- (soziale) Beeinträchtigung.

Umweltfaktoren bleiben unberücksichtigt, und personenbezogene Faktoren werden nur indirekt berücksichtigt. Soziale Beeinträchtigungen werden gewissermaßen der Person als Eigenschaft zugeschrieben, da die Krankheit sie in ihren Möglichkeiten der sozialen Partizipation einschränkt. Weil die Realität der von Krankheit oder Behinderung betroffenen Patienten jedoch hierdurch nur unzureichend erfasst wird, wurde dieses Modell in der ICF erweitert: Die soziale Beeinträchtigung wird als komplexes Bedingungsgefüge zwischen dem gesundheitlichen Problem einer Person und ihren Umweltfaktoren (d. h. der Interaktion von biologischen, psychologischen und sozialen Faktoren) verstanden (WHO, DIMDI 2012a). Die **Entwicklung von der ICIDH zur ICF** ist gekennzeichnet durch die

- konsequente Einbeziehung von Kontextfaktoren,
- die Ausrichtung an den Möglichkeiten der Aktivität und Partizipation des Einzelnen (WHO, DIMDI 2012a).

Der besondere Wert der ICF besteht in einer **grundsätzlich anderen Haltung** gegenüber Störungen und Behinderungen (vgl. Exkurs „Bezug zur Behindertenrechtskonvention") und führt damit sowohl zu einer Therapieplanung, in deren Mittelpunkt teilhabeorientierte Ziele stehen, als auch zu einer Neubewertung des Therapieerfolgs (Grötzbach und Iven 2014).

Ein weiterer wichtiger Vorteil besteht in einer einheitlichen Darstellung des Gesundheitszustandes einer Person mithilfe der ICF, was die interdisziplinäre Zusammenarbeit und die Kommunikation der unterschiedlichen Fachrichtungen erleichtert (Seidel und Schneider 2021).

5

Diese grundlegend andere Haltung gegenüber Störungen und Behinderungen findet sich ebenfalls in den Zielen der **Behindertenrechtskonvention** wieder, die seit 2009 in Deutschland gesetzlich verankert ist, und die in die Denkweise unterschiedlicher Bereiche des öffentlichen Lebens, z. B. Behörden, Politik, Bildungseinrichtungen, Gesundheitswesen einfließen muss. Das führte zum **Bundesteilhabegesetzes (BHT),** das 2016 verabschiedet wurde (Bundesgesetzblatt 2016).

Weitere Informationen zum Übereinkommen über die Rechte von Menschen mit Behinderung sowie zum Bundesteilhabegesetz finden sich unter:

- ▶ https://www.behindertenrechtskonvention.info/
- ▶ https://www.bmas.de/DE/Soziales/Teilhabe-und-Inklusion/Rehabilitation-und-Teilhabe/bundesteilhabegesetz.html

» *„Die ICF bezieht sich auf und enthält die Rahmenbestimmungen für die Herstellung von Chancengleichheit von Personen mit Behinderungen. Daher stellt die ICF*

ein geeignetes Instrument für die Umsetzung internationaler Aufträge bezüglich der erklärten Menschenrechte und für die nationale Gesetzgebung zur Verfügung" (WHO, DIMDI 2012b, ICF Version 2005, Einführung).

Die Realisierung der ICF-orientierten Sichtweise in der Sprachtherapie ist damit eine Möglichkeit, Teilziele der Behindertenrechtskonvention konkret im sprachtherapeutischen Alltag zu berücksichtigen und zur Verwirklichung des damit verbundenen Inklusionsgedankens beizutragen.

So ermöglicht eine Sprachtherapeutin einem Menschen, der sich nicht oder kaum lautsprachlich mitteilen kann, einen besseren Zugang zum Bildungssystem, indem sie gemeinsam mit dem Betroffenen und dessen sozialem Umfeld entsprechende Möglichkeiten der unterstützten Kommunikation erarbeitet. Das wiederum befähigt den Menschen, bestmöglich mit seiner Umwelt zu kommunizieren, was u. a. seine Möglichkeiten und Chancen zur Teilhabe an Bildungsangeboten erhöht.

In Kürze

- Bei der ICF handelt es sich um ein Klassifikationssystem, das auf einem **bio-psycho-sozialen Modell von Gesundheit** basiert.
- ICD-10-GM und ICF **ergänzen** einander.
- Die ICF zielt auf eine **ressourcenorientierte und ganzheitliche Haltung** gegenüber Störungen und Behinderungen.
- Das gemeinsame Beschreibungssystem des Gesundheitszustands und der Teilhabeziele einer Person erleichtert eine interdisziplinäre Zusammenarbeit

5.2 Begriffe und Systematik der ICF

Die ICF als Klassifikationssystem beschreibt die **Gesundheitsbedingungen** im Rahmen von zwei Teilen:

- **Teil 1 – Funktionsfähigkeit/Behinderung:** Dieser Teil wird in zwei Komponenten gegliedert: Körperfunktionen, -strukturen sowie Aktivität und Partizipation.
- **Teil 2 – Kontextfaktoren:** Diese werden in zwei Komponenten unterteilt: umwelt- und personenbezogene Faktoren.

Die einzelnen Komponenten bestehen aus Domänen, mit Kategorien, mithilfe derer eine Beschreibung des Gesundheitszustands einer Person bzw. eine Kodierung möglich ist (WHO, DIMDI 2012b).

Im Folgenden werden die einzelnen Komponenten genauer erläutert und beispielhaft eine mögliche Domäne und Kategorie angeführt (in Anlehnung an WHO, DIMDI 2012b, ICF Version 2005, Einführung).

▪▪ Körperfunktionen

Diese Komponente bezieht sich auf die physiologischen Funktionen von Körpersystemen, auch psychologische Funktionen. Hier wird die Veränderung physiologischer Prozesse beschrieben:
- Domänen: z. B. Stimm- und Sprechfunktion.
- Kategorien: z. B. alternative stimmliche Äußerungen.

▪▪ Körperstrukturen

Diese Komponente bezieht sich auf die Teile des Körpers (z. B. Organe, Gliedmaßen). Hier wird die Veränderung anatomischer Strukturen beschrieben:
- Domänen: z. B. Strukturen des Nervensystems.
- Kategorien: z. B. Strukturen des Gehirns.

▪▪ Aktivität

Diese Komponente bezieht sich auf die Beeinträchtigungen, die bei der Durchführung einer Aufgabe oder Handlung erlebt werden:
- Domänen: z. B. bedeutende Lebensbereiche.
- Kategorien: z. B. Erziehung und Bildung.

▪▪ Partizipation (Teilhabe)

Diese Komponente berücksichtigt, inwieweit eine Person in einen bestimmten Lebensbereich oder eine Lebenssituation einbezogen ist. Da die beiden Komponenten Aktivität und Partizipation in der Realität eng miteinander verknüpft sind, gibt die ICF für beide zusammen nur eine Liste an, daher werden für diese Komponente hier keine Domäne und Kategorie aufgeführt.

▪▪ Umweltbezogene Faktoren

Diese Faktoren stellen die materiellen, sozialen und einstellungsbezogenen Gegebenheiten der Umwelt, in der eine Person lebt, dar:
- Domänen: Unterstützung und Beziehungen.
- Kategorien: z. B. engster Familienkreis.

▪▪ Personenbezogene Faktoren

Diese Faktoren berücksichtigen die spezielle Lebensführung und die individuellen Eigenschaften und Gegebenheiten, die nicht Teil des Gesundheitsproblems sind, z. B. Lebensstil, Fitness, materieller Hintergrund, Bildung. Da die personenbezogenen Kontextfaktoren aufgrund damit einhergehender deutlicher soziokultureller Unterschiede nicht klassifiziert sind, kann die Therapeutin nach eigener Einschätzung relevante persönliche Eigenschaften des Patienten einfließen lassen.

Die Interaktion dieser Komponenten bestimmt die individuellen Gesundheitsbedingungen der Person, wobei die ICF als **Klassifikationsmodell** auch zur Beschreibung dieses Prozesses herangezogen werden kann und eine mehrdimensionale Sichtweise auf die Funktionsfähigkeit und Behinderung bietet.

In Kürze

Die einzelnen **Komponenten der ICF** sind:

Teil 1: Funktionsfähigkeit und Behinderung
- Körperfunktionen und -strukturen
- Aktivität und Partizipation (Teilhabe)

Teil 2: Kontextfaktoren
- Umweltbezogene Faktoren
- Personenbezogene Faktoren

5

Tipp Literatur

- Seidel A und Schneider S (2021). Praxishandbuch ICF-orientierte Bedarfsermittlung. Beratung, Diagnostik und Hilfeplanung in sozialen Berufen. Beltz Juventa, Weinheim Basel

5.3 ICF-basierte Vorgehensweise in der Sprachtherapie

Im Folgenden werden die ICF-basierte Vorgehensweise und die sich daraus ergebende Bedeutung in Bezug auf Gesprächsführung und Beratung veranschaulicht. Da die angeführten Beispiele wesentliche Aspekte hervorheben und illustrieren, spiegeln sie nur einen Ausschnitt der Argumentation der ICF wider, und zeigen keine Kodiermöglichkeiten auf.

5.3.1 Diagnostik und Befund

In der Anamnese gewinnen insbesondere die Erfragung von Möglichkeiten der Aktivität/Teilhabe sowie die Erfassung v. a. von förderlichen Kontextfaktoren an Bedeutung (Ochsenkühn et al. 2014). Dadurch wird einerseits der **ressourcenorientierte** Blick in der Sprachtherapie geschärft, andererseits ergeben sich auch Ansatzpunkte für mögliche **Therapieziele,** die der Patient selbst in Bezug auf Teilhabe am Alltag wünscht.

▶ **Beispiel: Anamnese**

Die Sprachtherapeutin erfragt im Rahmen der Anamnese mit Herrn F., einem Rentner, der eine Stimmlippenlähmung infolge einer Schilddrüsen-OP erlitten und deshalb eine stark heisere, behauchte und raue Stimmgebung hat, an welchen Aktivitäten der Patient weiterhin gut teilnehmen kann (z. B. Vogelbeobachtungen mit einem Freund), bzw. welche er nun nicht mehr ausführen kann (z. B. Chorproben). Hierbei kann es zu Situationen kommen, in denen der Patient mit großer Traurigkeit wegen des aktuellen Verlustes konfrontiert ist. Evtl. lassen sich hier bereits erste gemeinsame Zielvereinbarungen treffen. Zusammen mit Herrn F. kann die Therapeutin dann ebenfalls überlegen, welche hemmenden Kontextfaktoren es derzeit gibt (z. B. sind „Bekannte" nicht bereit, sich auf die veränderte Situation einzustellen und treffen sich weiterhin zum Schach-Club in einer kleinen, aber etwas lauten Gaststätte), oder welche förderlichen Kontextfaktoren bestehen (z. B. stellt sich die Familie auf die neue Situation ein und versucht, Strategien zu finden, die die Kommunikation erleichtern). Hierbei kann es einerseits nötig sein, die Informationen des Patienten auszuwählen und zu bündeln, andererseits ist es wichtig, den Patienten wertschätzend und empathisch zu begleiten. ◄

Für den Befund kann es bedeutsam sein, zwischen **aktueller Leistung** und **potenzieller Leistungsfähigkeit** zu differenzieren (Ochsenkühn et al. 2014):
- Für den Patienten ist es u. U. ermutigend, dass im therapeutischen Rahmen bestimmte Leistungen abrufbar sind, die im Alltag (noch) nicht funktionieren, z. B. kann er die Erfahrung machen, dass die Therapeutin ihn in der ruhigen Zweiersituation verstehen kann.
- Es kann jedoch auch sein, dass es den Patienten frustriert, wie weit die aktuelle Leistung von seiner früheren entfernt

ist, z. B. kann es ihn schockieren, wenn er die Aufnahme einer Gesprächssequenz anhört.

5.3.2 Therapieplanung

Sowohl bei der Therapieplanung als auch im Therapieverlauf ist die Ausrichtung an den Bedürfnissen und den alltäglichen Aktivitäten, an denen der Patient wieder teilnehmen möchte, ein wichtiger Kompass (Grötzbach und Iven 2014). Dies bedeutet im Sinne einer **lösungsorientierten Vorgehensweise,** zunächst solche Schritte zu gehen wie Auftragsklärung, Zielformulierungen, Lösungskonstruktionen und mögliche Lösungswege aufzeigen. Diese Inhalte des Bausteins „Lösungen finden" (vgl. ▶ Abschn. 7.5) erleichtern es, mit dem Patienten nach passenden Zielen für Alltagsaktivitäten und deren Zielerreichung zu suchen.

> ▶ **Beispiel: Teilhabe an der Schachrunde**
>
> Herr F. formuliert, dass er gerne wieder am Schach-Club teilnehmen möchte, was er sich aufgrund der geringen Redeanteile während des Spiels auch vorstellen kann. Allerdings schreckt ihn der „Smalltalk" in der lauten Umgebung mit den vielen Gesprächsteilnehmern in der kleinen Gastwirtschaft ab.
> Mögliche Alternativen sind: das Spiel zunächst mit den Familienmitgliedern in einer ruhigeren Umgebung spielen; einige Freunde aus dem Schach-Club nach Hause in eine ruhigere Umgebung einladen; die Schachrunde bitten, sich an einem ruhigeren Ort zu treffen und viele weitere, kreative Möglichkeiten. ◀

5.3.3 Dokumentation

Hier ist z. B. im Rahmen von Berichten an den Arzt oder gegenüber Kostenträgern die veränderte Begründung von Therapiezielen, die sich stark an der Teilhabe orientieren, zu nennen. Außerdem führen Grötzbach

und Iven (2014) an, dass die durch die ICF veränderte Sichtweise auch eine andere Definition von Therapieerfolg zur Folge habe. Dabei können die mit dem Patienten getroffenen Zielvereinbarungen dargelegt und die Wünsche des Patienten in den Vordergrund gestellt werden.

> ▶ **Beispiel: Bericht an den Arzt**
>
> Die Therapeutin formuliert in dem Bericht an den behandelnden Arzt – neben der Verbesserung der funktionalen Aspekte der Stimmerzeugung und -qualität – als weiteres Therapieziel die Teilhabe an Aktivitäten der „Erholung und Freizeit" und hierbei insbesondere an Treffen des Schach-Clubs. ◀

In Kürze

— Die **klientenzentrierten** und **lösungsorientierten** Grundhaltungen lassen sich gut mit der „Philosophie" der ICF vereinbaren.

— Klientenzentrierte und lösungsorientierte Gesprächsbausteine sind für die **Umsetzung der ICF** in den Bereichen Anamnesegespräch und Zielvereinbarungen mit dem Patienten zur Therapieplanung hilfreich.

5.4 Bedeutung von Gesprächsführung und Beratung in der Sprachtherapie durch die ICF-basierte Vorgehensweise

Eine ICF-basierte Vorgehensweise bringt mit ihrer Forderung nach einer konsequenten Ausrichtung an den Bedürfnissen und Zielen des Patienten die Notwendigkeit einer lösungsorientierten und klientenzentrierten Gesprächsführung mit sich.

Im Zuge der ICF werden die in diesem Buch vermittelten Inhalte umso bedeutsamer und ein wesentliches Handwerkszeug, um dem Anspruch der teilhabeorientierten

5

Therapieplanung gerecht zu werden. Denn nur über die **gelungene Kommunikation** ist es der Therapeutin möglich, mit dem Patienten gemeinsam zu überlegen, wie dessen persönlicher Weg aussehen soll.

5.4.1 Bedeutungsgewinn von Gesprächsführungskompetenzen

Liegen die Vorstellungen der ICF dem therapeutischen Vorgehen zugrunde, bedeutet dies unweigerlich ein „Mehr" an **Partizipation** und **Transparenz** für den Therapieprozess. Das setzt wiederum eine gelingende Kommunikation voraus, es macht also das Gespräch zur Klärung von Zielen der Teilhabe, Definition von Lebensqualität, Vorstellungen von „Heilung" usw. noch wichtiger.

Gleichzeitig nimmt damit die Beratung, z. B. das gemeinsame Finden von teilhabeorientierten Zielen, einen breiteren Raum im Therapiesetting ein.

5.4.2 Mögliche Schwierigkeiten bei der Anwendung

Allerdings ist es auch möglich, dass die Sprachtherapeutin in ein **Dilemma** gerät: Da die Sichtweise und Haltung der ICF noch nicht in allen Bereichen des Gesundheitssystems angekommen sind, wird die sprachtherapeutische Arbeit z. T. noch nach den Maßstäben der „Symptombeseitigung" bewertet und Therapieerfolge, die sich im Wesentlichen auf die Teilhabe beziehen, nicht entsprechend anerkannt.

Hinzu kommt, dass die Therapeutin im Zuge der immer knapperen zeitlichen und finanziellen Ressourcen im Gesundheitssystem alle Ansprüche auf eine fachlich kompetente, auf aktueller Forschung basierten, an den Fähigkeiten und dem Alltag des Patienten orientierten, zur optimalen Förderung seiner Möglichkeiten nach Teilhabe ausgelegten Therapieplanung immer schwerer „unter einen Hut bekommen" kann.

Trotz dieser kritischen Gesichtspunkte ist die Auseinandersetzung mit diesem Klassifikationsmodell für die Sprachtherapie gewinnbringend und notwendig; auch deshalb, weil sie bereits im Bereich der Rehabilitation, der Unterstützten Kommunikation sowie in der Frühförderung umgesetzt wird.

Außerdem unterstützt die dem Modell zugrundeliegende ressourcen- und klientenzentrierte Haltung die sprachtherapeutische Arbeit und bietet wichtige Argumente, z. B. gegenüber den Kostenträgern, für teilhabeorientierte Therapieziele und eine entsprechende Therapiegestaltung.

Exkurs: Dilemma-Situationen im therapeutischen Kontext

Eine Situation wird dann als Dilemma wahrgenommen, wenn verschiedene Handlungsalternativen scheinbar zu keiner optimalen, konstruktiven Lösung führen und mit den zur Verfügung stehenden Handlungsmöglichkeiten nicht mehr bewältigt werden kann. Dadurch entstehen Verunsicherung sowie eine Form von innerem Konflikt. Da die Bewältigung dieser herausfordernden Situation es nicht erlaubt, an Routinen festzuhalten und andererseits emotional stark berührt, stellen sie Anknüpfungspunkte für Lernprozesse dar. Sie können sowohl zur persönlichen Kompetenzeinschätzung als auch zur Selbstreflexion genutzt werden und Haltungsänderungen bewirken (Nentwig-Gesemann et al. 2011).

Die Bearbeitung von als dilemmatisch erlebten Fragestellungen kann Gegenstand der kollegialen Fallarbeit bzw. Supervision sein (s. ▶ Abschn. 10.3.).

In Kürze

- Eine an der ICF orientierte Haltung führt zu einer Therapieplanung, die an einem – gemeinsam mit dem Patienten gestalteten und auf dessen individuelle Bedürfnisse zugeschnittenen – **Optimum an Teilhabe** ausgerichtet ist.
- Dies setzt eine **gelungene Kommunikation** zwischen Therapeutin und Patient voraus.
- Die Beratung und das Finden von teilhabeorientierten Zielen nimmt **mehr Raum im Therapiesetting** ein.
- Insgesamt **stärkt** die Forderung der an der ICF ausgerichteten Vorgehensweise den Anteil von **Gesprächsführung und Beratung** innerhalb der Sprachtherapie

Tipp Literatur

- Schneider et al. (2021) Aphasie. ICF-orientierte Diagnostik und Therapie. Springer, Berlin
- Pretis M (2020) ICF-basiertes Arbeiten in der Frühförderung. Ernst Reinhardt, München
- Bernasconi T (2020) ICF und UK. Chancen einer aktivitätenbezogenen Perspektive. In: Boenisch J, Sachse SK (Hrsg) Kompendium Unterstützte Kommunikation. Stuttgart: Kohlhammer, 365–371

5.5 Gesundheitsförderung in der Beratung

Gesundheit im Sinne der ICF ist nicht mehr als individueller Zustand eines Patienten zu verstehen, sondern als Interaktion, als gelungene Passung zwischen Individuum und Umwelt. Neben den biologischen Funktionen spielen das **soziale Umfeld** und die **psychische Einstellung zum eigenen Leben** eine wichtige Rolle bei der Bewältigung von Krankheit. Im Rahmen der Beratung in der Sprachtherapie ist die soziale wie die psychische Komponente von großer Bedeutung. Neben der sinnvollen Gestaltung des sozialen Umfeldes (z. B. die Förderung von Kommunikation zwischen Patienten und Angehörigen) ist die **Veränderung durch psychische Prozesse** das Ziel jeder Beratung, so etwa i.S. einer trauernden Auseinandersetzung mit einer progredienten Erkrankung (z. B. Morbus Parkinson) oder in der Entwicklung von neuem Selbstbewusstsein in der Erziehung (z. B. Eltern eines stotternden Kindes).

Im Folgenden sollen zunächst psychische und soziale Bedingungen von Gesundheit beschrieben werden. Anschließend wird das Empowerment-Konzept als professioneller Handlungsleitfaden der Inklusion vorgestellt.

5.5.1 Kohärenzgefühl als psychische Bedingung von Gesundheit

Das Konzept des „Koheränzgefühls" geht auf die Forschungen von Antonovsky (1997) zurück. Diese Forschungen zeigen, dass Menschen objektive Belastungen (z. B. Sprachstörung im Zusammenhang mit einem Schlaganfall) in Abhängigkeit der Ausprägung des sogenannten **Kohärenzgefühls** („sense of coherence") sehr unterschiedlich bewältigen (Lorenz 2005). Ein stark ausgeprägtes Kohärenzgefühl führt zu einer schnelleren Bewältigung und rascheren gesundheitlichen Besserung des Patienten. Das Kohärenzgefühl setzt sich zusammen aus den **Aspekten**

- Verstehbarkeit,
- Bedeutsamkeit,
- Handhabbarkeit des eigenen Lebens.

Diese drei Aspekte sind im Sinne der Gesundheitsförderung äußerst wirkungsvolle Haltungen, die das Ziel jeder Beratung im

5

sprachtherapeutischen Feld sein sollten. Am Beispiel der Beratung der Mutter eines stotternden Jungen soll die **Stärkung des Kohärenzgefühls** beschrieben werden.

> ▶ Beispiel: Stärkung des Kohärenzgefühls

- **Verstehbarkeit:** Die Eltern werden durch das Beratungsgespräch befähigt, die systemischen Zusammenhänge des kindlichen Stotterns mit ihrem eigenen Verhalten in der Interaktion mit ihrem Sohn nachvollziehen zu können
- **Bedeutsamkeit:** Die Eltern werden in die Lage versetzt, ihre eigenen Gefühle, Wünsche und Vorstellungen, ebenso wie die Bedeutsamkeit des eigenen Erziehungshandelns für die Entwicklung ihres Sohnes wertzuschätzen und ernst zu nehmen.
- **Handhabbarkeit:** Mit Unterstützung der Sprachtherapeutin entwickeln die Eltern neue Handlungsmöglichkeiten und die Zuversicht, Probleme meistern zu können. ◀

5.5.2 Inklusion als soziale Bedingung von Gesundheit

Die Konzeption der ICF basiert auf der Inklusion, also der **selbstverständlichen Teilhabe aller Menschen** am gesellschaftlichen Leben. Beispielsweise sind Menschen mit Behinderungen i.S. der Inklusion gleichberechtigte Mitglieder der Gesellschaft und haben keinen Sonderstatus aufgrund ihrer Beeinträchtigung. Das unterscheidet das Konzept der Inklusion von demjenigen der Integration:

- **Inklusion** geht von einer **Vielfalt menschlichen Lebens** (kranke, gesunde, arme, reiche, junge, alte, männliche, weibliche, inter- trans- homo- heterosexuelle, schwarze oder People of Colour, weiße Menschen) aus und sieht diese Diversi-

tät als Grundlage der Gesellschaft. – Es ist normal, verschieden zu sein.
- **Integration** geht von einer **Normalität** aus, in die diejenigen Menschen, die als abweichend von der Norm definiert werden (z. B. Behinderte oder Menschen mit Migrationsgeschichte), integriert werden. Dies bedeutet, dass diese zu integrierenden Menschen zunächst diagnostisch von „der Normalität" unterschieden werden (also tatsächlich zunächst ausgegrenzt werden), um sie dann als „Problemgruppe" mit bestimmten Unterstützungsmaßnahmen in die Normalität einzugliedern.

Diese spezielle Diagnostik und Sonderbehandlung wird nach dem Ansatz der Inklusion abgelehnt. Danach geht man von einer Vielfalt menschlicher Lebensformen aus und sieht keine eindeutigen Unterscheidungsmöglichkeiten von gesunden und kranken Menschen.

Unbestritten ist jedoch, dass manche Menschen mehr Unterstützung benötigen als andere, um zu einer aktiven **Teilhabe an der Gesellschaft** befähigt zu werden. Dieser Bedarf an Unterstützung auf verschiedenen Ebenen soll mithilfe der ICF ermittelt werden.

Sprachtherapeutinnen arbeiten mit Menschen, die auf der Ebene der sprachlichen Kompetenzen Unterstützung benötigen, da Kommunikation ein zentraler Schlüssel zur gesellschaftlichen Partizipation ist. **Ziel der Therapie** i. S. des Inklusionsgedankens sollte sein, dass der Patient in die Lage versetzt wird, aktiv und selbstbestimmt seinen Alltag zu gestalten.

> ▶ Beispiel: Aktive und selbstbestimmte Teilhabe

Hier lässt sich die Verbindung mit dem **Kohärenzgefühl** von Antonovsky (1997) herstellen: Neben den Fortschritten in der

Sprachtherapie im engeren Sinne (z. B. Reduktion der Stottersymptomatik, verbesserte Wortfindung) spielen natürlich auch
- das Verstehen (ich weiß jetzt, warum ich mich unsicher fühle),
- das Gefühl von Bedeutsamkeit (ich nehme mich und meine Bedürfnisse ernst) und
- die Handhabbarkeit (ich habe Kompetenzen entwickelt, mit schwierigen Situationen umzugehen)

eine Rolle bei einer erfolgreichen Sprachtherapie. Mit einem gestärkten Kohärenzgefühl wächst die Möglichkeit der aktiven Teilhabe. ◄

Mit dem Konzept des **Empowerments** lässt sich die Rolle der Therapeutin bei der Förderung der gesellschaftlichen Teilhabe der Patienten beschreiben.

5.5.3 Empowerment als psychosoziales Unterstützungskonzept

Mit der ICF wurde ein zentraler Perspektivenwechsel vollzogen: von der Defizitorientierung (Betrachtung der kranken und geschädigten Anteile) hin zu Ressourcenorientierung (Betrachtung der Kompetenzen und Fähigkeiten). Dieser Perspektivenwechsel wurde im Rahmen des Empowerment-Ansatzes bereits vorweggenommen. Ausgehend von dem Aufsatz von Rappaport (1985) wird Empowerment als sozialpolitisches Konzept, als Gegenmodell zur fürsorglichen Belagerung durch expertendefinierte Ansätze eingeführt. Patienten sollen nicht ausschließlich in ihrer Bedürftigkeit, sondern gleichermaßen mit ihren Fähigkeiten und ihren Rechten gesehen werden. Ursprung dieser Idee waren u. a. die wachsenden Selbsthilfe- und Bürgerrechtsbewegungen. Sie dienten als Beispiel

für die Verwirklichung von Empowerment (Herriger 2020).

> **Definition**
>
> **Empowerment** beschreibt ein professionelles Handlungskonzept, das Menschen als Experten und Expertinnen in eigener Sache im Kontext ihrer Lebenswelt wahrnimmt. Empowerment wendet sich also gegen die Expertenmacht der professionellen Helferinnen und spricht für eine „Ermächtigung" der Patienten, eigene Stärken und Wege in Verbindung mit ihrem jeweiligen sozialen Kontext zu finden.

Patienten sollen möglichst selbstverantwortlich ihre Interessen vertreten können. Die professionellen Helferinnen sollen ihre Kompetenzen einsetzen, um Patienten Ressourcen zugänglich zu machen, die sie zu einem selbstbestimmten Leben benötigen. Der „Bemächtigungsprozess" gewinnt dann eine Eigendynamik: Je selbständiger die Patienten ihr Leben regeln, desto selbstbewusster werden sie, desto mehr Ideen und Kompetenzen entwickeln sie. Die Abhängigkeit von professioneller Unterstützung wird in diesem Prozess immer geringer, der Zugang zu Ressourcen gelingt schließlich ohne Hilfe von professionellen Expertinnen.

Als Konsequenz lässt sich folgendes **Qualitätskriterium** für eine Zusammenarbeit mit Patienten im Sinne des Empowerments ableiten: Die Therapeutinnen sollten Anschlüsse an den Alltag der Patienten finden, indem die Lebensumstände und der soziale Kontext der Patienten in den Beratungsgesprächen berücksichtigt werden. Zu diesem Kontext zählen neben der Arbeit z. B. die materiellen Mittel zur Freizeitgestaltung, Beziehungen zu Verwandten und Freunden usw. Vor allem für Patienten mit problematischen Kontextbedingungen

5

(Armut, fehlende soziale Kontakte usw.) sollten neben der Therapie ergänzend Anstöße i.S. der **Netzwerkarbeit** (Straus 2001) angeboten werden und das Entdecken sowie Nutzen konkreter professioneller und nicht professioneller Ressourcen (Begegnungseinrichtungen, Nachbarschaftsinitiativen, Selbsthilfegruppen) unterstützt werden.

Welche konkreten Möglichkeiten bietet das Empowerment-Konzept? In der Beschreibung der Prozesse in Selbsthilfegruppen ist die Verknüpfung der individuellen Ebene, der Gruppenebene und der strukturellen Ebene (Stark 2004) zentral. Empowerment wird als kollektiver Prozess der Bemächtigung auf allen drei Ebenen verstanden: Es geht darum, die **Gestaltungsmacht über die eigene Lebenswelt** zurückzuerobern.

▪▪ Individuelle Ebene

Das Empowerment-Konzept erfordert eine **selbstkritische** („möglichst viel Verantwortung beim Gegenüber lassen") und eine **paradoxe** Positionierung („sich selbst überflüssig machen") von den Therapeutinnen. Der jeweilige Unterstützungsbedarf der Patienten wird optimal berücksichtigt, da nicht die Professionellen, sondern die Patienten, soweit es geht, selbst über die Formen und Inhalte der Therapie bestimmen. Durch die Empowerment-Prozesse werden auf individueller Ebene Veränderungen angestoßen, da die Patienten mit Unterstützung der Professionellen und ggf. über den Austausch mit anderen Betroffenen eigene Kompetenzen im Sinne des Kohärenzgefühls nach Antonovsky entwickeln werden.

▪▪ Gruppenebene

Das größte Potenzial liegt in der Nutzung von Gruppen. Die sich dabei entwickelnden Prozesse der kollektiven Selbstermächtigung werden im Empowerment-Konzept als **Aspekte der sozialen Ebene** bzw. der Gruppenebene bezeichnet. Der Austausch und die gegenseitige Unterstützung werden zwar von Professionellen initiiert und, wenn nötig, organisiert; die eigentlich hilfreichen Prozesse spielen sich aber unter den Patienten selbst ab. Dadurch wird die Abhängigkeit von den Professionellen reduziert und eigenständige Selbsthilfeprozesse werden angestoßen. Solche Effekte des gegenseitigen Austauschs sind in den Forschungen zu Selbsthilfegruppen (Hundertmark-Mayser und Möller 2004) ausführlich dokumentiert.

▪▪ Strukturelle (politische) Ebene

Den Professionellen im sozialen Feld kommt dabei als „Mitstreiter sozialer Veränderung" (Rappaport 1985) die Aufgabe zu, z. B. auf Probleme in der Gesundheitsversorgung (fehlende Zeit für Beratung im Rahmen der Sprachtherapie) hinzuweisen. Über Verbände oder in Arbeitskreisen können Sprachtherapeutinnen gemeinsam mit den Selbsthilfeorganisationen der Patienten für (sozial-)politische Veränderungen eintreten. Im Sinne der Inklusion werden auf diese Weise gesellschaftliche Hindernisse für Teilhabe kritisiert und Ausgrenzungsmechanismen offengelegt.

In Kürze

- Ein stark ausgeprägtes Kohärenzgefühl führt zu einer schnelleren Bewältigung und rascheren gesundheitlichen Besserung der Patienten. Das **Kohärenzgefühl** setzt sich zusammen aus den Aspekten Verstehbarkeit, Bedeutsamkeit und Handhabbarkeit des eigenen Lebens.
- Die Konzeption der ICF basiert auf der **Inklusion,** also der selbstverständlichen Teilhabe aller Menschen am gesellschaftlichen Leben. Patienten benötigen sprachtherapeutische Hilfe, um zu einer aktiven Teilhabe an der Gesellschaft befähigt zu werden. Dieser Bedarf an Unterstützung auf verschieden Ebenen soll mithilfe der ICF ermittelt werden.
- Ziel der Therapie i.S. des Inklusionsgedankens sollte sein, dass der Patient in die Lage versetzt wird, aktiv und selbstbestimmt seinen Alltag zu gestalten. Dies wird durch die professionelle Haltung des **Empowerments** verwirklicht.

Literatur

Antonovsky A (1997) Salutogenese: Zur Entmystifizierung der Gesundheit. Dgvt-Verlag, Tübingen

Bernasconi T (2020) ICF und UK. Chancen einer aktivitätenbezogenen Perspektive. In: Boenisch J, Sachse SK (Hrsg) Kompendium Unterstützte Kommunikation. Kohlhammer, Stuttgart, S 365–371

Bundesgesetzblatt (2016) Gesetz zur Stärkung der Teilhabe und Selbstbestimmung von Menschen mit Behinderungen (Bundesteilhabegesetzt- BHT) Bundesgesetzblatt Jahrgang 2016 Teil I Nr. 66, Bonn. ► https://umsetzungsbegleitung-bthg.de/w/files/links-und-downloads/bgbl116s3234_74798.pdf. Zugegriffen: 26. März 2023

Grötzbach H, Iven C (2014) Umsetzung der ICF in den klinischen Alltag. . In: Grötzbach H, Hollenweger Haskell J, Iven C (Hrsg) ICF und ICF-CY in der Sprachtherapie. Umsetzung und Anwendung in der logopädischen Praxis. Schulz-Kirchner, Idstein

Herriger N (2020) Empowerment in der Sozialen Arbeit. Kohlhammer, Stuttgart

Hollenweger J, Kraus de Camargo O (2017) Internationale Klassifikation der Funktionsfähigkeit Behinderung und Gesundheit bei Kindern und Jugendlichen von WHO – World Health Organization, 2, Überarb. Hogrefe, Göttingen

Hundertmark-Mayser J, Möller B (2004) Selbsthilfe im Gesundheitsbereich. Robert Koch-Institut, Berlin

Lorenz R (2005) Salutogenese. Grundwissen für Psychologen, Mediziner, Gesundheits- und Pflegewissenschaftler. Ernst Reinhardt, München

Nentwig-Gesemann, I, fröhlich-Gildhoff, K, Harms, H., Richter, S (2011) Professionelle Haltung – Identität der Fachkraft für die Arbeit mit Kindern in den ersten drei Lebensjahren. Weiterbildungsinitiative Frühpädagogische Fachkräfte. WiFF Expertise, Bd 24. München

Ochsenkühn C, Frauer C, Thiel MM (2014) Stottern bei Kindern und Jugendlichen. Bausteine einer mehrdimensionalen Therapie. Springer, Heidelberg, Berlin

Pretis M (2020) ICF-basiertes Arbeiten in der Frühförderung. Reinhardt, München

Seidel A, Schneider S (2021). Praxishandbuch ICF-orientierte Bedarfsermittlung. Beratung, Diagnostik und Hilfeplanung in sozialen Berufen. Beltz Juventa, Weinheim, Basel

Stark W (2004) Empowerment. In: Nestmann F et al. (Hrsg) Das Handbuch der Beratung. Dgvt-Verlag, Tübingen

Straus F (2001) Netzwerkanalyse. In: Keupp H, Weber K (Hrsg) Psychologie. Ein Grundkurs. Rowohlt, Reinbek

WHO, DIMDI (2012a) ICF Version 2005. Vorwort zur deutschsprachigen Fassung. ► https://www.dimdi.de/static/de/klassifikationen/icf/icfhtml2005/zusatz-01-vor-vorwort.htm. Zugegriffen: 24. März 2023

WHO, DIMDI (2012b) ICF Version 2005. Einführung zur deutschsprachigen Fassung. ► https://www.dimdi.de/static/de/klassifikationen/icf/icfhtml2005/zusatz-02-vor-einfuehrung.htm. Zugegriffen: 24. März 2023

WHO, BfArM (2022) ICD-10-GM. Internationale statistische Klassifikation der Krankheiten und verwandter Gesundheitsprobleme, 10. Revision, German Modification, Version 2023, mit Aktualisierung vom 06.12.2022. ► https://www.dimdi.de/static/de/klassifikationen/icd/icd-10-gm/kode-suche/htmlgm2023/Abgerufen. Zugegriffen: 24. März 2023

Gesprächsplanung

Inhaltsverzeichnis

© Der/die Autor(en), exklusiv lizenziert an Springer-Verlag GmbH, DE, ein Teil von Springer Nature 2024
C. Büttner und R. Quindel, *Gesprächsführung und Beratung in der Therapie*,
Praxiswissen Logopädie, https://doi.org/10.1007/978-3-662-67522-9_6

6

Beratung im Rahmen der logopädischen Therapie weist einige Besonderheiten auf. So können sich Themen beispielsweise erst aufgrund der sprachtherapeutischen Übungen ergeben und dann spontan auftreten. Ein Überblick zu einzelnen Phasen des Beratungsprozesses hilft hier den roten Faden zu behalten und sich auf ein Gespräch vorzubereiten. Ausführliche Praxisbeispiele veranschaulichen die einzelnen Schritte und erleichtern die Umsetzung in die eigene Berufspraxis.

6.1 Der Beratungsprozess in der Logopädie

Beratung in der Sprachtherapie unterscheidet sich von klassischen Beratungsgesprächen, weil sie nur einen Teil der Therapie ausmacht. Im Folgenden sollen die **Eigenheiten der Beratung im Rahmen der Sprachtherapie** beschrieben werden. Dabei sind die spontan auftretenden Beratungssituationen von den geplanten zu unterscheiden. Darüber hinaus werden die verschiedenen **Ausgangssituationen der Beratungsgespräche** dargestellt.

6.1.1 Besonderheiten der Beratung im sprachtherapeutischen Setting

Von einem klassischen Beratungsgespräch, beispielsweise in einer Erziehungsberatungsstelle, unterscheiden sich die Beratungssituationen in der Logopädie in zwei wesentlichen Punkten:

- Häufig geht die Initiative zum Beratungsgespräch von der Therapeutin aus.
- Beratung macht nur einen Teil der logopädischen Therapie aus.

▪▪ Die Therapeutin initiiert das Beratungsgespräch

Viele Beratungssituationen in der logopädischen Therapie entstehen dadurch, dass die Therapeutin das Beratungsgespräch anregt, um mehr über den Patienten und dessen Kommunikationsschwierigkeiten zu erfahren oder in der Therapie aufgetauchte Problemstellungen in Zusammenhang mit der Kommunikationsstörung anzusprechen. Dadurch erhofft sie sich einen positiven Einfluss auf Therapiefortschritte des Patienten, z. B. eine **Verbesserung des kommunikativen Umfeldes** (Angehörigen-, Elternberatung) oder **Einsicht in Problemzusammenhänge** (Patientenberatung).

Im Gegensatz zu Beratungsstellen, die ein Klient wegen eines konkreten Beratungsthemas (z. B. Eheproblemen) aufsucht, erwartet der Klient in der logopädischen Therapie **vorrangig zunächst eine Behandlung der Stimm-, Sprach, Sprech- oder Schluckstörung.** Mit der Störung verbundene persönliche Themen oder Konflikte, wie Überbehütung im Falle eines sprachentwicklungsgestörten Kindes oder soziale Isolation eines Aphasiepatienten, kommen häufig erst im Therapieverlauf zur Sprache und werden oft von der Therapeutin angesprochen. Sie kann dann leicht in das Dilemma zwischen sprachtherapeutisch sinnvoller Intervention und dem nicht ausgesprochenen Beratungsauftrag des Patienten geraten, da sie sich in einer **Doppelrolle: Sprachtherapeutin oder Beraterin** befindet. Wenn sie selbst das **Beratungsthema benennt,** ist es ihr Ziel, mit den Klienten gemeinsam die Zusammenhänge und das Thema zu erarbeiten, um einen **konkreten Beratungsauftrag einzuholen.** Dies steht im Gegensatz zu klassischen Beratungsansätzen, in denen nur Anliegen des Klienten zum Beratungsthema werden. Umso wichtiger ist es gerade im Rahmen der Sprachtherapie, dass der **Beratungsbedarf** seitens der

Therapeutin im Sinne der systemisch-lösungsorientierten oder klientenzentrierten Vorgehensweise nur **als Angebot,** nicht als Anweisung formuliert wird (Iven 2000).

■■ Der Klient initiiert das Beratungsgespräch
Selbstverständlich gibt es in der logopädischen Therapie auch Situationen, in denen der Klient Probleme von sich aus anspricht. Hat der Klient bereits ein spezifisches Beratungsproblem benannt (z. B. Sprechangst am Telefon), greift die Logopädin dieses Problem auf und formuliert gemeinsam mit ihm einen Beratungsauftrag.

■■ „Spontane" Beratungsgespräche
Die Gesprächsvorbereitung unterscheidet sich, je nachdem, ob es sich um geplante (z. B. Beratungsgespräche mit Eltern oder Angehörigen) oder **ungeplante Gespräche** (z. B. Anrufe, Gespräche zwischen Tür und Angel, Auftauchen emotional belastender Themen in Übungssituationen) in der logopädischen Therapie handelt. Bei ungeplanten Gesprächen ist eine organisatorische und inhaltliche Planung kaum möglich. Hier ergibt sich durch eine aktuelle Situation in der Therapie **spontan Gesprächsbedarf.** Eine explizite Vorbereitung entfällt, die Definition von Gesprächsziel und -inhalt oder die Strukturierung geschieht quasi während des Gesprächsprozesses.

■■ Geplante Beratungsgespräche
Gemeinsam mit den Klienten vereinbarte Gespräche gehen oft von der Therapeutin aus und bieten daher die Möglichkeit einer **ausführlichen Vorbereitung,** was mehr Sicherheit gibt. Bei emotional schwierigen Themen oder auf der Suche nach Problemlösungen ist daher zu überlegen, ob die Bearbeitung nicht in einem speziell hierfür vorgesehenen Beratungsgespräch angegangen wird.

Zur Übersicht werden die Abläufe des Beratungsprozesses in der logopädischen Therapie in einem **Flussdiagramm** zusammengefasst. ■ Abb. 6.1 bietet der Therapeutin Hilfe sowohl bei der Planung als auch bei der Reflexion ihrer Beratungsgespräche. Das Diagramm wird im Folgenden ausführlich beschrieben.

6.1.2 Sprachtherapeutischer Rahmen des Beratungsprozesses

Beratung ist immer nur ein Teil des sprachtherapeutischen Angebots, da es hier im Wesentlichen um die Verbesserung der Sprach-, Sprech- und Kommunikationsfähigkeit geht. Deshalb ist wichtig, dass für eine spezifische sprachtherapeutische Intervention noch genügend Zeit und Raum bleibt. Die Beratung darf nicht zum **Ersatz für die Sprachtherapie** werden, sondern muss das therapeutische Angebot sinnvoll ergänzen (Iven 2000). Gleichzeitig erfordert die Orientierung an der ICF ausführliche Beratungsgespräche, damit die Therapieziele gemeinsam mit dem Patienten abgesteckt und im Laufe des Therapieprozesses immer wieder neu abgestimmt werden können.

> **❯ Wichtig**
> Die Therapeutin ist verantwortlich für den Rahmen des Beratungsprozesses: Der **Beratungsgegenstand ist auf die Bereiche der Kommunikationsverbesserung** und damit in Zusammenhang stehende Probleme im weiteren Sinne beschränkt.

Weil der Anteil an Beratung und Sprachtherapie je nach Therapiekonzept, -phase und -verlauf schwankt, entscheidet die Therapeutin individuell über deren Gewichtung.

6.1.3 Gesprächsziele der Therapeutin

Der inhaltlichen Planung sollte die Formulierung des Gesprächsziels, das die Therapeutin mit dem Gespräch erreichen möchte **(das Anliegen der Therapeutin),** vorausgehen. Zunächst gilt es, zwischen **fachlicher Beratung (Consulting)** und **begleitender Beratung (Counseling)** zu unterscheiden (Hinze 2001). Hilfreiche Reflexionsfragen zur Klärung des Gesprächsziels seitens der Therapeutin sind in ◘ Tab. 6.1 aufgeführt.

6

Hat die Therapeutin für sich ein Gesprächsziel benannt, steigt sie in die entsprechende **Phase des Gespräches** ein:
- Themenklärung,
- Problembeschreibung,
- Zielformulierung,
- Lösungsfindung,
- Reflexion.

Bei dem Einstieg in das Gespräch spielt natürlich eine wichtige Rolle, was in **vorangegangenen Therapiestunden** bereits erarbeitet wurde.

6.1.4 Spontan auftretende Themen

Es kommt häufig vor, dass durch die funktionale Arbeit (z. B. an den linguistischen Fähigkeiten, an der Stimmfunktion, am Schlucken) bei erwachsenen Patienten spontan Konfliktthemen (z. B. Trauer über den Verlust der Fähigkeit, Leistungsdruck) angestoßen werden. Dann ist es sinnvoll, mit dem Klienten gemeinsam über diese Themen zu sprechen, wobei die Therapeutin sich hierbei an den Bedürfnissen des Klienten orientieren sollte. Kristallisiert sich ein eindeutiges **Anliegen** heraus, das

◘ **Tab. 6.1** Hilfreiche Reflexionsfragen zum Gesprächsziel

Gesprächsziele/Counseling	**Fragen**
– Beziehungsklärung	– Wie fühle ich mich im Kontakt mit dem Klienten? Bereitet mir etwas Unbehagen?
– Emotionen	– Gibt es Emotionen des Klienten im Zusammenhang mit der Stimm-, Sprach-, Sprech- und Schluckstörung/der Therapie/der Therapeutin, die ich ansprechen/aufzeigen will?
– Auftrag und Therapiebündnis	– Welche teilhabeorientierten Aktivitäten stehen für den Patienten im Vordergrund? Was steht derzeit an (Therapieziele, Motivation, Konflikte o.Ä.)? – Hat sich etwas verändert? – Unterstützt/unterstützen der Patient/Angehörige/Eltern den Fortgang der Therapie?
– „Problem" und Lösungen	– Gibt es ein Problem, für das der Klient eine Lösung finden will? – Welches konkrete Ziel wird benannt?
– Konflikte, z. B. Motivation, Akzeptanz, Konkurrenz	– Was bedarf der Klärung?
Gesprächsziele/Consulting	**Fragen**
– Anamnese – Meinungsbildung	– Welche Informationen brauche ich/der Patient? Von wem?
– Informationen – Tipps – Handlungsanweisungen – Modellverhalten – Therapieinhalte	– Was will ich vermitteln? – Brauche ich weiteres Informationsmaterial? Was will der Patient wissen? Welches Vorwissen besteht bereits?

auch der Klient als **Problem** (im Zusammenhang mit der Sprach-, Sprech-, Stimm- oder Schluckstörung) **benennt,** können dafür **gemeinsam Lösungen** erarbeitet werden. Je nach Gesprächsphase werden unterschiedliche **Gesprächsbausteine** verwendet, sie sind sozusagen das „Handwerkszeug". Damit die Therapeutin auch in ungeplanten Gesprächen auf die individuellen Bedürfnisse des Klienten eingehen und der Situation entsprechend reagieren kann, ist es sinnvoll, die Bausteine „gedanklich parat" zu haben.

6.1.5 Anliegen des Patienten

Patienten kommen mit unterschiedlichen Erwartungen und Ansprüchen an die Behandlung zur logopädischen Therapie:

Einerseits formulieren Patienten zunächst neben der Behebung der Sprachstörung häufig keine weiteren Anliegen. Das liegt an **medizinischen Behandlungserfahrungen** und den entsprechenden **Expertenerwartungen.** Man geht zur Expertin, erhält eine Diagnose und die entsprechende Behandlung. Die Rolle des Patienten ist dabei eine passive. Dem Patienten sind darüber hinaus die Wechselwirkungen zwischen der Kommunikationsstörung und der Beziehung zu den Bezugspersonen oder persönlichen Konflikten nicht immer unmittelbar klar. Oft wird allein die Sprach-, Stimm-, Sprech- oder Schluckstörung an sich als problematisch erlebt und soll „behoben" werden. Andererseits erwarten Patienten fundierte Informationen und Transparenz hinsichtlich der Therapieinhalte und haben den Wunsch nach Mitgestaltung in der Behandlung (Dehn-Hindenberg 2008, Kap. 1).

Deshalb beinhaltet die sprachtherapeutische Arbeit sowohl das Einbeziehen des konkreten Beratungsbedarfs der Patienten, z. B. Informationen verständlich darbieten, für Transparenz sorgen etc., als auch die Verdeutlichung von Zusammenhängen

zwischen der Kommunikationsproblematik und damit verbundenen Emotionen. Entdeckt der Patient Zusammenhänge mit persönlichen Konflikten oder Störungen in der Beziehungsgestaltung zu seinen Kommunikationspartnern, entwickelt sich ein **konkreter Beratungsauftrag** und der Transfer oder das Einbeziehen des gesamten kommunikativen Umfeldes wird erleichtert, was die Qualität der sprachtherapeutischen Intervention verbessert. Die Basis, solche Themen ansprechen zu können, bildet die vertrauensvolle Beziehung zwischen Therapeutin und Klient.

In Kürze

- Logopädische Beratungssequenzen machen nur **einen Teil** der gesamten **logopädischen Therapie** aus. Sie werden oft von der Therapeutin initiiert.
- Beratungsthemen müssen sich innerhalb des Rahmens der logopädischen Therapie bewegen.
- Die Therapeutin sollte sich über ihr eigenes Gesprächsziel klar sein.
- Sie sollte offen sein für **spontan auftretende Themen** und Anliegen des Klienten.

6.2 Die Phasen im Beratungsprozess

Wie in dem Flussdiagramm ◻ Abb. 6.1 „Beratungsprozess in der Sprachtherapie" dargestellt, lässt sich das Beratungsgespräch in die verschiedenen Phasen: Themenklärung, Problembeschreibung, Zielformulierung, Lösungsfindung und Reflexion einteilen, die im Folgenden näher erläutert werden. Die einzelnen Phasen **gehen ineinander über** und können auch in **mehreren Beratungsgesprächen** stattfinden (Kölln und Pallasch 2020). Beispiele und methodische Inhalte der Phasen finden sich bei den entsprechenden Unterpunkten der **Gesprächsbausteine** wieder.

6

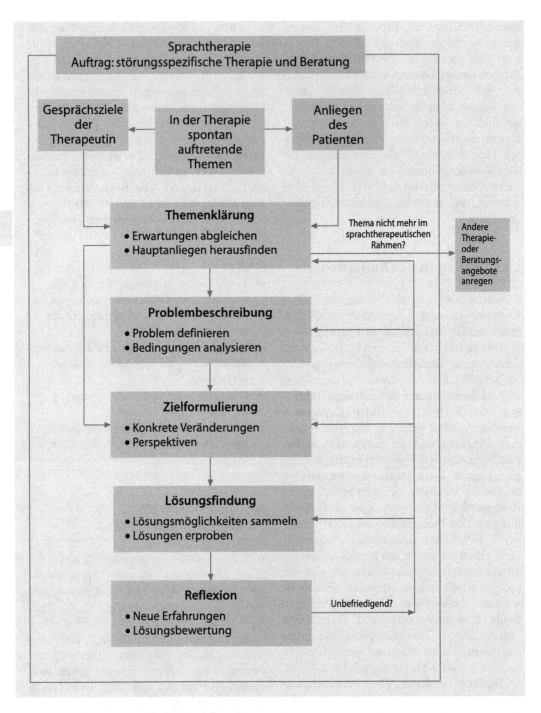

Abb. 6.1   Beratungsprozess in der Sprachtherapie

6.2.1 Themenklärung

Um in dem *„Kommunikationsdschungel"* (Bachmair et al. 2014, S.103) aus Informationen, Emotionen und Beziehungen in einem Gespräch den Überblick zu behalten, muss die Therapeutin die Struktur in den Aussagen des Klienten erkennen: Aus der Fülle der angesprochenen Emotionen und der verschiedenen Konflikte, die sich durch eine Kommunikationsstörung ergeben können, gilt es, **Hauptanliegen von Nebenanliegen** zu unterscheiden. Hierbei kann es neben dem Hauptthema durchaus weitere Themen oder Variationen geben. Aus der Menge an Ansatzpunkten findet der Klient den für sich bedeutsamsten heraus, was ein zielgerichtetes Arbeiten im Beratungsprozess gewährleistet. Teilweise werden **Anliegen nur verdeckt angesprochen,** und die Beraterin muss versuchen, „zwischen den Worten" zu hören. Eine Frage im Sinne von: „Was ist denn Ihr Hauptanliegen in Bezug auf das Problem?" würde den Klienten überfordern (Kölln und Pallasch 2020) und wäre zudem oft wenig empathisch. Im besonderen Fall der sprachtherapeutischen Beratung muss zusätzlich noch die **Relevanz für den sprachtherapeutischen Prozess mitberücksichtigt** werden.

Tipp

Gestaltet sich eine Gesprächssituation sehr unübersichtlich, kann es nützlich sein, Haupt-, Unter- und weitere Themen aufzuzeichnen **(Visualisieren)**, um dem Klienten Verbindungen deutlich zu machen und mehr Klarheit zu gewinnen.

▶ Beispiel: Machtkämpfchen

Im Elterngespräch erwähnt die Mutter der 10-jährigen Lena, dass ihre Tochter die Übungen für die Behandlung der myofunktionellen Störung nur äußerst ungern zu Hause mache. Es gäbe kleine „Machtkämpf-chen" zwischen Lena und ihr, ähnlich wie bei den Hausaufgaben. Für die Klavierübungen und das Ballett bliebe hingegen immer noch genug Zeit. Die Mutter erzählt, dass sie schon mit Druck und auch Belohnung versucht habe, Lena dazu zu bringen, mehr für die Schule und die logopädische Therapie zu üben, besonders die schlechten schulischen Leistungen würden ihr große Sorgen machen. ◀

In dem Beispiel werden folgende Anliegen deutlich:

- **Hauptanliegen:** Schul- und Hausaufgabensituation.
- **Verdecktes Anliegen:** Die Formulierung „Machtkämpfchen" legt trotz der verniedlichenden Formulierung die Vermutung nahe, dass es sich bei der Hausaufgabensituation um eine sehr anstrengende Angelegenheit handelt, die von der Mutter als sehr problematisch erlebt wird.
- **Nebenanliegen:** Frage nach möglichen erzieherischen Konsequenzen: Strafen oder belohnen? Der Wunsch, keine weiteren Hausaufgaben für die myofunktionelle Therapie mehr machen zu müssen.

▶ Beispiel: Konsequenz für die logopädische Beratung

Die Therapeutin bemüht sich, das Hauptanliegen der Mutter herauszuarbeiten, hat aber auch eigene Anliegen. Sie macht sich Gedanken über den Sinn der Therapie, vor allem wegen einer offensichtlichen Überforderung von Lena durch zu viele Nachmittagsangebote. Da das Hauptanliegen (die Schul- und Hausaufgabensituation) nicht im Bereich der logopädischen Beratung liegt, für die Mutter jedoch, wie es sich im Gespräch herausstellt oberste Priorität hat, ist eine Klärung, ob sie Unterstützung durch eine andere Stelle (z. B. Erziehungsberatung) wünscht, sinnvoll. Außerdem bringt die Therapeutin auch ihr Anliegen ein: Sie bespricht, welchen Stellenwert die Therapie der myofunktionellen Störung hat, wie sich die Überforderung durch die vielen Nachmittagsangebote auf Lenas Therapiemotivation auswirkt und ob deshalb ggf. eine Therapiepause sinnvoll wäre. ◄

6.2.2 Problembeschreibung und Zielformulierung

Nachdem ein gemeinsames Thema, eine gemeinsame Definition des Hauptanliegens von Therapeutin und Patient erarbeitet wurde, geht es darum, das **Problem** genauer zu beschreiben. Möglichst anhand einer konkreten Situation sollen die Bedingungen, unter denen das Problem auftritt, analysiert werden:

- Wer ist beteiligt?
- Wann und wo tritt das Problem auf?
- Wie reagieren die Beteiligten?

Möglicherweise ist es nicht notwendig, sich allzu lange mit der Problemanalyse aufzuhalten, da sich aus dem Anliegen unmittelbar eine Zielformulierung ableiten lässt.

Ziele formulieren bedeutet, Perspektiven aufzumachen, d.h. von der problematischen Gegenwart aus, eine **positive Zukunft zu entwerfen**. Dabei gilt es, darauf zu achten, dass die Ziele **konkret, situationsbezogen und positiv formuliert** sind. Nicht die Abwesenheit des Problems ist das Ziel, sondern was stattdessen als Positives erreicht werden soll.

> ▶ **Beispiel: Geduldige Mutter**
>
> Die Mutter von Lena formuliert folgendes Ziel: „Mein Ziel ist es, kooperativ mit meiner Tochter an den Hausaufgaben zu arbeiten, in dem ich sie unterstütze und geduldig auf ihre Fragen eingehe. Ich möchte mich auf das Tempo von Lena einlassen." ◄

6.2.3 Lösungsfindung

Eine konkrete Zielformulierung erleichtert das Finden von Lösungen. Zunächst gilt

es, Ideen zu sammeln, wie das Ziel erreicht werden könnte. Dazu ist es hilfreich, nach **bisherigen erfolgreichen Versuchen** zu fragen und nach **Ausnahmen,** in denen das Problem nicht auftauchte oder weniger stark ausgeprägt war. Sind einige **Lösungsideen** entwickelt worden, dann werden erste konkrete **Lösungsschritte** besprochen und möglichst genau geplant, wo und wie diese umgesetzt werden.

> ▶ **Beispiel: Lena gibt den Auftrag**
>
> Die Therapeutin fragt die Mutter von Lena, welche Bedingungen wohl für eine kooperative Zusammenarbeit hilfreich seien und wie sie diese herstellen könne. Was die Übungen für die myofunktionelle Therapie anbetrifft, spricht sie mit der Mutter für die nächste Woche erste Schritte ab, die die Mutter ausprobiert: Wenn Lena Schwierigkeiten hat, die Übungen im Tagesablauf unterzubringen, dann soll die Mutter zunächst Fragen stellen: Was fällt dir denn schwer? Dann kann sie fragen, ob Lena Hilfe braucht. Erst wenn Lena will, kann ihr die Mutter Hilfestellung geben. ◄

6.2.4 Reflexion

In der letzten Phase, der Reflexion, geht es u.a. darum, gemeinsam mit dem Patienten **die neuen Erfahrungen und gefundenen Lösungen zu bewerten.** Kommt man bei der Beurteilung zu einem unbefriedigenden Ergebnis, ist es sinnvoll, zunächst die Zieldefinition zu betrachten. Eventuell war die Zielformulierung **nicht konkret oder kleinschrittig** genug. Ergibt sich hierbei keine veränderte Formulierung, kann aus dem Pool der gefundenen Lösungen eine andere zur Erprobung herausgegriffen werden oder **nach weiteren Lösungen gesucht werden.** Es kann jedoch auch notwendig sein, das **Anliegen und das Problem neu zu formulieren.** Vielleicht steckt hinter dem bearbeiteten Problem ein weiteres, das Erfolge verhindert. So könnten die Machtkämpfe zwischen Lena und ihrer Mutter nicht aus einer Überlastung von Lena, sondern aus einer Überlastung der Mutter entstehen.

> **Tipp**
>
> Für die Selbstreflexion der Therapeutin sind folgende Fragen hilfreich:
> - Welche Ziele habe ich erreicht?
> - Welche neuen Informationen habe ich bekommen?
> - Wo mache ich beim nächsten Gespräch weiter?

6.2.5 Ein Praxisbeispiel

Zur Verdeutlichung der **Verknüpfung der Beratungsphasen** und des **Zusammenspiels von geplanter und ungeplanter Beratung** dient der folgende Ausschnitt aus einer Stimmtherapie.

> ▶ **Beispiel: Mit angezogener Handbremse!**
>
> Da bei dem Patienten Herrn F. eine hyperfunktionelle Dysphonie mit Missempfindungen und stark rückverlagertem Stimmansatz (Knödeln) besteht, führt die Therapeutin u.a. Übungen zur Erweiterung des Resonanzraumes durch. Zuvor hatte sie im Anamnesegespräch bereits die Zusammenhänge von Stimmgebung, Atmung, Haltung, Körperspannung und psychischer Anspannung angesprochen (Informationsebene). Herr F. konnte die Zusammenhänge nachvollziehen, zeigte sich aber nicht persönlich berührt. In der Übung, bei der es darum geht, dem Gesprächspartner klangvolle Silben (mo, mom, …) „zu reichen" und das mit einer entsprechenden Geste der Hand zu visualisieren, wird sehr deutlich, dass er klangvoll beginnt, je mehr er sich jedoch dem Gesprächspartner „nähert", nimmt er die Stimmgebung zurück – was zu der starken Rückverlagerung und dem Knödeln führt. An dieser Stelle nimmt Herr F. selbst den Zusammenhang zwischen dem Klang der Stimme und der Kommunikation wahr.
>
> **Spontanes Beratungsgespräch.** Im Anschluss an die Übungssequenz ergibt sich ein Gespräch über die neuen Erfahrungen. Indem die Therapeutin zunächst die Beobachtungen aus der Übung beschreibt und pointiert, unterstützt sie den Patienten in seiner Wahrnehmung und dem Erkennen von Zusammenhängen. Nachdem sie behutsam das Gespräch auf Situationen lenkt, in denen er ähnlich empfunden hat, spricht Herr F. schließlich aus, dass er sich nicht traue, Raum für sich zu beanspruchen, aus Angst, den anderen zu überrollen. Er formuliert den Satz: „Dann nehme ich mich zurück und empfinde es so, als ob ich mit angezogener Handbremse fahre." Auch hier zeigt die Therapeutin ihre Empathie, indem sie auftretende Emotionen verbalisiert. Für diese Stunde lässt die Therapeutin es so stehen und bittet Herrn F., in der kommenden Woche zu beobachten, ob vergleichbare Situationen auftreten.
>
> **Geplantes Beratungsgespräch.** In der folgenden Stunde plant die Therapeutin eine Reflexion der letzten Woche und will versuchen, mit Herrn F. das Hauptanliegen und auch seine Ziele in Bezug auf den stimmlichen Ausdruck und die gemachten Erfahrungen zu klären. Der Patient hatte in der vergangenen Woche besonders in einer Situation das Gefühl, sich stimmlich zurückgenommen zu haben: in einem Streitgespräch mit einem Freund. Er beschreibt daraufhin als Problem, dass er Emotionen und die Stimme unbewusst zurücknehme, besonders in Situationen mit hoher Anspannung, wenn er ärgerlich und wütend sei („Der Klügere gibt nach!") oder bei Dingen, von denen er nicht ganz überzeugt sei. Auf die Frage nach seinen Zielen antwortet er, wolle er seiner Stimme und Stimmung mehr Ausdruck verleihen, wünsche sich einen freieren Stimmklang und wolle die „Handbremse lösen". Die Thera-

peutin bestärkt ihn in seiner differenzierten Wahrnehmung und macht ihn auf Lösungen aufmerksam, z. B. Momente in der Therapie, in denen der Stimmklang frei war (Ausnahmen). Sie durchdenkt mit dem Patienten Lösungsmöglichkeiten; z. B überlegen sie gemeinsam, in welchen Situationen er den freieren, aber auch lauteren Stimmklang anwenden könne oder es bereits getan hat, wo er sich traue, mehr Raum einzunehmen oder einen volleren, bzw. aggressiveren Tonfall auszuprobieren.

Integration der Beratungsergebnisse in die Stimmtherapie. Die Logopädin testet mit Herrn F. die Übergänge zwischen angemessener stimmlicher Distanz, Zurücknehmen und „Überrollen" des Gesprächspartners aus. Parallel zu der funktionalen Seite der Stimmtherapie und entsprechenden Übungen zum vorderen Stimmansatz, zur Tonusregulierung, zur Kieferöffnungsweite, usw. führt die Therapeutin daraufhin immer wieder Gespräche vor diesem Hintergrund durch, um einen Transfer der erarbeiteten Inhalte zu ermöglichen und neue Erfahrungen zu besprechen (Stengel und Strauch 2020). ◄

Tipp Literatur

Anregungen und Praxisbeispiele, um Erfahrungen auf funktional-stimmlicher Ebene in der Stimmtherapie als Reflexionsgelegenheit in Bezug auf die eigene Person zu nutzen, finden sich bei:
Stengel I, Strauch T (2020) Stimme und Person. Klett-Cotta, Stuttgart.

In Kürze
- Das Ablaufschema des Beratungsprozesses dient als Grundlage und **Orientierung** in Beratungsgesprächen („roter Faden").
- Das Beratungsgespräch kann dabei **spontan oder geplant** sein.

- Die Therapeutin sollte zu jedem Zeitpunkt in der Lage sein, in die entsprechende Phase des Beratungsprozesses auch **„quer" einzusteigen,** um den Patienten dort abzuholen, wo er steht.
- Die notwendigen **Gesprächsbausteine** sind der Therapeutin geläufig. Damit stehen ihr in den einzelnen Beratungsphasen die notwendigen methodischen Mittel zur Verfügung, um ihre Gesprächsziele zu erreichen.

6.3 Vorbereitung und Durchführung eines Beratungsgesprächs

Nachdem der Gesprächsprozess anhand einzelner Phasen erläutert wurde, soll im Folgenden die **Planung und Durchführung** eines Beratungstermins in der logopädischen Praxis beschrieben werden. In einem länger dauernden Beratungsgespräch können die oben beschriebenen Gesprächsphasen mehrmals durchlaufen werden. Es gibt in der Logopädie jedoch auch Themen, die keine Problemlösung, sondern nur Informationsaustausch beinhalten. Dieses Kapitel soll ein möglichst gut umsetzbares Vorgehen anbieten, an dem sich die Therapeutin bei der Planung orientieren kann.

6.3.1 Gesprächsvorbereitung

Hinze (2001) unterscheidet zwei Arten der Gesprächsvorbereitung:
- eine äußere und
- eine innere Vorbereitung.

■■ Äußere Vorbereitung
Sie dient dazu, das Gespräch für sich zu strukturieren – ist sozusagen der „rote Faden". Dieses Gesprächsgerüst besteht aus den Themen, die die Therapeutin anspre-

chen möchte und ist für die Therapeutin eine Hilfe, an der sie sich im Gesprächsverlauf orientieren kann. Kommt es zu unübersichtlichen Verstrickungen, kann sie so auf den ursprünglich angedachten Weg zurückfinden.

▪▪ Innere Vorbereitung

Damit ist die eigene Haltung gegenüber den Beteiligten gemeint. Es ist sinnvoll, zunächst die **eigene Befindlichkeit und Einstellungen** in Bezug auf das Gespräch wahrzunehmen und sich mögliche Handlungsalternativen bewusst zu machen.

> **Tipp**
>
> Bei schwierigen, geplanten Beratungsgesprächen ist es hilfreich, sich vorher eine Art „inneren Film" über das Gespräch zu machen: „Läuft" der Film und die Situation ist für die Therapeutin gut vorstellbar, dann unterstützt es ihre Sicherheit im Gespräch. Gibt es Stellen, an denen der Film „hängt", ist es sinnvoll, diese Situationen erneut zu überdenken.

Innere und äußere Vorbereitung lassen sich nicht strikt trennen. Folgende Fragen sind hilfreich für die **Erarbeitung eines Gesprächsgerüst es:**

- Welches Interesse habe ich, welches der/die Klient/en am Gespräch?
- Welche Konflikte könnten auftreten?
- Was möchte ich unbedingt ansprechen, was nur wenn genügend Zeit ist?
- Welche Themen der fachlichen Beratung (Consulting) und welche der begleitenden Beratung (Counseling) möchte ich anschneiden?

Da das Gespräch in entscheidender Weise von dem Gesprächspartner und dessen Reaktionen abhängt, ist ein Therapiegespräch nie bis ins Detail planbar. Der **Gesprächsverlauf ist offen** und die Therapeutin muss so viel **Flexibilität** zeigen, dass sie auf die momentanen Bedürfnisse der Klienten eingehen kann.

> 🚫 **Cave**
>
> Wichtige **aktuelle Bedürfnisse des Klienten** haben in jedem Fall Vorrang gegenüber dem Erreichen des Gesprächsziels der Therapeutin.

6.3.2 Organisation

Einige organisatorische Punkte sollten beachtet werden, um das Gespräch zumindest im Hinblick auf äußere Rahmenbedingungen möglichst **stressfrei** zu gestalten:
- Raum und Zeit,
- Störungen,
- Beteiligte.

▪▪ Raum und Zeit

Um eine Beratung entspannt und sicher durchführen zu können, benötigt die Therapeutin einen angemessenen Raum und genügend Zeit. Müssen die erwachsenen Beteiligten in einem Elterngespräch, z. B. auf unbequemen Kinderstühlen sitzen, ist das hinderlich für eine angenehme Gesprächsatmosphäre.

Zeitdruck verursacht ebenfalls eine eingeschränkte Wahrnehmung, da bereits ein Teil der Aufmerksamkeit darauf ausgerichtet ist, die eng bemessene Zeitvorgabe einzuhalten. „Beratung" zwischen Tür und Angel erfolgt daher oft unkonzentriert, unüberlegt oder ungeduldig (Warnke 1989). Umgekehrt sollte die Gesprächsdauer im Vorfeld vereinbart werden, um die zur Verfügung stehende Beratungszeit transparent und verbindlich für beide Seiten zu kommunizieren (Bachmair et al. 2014). Damit wird einerseits der „Wert" dieses Zeitraums deutlich und andererseits können die

6

Gesprächsinhalte auch über das Beratungsgespräch hinaus bei dem Klienten wirken.

▪▪ Störungen

Äußere Störungen wie Telefon, Anfragen von Kolleginnen, usw. unterbrechen den Gesprächsfluss und verhindern, dass sich beide Seiten auf ein intensives Gespräch einlassen können.

▪▪ Beteiligte

Am häufigsten findet das Gespräch zwischen Therapeutin und Klienten bzw. den Eltern statt. In manchen Fällen kann es jedoch sinnvoll sein, weitere Therapeutinnen, andere Personen des kommunikativen Umfeldes oder das Kind einzubeziehen. Nimmt ein Kind an dem Gespräch teil, erfordert das eine andere Art der Gesprächsführung, einen eher beschreibenden, dem Entwicklungsstand des Kindes angemessenen „kindorientierten" Gesprächsstil (Warnke 1989, ▶ Abschn. 8.2 „Gespräche mit Kindern").

6.3.3 Begrüßung und „Anwärmphase"

Zu Beginn des Gespräches sollte unbedingt Zeit für eine **angemessene Begrüßung** und eine „Anwärmphase" sein. Die ersten Sekunden der Begegnung sind ungeahnt wichtig, da die Begrüßung schon eine prägende Bedeutung für die Beziehung haben kann und Ausdruck von **Wertschätzung** ist.

> **Tipp**
>
> Es ist günstig, den Klienten bei der Begrüßung persönlich mit Namen anzusprechen. Also: Guten Tag **Frau Berger,** freut mich, dass der Termin heute geklappt hat.

Ein kurzer **„Small talk"** erleichtert den Gesprächseinstieg und hilft, „Schwellenängste" abzubauen. Außerdem sollte die Kompetenz des Klienten in Hinblick auf seine Kommunikationssituation betont und der Wunsch nach Zusammenarbeit bekräftigt werden.

6.3.4 Themensammlung

Zu Beginn des Gespräches steht die Themensammlung. Auf einem Blatt Papier hat sich **die Therapeutin bereits in der Vorbereitung des Termins ihre Anliegen notiert,** sie schreibt dazu auch die Anliegen des Klienten.

> ❯ **Wichtig**
> - **Für das Notieren** der Themen spricht die gute Übersicht und die Sicherheit, nichts zu übersehen.
> - **Dagegen spricht,** dass es den Kontakt zum Klienten stören kann, weil es etwas formell und distanziert wirkt.
> - Also gilt es **im Einzelfall abzuwägen,** ob es notwendig ist, die Themenklärung schriftlich festzuhalten.

▪▪ Themen des Klienten

Zunächst sollte die Therapeutin den Klienten auffordern, seine Fragen und Anliegen zu äußern. Sie sollte das tun, bevor sie ihre eigenen Themen für das Beratungsgespräch nennt, weil zurückhaltende Klienten dazu neigen, ihre Themen denen der Therapeutin unterzuordnen.

▪▪ Eigene Themen

Nachdem sie die Anliegen des Klienten notiert hat, erläutert sie ihre eigenen Themen für das Gespräch. Dann gibt sie einen Überblick über die verschiedenen Anliegen und fragt, ob noch etwas Wichtiges fehlt. Diese Frage im Anschluss an die eigenen

Anliegen ist notwendig, weil dem Klienten vielleicht, angeregt durch die Themen der Therapeutin, noch etwas eingefallen ist.

> ⊘ **Cave**
> Zu starre Planung kann **Zeitdruck ausüben.** Spürt die Therapeutin, dass sie unter Druck gerät, ist es sinnvoll **den geplanten Gesprächsverlauf zu ändern** und Themen auf spätere Gespräche zu verschieben.

6.3.5 Begleiten versus Führen

Bereits durch den Begriff Gesprächs**führung** wird deutlich, dass es bei der professionellen Beratung auch darum geht – im positiven Sinne – zu führen. Damit ist gemeint, dass die Beraterin sowohl den organisatorischen Rahmen des Gespräches bestimmt und den **Überblick im Beratungsgespräch** behält, als auch durch ihr methodisches Wissen Impulse setzt. Außerdem hebt sie Zusammenhänge, die sich aus neuen Erfahrungen ergeben, hervor und fasst erarbeitete Ergebnisse zusammen. Durch die Gesprächskompetenz der Therapeutin gewinnt der Beratungsprozess an Klarheit und Richtung.

Die Therapeutin übernimmt zwar **die Führung in Bezug auf Ablauf und Gestaltung des Beratungsgespräches,** jedoch nicht die Verantwortung für die inhaltliche Bearbeitung und Lösungen der Probleme des Klienten (Kölln und Pallasch 2020).

Die therapeutischen Grundhaltungen stehen dabei einem „Abhaken" der Gesprächsziele und rigidem „Abarbeiten" der Gesprächsphasen entgegen. Der **gelungene Kontakt** und ein Gefühl des Verstehens auf beiden Seiten sind überhaupt erst Voraussetzung dafür, dass Führung möglich ist und angenommen werden kann.

Ein gelungener Gesprächsverlauf ist durch ein **Wechselspiel von Begleiten und Führen** gekennzeichnet. In vielen Fällen ist es nicht leicht, eine **angemessene Balance** zu finden: Konzentriert sich die Therapeutin zu sehr auf das Begleiten, dann verliert sie ggf. das Gesprächsziel aus den Augen, und Klarheit geht verloren. Andererseits birgt ein zu viel an Führung die Gefahr, dass der Klient sich nicht verstanden fühlt, die Beziehung gestört wird oder eigene Ideen und kreative Lösungsmöglichkeiten des Klienten nicht zur Sprache kommen. Die entsprechenden therapeutischen Grundhaltungen des Begleitens und des klientenzentrierten Konzeptes wurden bereits in ▶ Abschn. 4.2, „Klientenzentrierter Ansatz", beschrieben. Für das **Führen** geben die nachfolgenden Abschnitte Anregungen.

6.3.6 Impulse geben

Anhand von Gesprächsbausteinen, die für die jeweiligen Gesprächsziele in ▶ Kap. 7 „Gesprächsbausteine", näher beschrieben sind, gelingt es der Therapeutin, dem Gespräch neue Impulse zu geben. Die Methoden tragen zur Gestaltung des Gesprächs bei und sind nützlich, **Anliegen zu verdeutlichen oder zu bearbeiten.** Dies kann auch hilfreich sein, wenn die Gesprächssituation unübersichtlich, festgefahren oder kompliziert geworden ist bzw. sich im Kreis zu drehen scheint. Das folgende Beispiel zeigt, wie fruchtbar ein (unerwarteter) Impuls wirken kann.

> ▶ **Beispiel: Ruhebedürfnis**
>
> Frau R., eine Stimmpatientin, erzählt immer wieder von ihrer beruflichen Situation als Pressesprecherin einer großen Firma, dem damit verbundenen Stress, von der wenigen Freizeit und ihrer hohen Stimmbelastung. Da sie so viel arbeite, komme sie nicht zum Üben, aber sie leide sehr stark unter den stimmlichen Beschwerden und diese würden wiederum den Stress im beruflichen Alltag erhöhen. Die Pa-

tientin erkennt Zusammenhänge zwischen der Stimmstörung und ihrer Lebenssituation (Anspannung → erhöhter Körpertonus → gespannte Stimmgebung), sie empfindet die Anspannung selbst als belastend. Die Gespräche jedoch verlaufen immer ähnlich und die Situation scheint aussichtslos. ◄

In Anlehnung an ◘ Abb. 6.1 werden die einzelnen Phasen des Beratungsprozesses mit der Klientin beschrieben:

Themenklärung Die Patientin lässt sich auf die ganzheitliche Stimmtherapie ein, stellt selbst Bezüge zu ihrem Alltag her und will als Hauptanliegen die Belastung reduzieren.

Problembeschreibung Als Hauptproblem definiert sie ihre hohen beruflichen Anforderungen, die ihr keinen Raum für Veränderungen ließen. Diese Anforderungen seien immer ähnlich.

Zielformulierung Als Ziel formuliert sie, sie wolle wenigstens ein paar Minuten am Tag die logopädischen Übungen machen und im beruflichen Alltag ab und zu eine Pause einlegen.

Lösungsfindung Mögliche Lösungen könnten Lockerungsübungen auf dem Weg zur Arbeit sein, zu Fuß zur Arbeit gehen, zwischen Gesprächsterminen kurz das Fenster öffnen/etwas Trinken, Gähnen vor einem Telefongespräch usw.

Reflexion Bei der Reflexion dieses an sich gelungenen Ablaufs ergibt sich immer wieder das gleiche Dilemma: Keine Lösung, sei sie auch noch so kleinschrittig, konnte in dem stressigen Alltag umgesetzt werden. Aus diesem Grund bleibt der Prozess in der Feedback-Schleife hängen.

> ▶ **Beispiel: Impuls geben**

Die Therapeutin entschließt sich deshalb zu einem Gesprächsimpuls, sie wählt die „Verschlimmerungsfrage". Sie führt die Frage da-

mit ein, dass sie das Gefühl habe, die Gespräche zur Übernahme der Therapieinhalte würden sich im Kreis drehen und sie wolle deshalb etwas Neues ausprobieren. Die Patientin ist einverstanden. Da es bislang immer darum ging, Auswege aus dem beruflichen Stress zu finden, versucht die Therapeutin etwas anderes. Sie fragt die Patientin, was sie (die Patientin) tun müsse, um ihre Stimmstörung zu behalten und zu verschlimmern, was sie (die Therapeutin) tun könne, um ihr dabei behilflich zu sein. Die Patientin ist erst irritiert und muss dann lachen. Sie überlegt und sagt dann, „ich müsste noch mehr arbeiten, würde irgendwann keinen Ton mehr herausbringen und hätte dann endlich meine Ruhe!" Nach einer kurzen Gesprächspause wird beiden bewusst, welche Funktion die Stimmstörung somit auch erfüllen soll. Sie sprechen über diese neue Sichtweise, und der Patientin wird u. a. deutlich, wie sehr sie sich Ruhe wünscht – sich aber nicht traut, diese aktiv einzufordern! ◄

6.3.7 Ergebnisse aufzeigen

Zur Sicherung der gefundenen Erkenntnisse und Ergebnisse, sollte die Therapeutin die wichtigsten Einsichten festhalten und hervorheben. Diese **Aha-Erlebnisse** sind für den Beratungsverlauf äußerst gewinnbringend: Zum einen werden den Patienten wichtige **Zusammenhänge** durch die pointierte Wiedergabe der Therapeutin noch klarer, zum anderen ergeben sich Rückschlüsse auf die Lösungsfindung und die Frage, ob die Lösung überhaupt befriedigend ist. **Neue Perspektiven** werden eröffnet und der Ausblick auf eine **weitere Entwicklung** möglich (Kölln und Pallasch 2020). Im Falle des oben geschilderten Beispiels (Ruhebedürfnis von Frau R.) sieht das wie folgt aus.

> ▶ **Beispiel: Aha!**

Nachdem die Therapeutin als wesentliche Einsicht festgehalten hat, dass die Stimmstörung evtl. sogar die Funktion habe, die Patientin aus ihrer festgefahrenen extremen beruflichen Belastung zu befreien, äußert Frau R.: „So habe ich es noch gar nicht betrachtet und vor allen Dingen war mir nicht klar, wie sehr ich unter dem beruflichen Druck leide!" Die Therapeutin unterstützt diesen Einstieg in neue Erfahrungswelten, indem sie erneut spiegelt: „Ihnen war noch nicht bewusst, welch enormem Druck Sie ausgesetzt sind und was Sie in Kauf nehmen würden, um doch etwas zu ändern. Das sind ganz neue Gedanken!" Damit sich daraus neue Impulse entwickeln können, bittet sie die Patientin, sich genügend Zeit zu nehmen, um über den wichtigen Gedanken in Ruhe nachzudenken. ◀

6.3.8 Ende des Gesprächs

Bereits etwa 10 min vor Ende des Beratungsgesprächs sollte die Therapeutin einfühlsam, aber klar **auf das Ende hinweisen:** „Wir haben noch knapp 10 Minuten Zeit, das heißt, wir sollten einen gemeinsamen Abschluss finden." Das ist besonders dann wichtig, wenn das Gespräch sehr lebhaft und der Klient stark emotional beteiligt ist. Durch den Hinweis der Therapeutin kann der Klient sich noch mal **auf das Wesentliche** konzentrieren und innerlich auf die begrenzte Zeit einstellen.

Zum Ende des Beratungsgespräches fragt die Therapeutin den Klienten nach den wichtigsten Ergebnissen:
- Wie war das Gespräch für Sie?
- Was war neu für Sie?
- Was nehmen Sie mit?
- Was ist offengeblieben?

Auf die Rückmeldung des Klienten folgt die **Zusammenfassung der Ergebnisse durch die Therapeutin.** Auch die Therapeutin beschreibt die Ergebnisse und die offenen Punkte. Sie wiederholt Absprachen, die sich aus dem Gespräch ergeben haben und vereinbart eventuell einen weiteren Termin für ein Gespräch.

▪▪ Nachbereitung

Nachdem der Klient verabschiedet wurde, lohnt es sich, noch etwas Zeit in die Nachbereitung des Gesprächs zu investieren und den Verlauf sowie die Inhalte zu reflektieren. Die Therapeutin kann sich zu folgenden Fragen kurze Notizen machen:
- Was war neu?
- Was blieb offen?
- Was habe ich nicht angesprochen?
- Wo war ich sicher, wo unsicher?

In Kürze
- Bei der Vorbereitung eines Beratungsgespräches ist es sinnvoll, die eigene **innere Haltung gegenüber dem Gespräch** zu überprüfen und in der Planung zu berücksichtigen.
- Eine gute Organisation des Gesprächs sorgt für eine **ungestörte und entspannte Atmosphäre.**
- Zu Beginn steht eine **gemeinsame Themensammlung mit den Klienten,** um eine gute Struktur für das Gespräch zu finden und den Überblick zu behalten.
- Die Therapeutin führt das Gespräch, indem sie **Impulse gibt** und **Ergebnisse zusammenfasst.**
- Etwa 10 Min vorher weist die Therapeutin einfühlsam und klar auf das bevorstehende **Gesprächsende** hin, damit sich der Patient auf Wesentliches konzentrieren und auf die **begrenzte Zeit** einstellen kann.

Literatur

Bachmair S, Faber I, Hennig C, Kolb R, Willig W (2014) Beraten will gelernt sein. Ein praktisches Lehrbuch für Anfänger und Fortgeschrittene. Beltz, Weinheim

Dehn-Hindenberg A (2008) Patientenbedürfnisse in der Physiotherapie, Ergotherapie und Logopädie. Wissenschaftliche Schriften: Gesundheit/Therapie. Schulz-Kirchner, Idstein

Hinze D (2001) Ihr Kind ist behindert. – Wie sage ich es den Eltern. LOGOS interdisziplinär 5(2):84–92

6

Iven C (2000) Gemeinsam an Lösungen arbeiten. LO-
GOS interdisziplinär 2:84–97

Kölln D, Pallasch W (2020) Pädagogisches Gesprächstraining. Lern- und Trainingsprogramm zur Vermittlung pädagogisch-therapeutischer Gesprächs-
und Beratungskompetenzen, 10 Aufl., Beltz Juventa in der Verlagsgruppe Beltz, Weinheim, Basel

Stengel I, Strauch T (2020) Stimme und Person, 7.
Aufl. Klett-Cotta, Stuttgart

Warnke A (1989) Das Gespräch zwischen Therapeut
und Eltern in der Frühförderung des behinderten
Kindes. In: Speck O, Warnke A (Hrsg) Frühförderung mit den Eltern. Reinhardt, München Basel

Gesprächsbausteine

Inhaltsverzeichnis

Ergänzende Information Die elektronische Version dieses Kapitels enthält Zusatzmaterial, auf das über folgenden Link zugegriffen werden kann ▶ https://doi.org/10.1007/978-3-662-67522-9_7.

Dieses Kapitel steht im Zentrum des Buches: Es werden fünf Gesprächsbausteine und die ihnen zugeordneten Methoden beschrieben. Die Zusammenstellung konzentriert sich im Wesentlichen auf klientenzentrierte, systemische und kommunikationspsychologische Gesprächstechniken. Die Praktikabilität für den sprachtherapeutischen Alltag steht hier im Vordergrund. Die Methodensammlung liefert Ideen für einen gelungenen Beratungsverlauf und erleichtert das „Üben" der verschiedenen Methoden. Deshalb werden für jeden Baustein Ziele, Durchführung und Beispiele dargestellt.

7.1 Einleitung

Die Methodensammlung zu den einzelnen Gesprächsbausteinen hilft der Therapeutin, auf der Basis der bereits erarbeiteten Grundlagen die **theoretischen Konzepte zur Beratung praktisch umzusetzen.** Die für die einzelnen Gesprächsphasen wichtigen Bausteine werden vorgestellt und dazu passende Interventionen besprochen. Dabei sollte sich die Therapeutin immer über **Sinn und Zweck der verwendeten Methode** im Klaren sein, um einen effizienten Beratungsverlauf zu gewährleisten. Spürt die Therapeutin, dass sie hierbei an eine fachliche, persönliche oder organisatorische Grenze stößt, ist es wichtig, **ihrem Gefühl zu vertrauen und die Methoden nicht automatisiert durchzuführen.**

Die dargestellten Beispiele sind nur zur Illustration gedacht, da mit jedem Klienten durch die Einmaligkeit der Beziehung eine individuelle Beratungssituation entsteht, in der die Methode auf andere Art und Weise angewendet wird. Körpersprache und stimmlicher Ausdruck können in den Beispielen kaum angemessen dargestellt werden – das liegt in der Natur des Mediums Buch.

> **Wichtig**
> Jede Therapeutin hat ihren **persönlichen Beratungsstil,** der sich je nach Ausbildung,

Zusatzausbildung, Gesamtpersönlichkeit u. v. m. unterscheidet.

Im Gesprächsverlauf sind die Methoden nicht genau voneinander zu trennen, da sie häufig **kombiniert angewendet** werden (z. B. aktives Zuhören und Paraphrasieren). Viele Methoden werden im Rahmen der therapeutischen Grundhaltungen von Therapeutinnen **spontan und nicht immer bewusst** eingesetzt (z. B. wertschätzende Konnotation).

Bei der immer größer werdenden Fülle der Beratungsrichtungen erhebt die folgende Zusammenstellung keinen Anspruch auf Vollständigkeit. Vielmehr ist es Ziel, eine **sinnvolle Auswahl** für die speziellen Ansprüche in der logopädischen Beratung anzubieten. Die Darstellung der Methodenbausteine gliedert sich in eine kurze **Erläuterung der jeweiligen Methode** und eine Übersicht, in der die Ziele des **Methodeneinsatzes** aufgelistet werden. Danach folgen **Durchführungshinweise** und ein abschließendes Praxisbeispiel.

In Kürze
- **Mit den Gesprächsbausteinen** können die theoretischen Konzepte praktisch umgesetzt werden.
- Die Therapeutin **kombiniert die Bausteine** entsprechend der Gesprächssituation und den Bedürfnissen des Klienten.
- Jede Therapeutin entwickelt im Laufe der Berufstätigkeit ihren **persönlichen Beratungsstil**.

7.2 Baustein: Beziehung aufbauen

Eine **tragfähige Beziehung** ist die Basis für alle weiteren therapeutischen Schritte, sei es das gezielte sprachtherapeutische Arbeiten oder die logopädische Beratung. In ▶ Abschn. 4.2, „Klientenzentrierter Ansatz", wurden bereits die therapeutischen Grundhaltungen erläutert, die einen vertrauensvollen Kontakt ermöglichen. Im Folgenden

7

werden Methoden erklärt, die hierbei ebenfalls von Nutzen sind.

7.2.1 Positiven Kontakt herstellen

Häufig spricht man davon, dass man zu einer Person einen „guten Draht" hat oder mit jemandem auf „gleicher Wellenlänge" ist. Beobachtet man sich, entdeckt man mit dieser Person gewisse Gemeinsamkeiten – Sprache, Interessen, Vorstellungen, Werte vielleicht sogar Körpersprache. Mit anderen Personen hingegen fällt dieser gelungene Kontakt schwerer. In der Therapie ist es mitunter nötig, einen guten Kontakt bewusst aufzubauen. Erickson und Rossi (Erickson und Rossi 2022) bezeichnen diese Fähigkeit als „Rapport herstellen" und beschreiben den positiven Kontakt als Gefühl des Einvernehmens beider Gesprächspartner. Es entsteht eine Atmosphäre, in der es leichter fällt, sich zu öffnen:

- Die Therapeutin signalisiert Offenheit.
- Die Therapeutin nimmt die Körpersprache und die Befindlichkeit des Klienten wahr.
- Zwischen Therapeutin und Klient entsteht ein positiver Kontakt.

▪▪ Kontaktaufbau

Durch Blickkontakt und eine zugewandte und entspannte Körperhaltung zeigt die Therapeutin gegenüber dem Klienten Aufmerksamkeit sowie Offenheit und signalisiert Interesse an dem Gespräch mit dem Klienten. Auf verbaler Ebene passt sie ihr sprachliches Niveau und eine entsprechende Wortwahl dem Klienten an: Sie versucht, auch fachlich komplexe Sachverhalte so klar und einfach darzustellen, dass der Klient sie versteht und wählt Vorstellungsbilder aus seinem Erfahrungsbereich.

> ▶ **Beispiel: Individuelle Vorstellungsbilder**

Frau B., eine Patientin mit Stimmstörung, kommt zum Anamnesegespräch das erste Mal in die logopädische Praxis. Sie wirkt zunächst noch etwas unsicher und angespannt. Die Logopädin begrüßt sie freundlich und nimmt ihr gegenüber am Tisch Platz, wobei sie sich, entsprechend der Haltung der Patientin, schräg zum Tisch hinsetzt. Da die Patientin ihre stimmliche Situation sehr differenziert beschreibt, geht die Logopädin ebenfalls auch bei der Darstellung der Stimmfunktion ins Detail, verwendet jedoch nicht allzu viele medizinische Fachbegriffe. Im Verlauf der Anamnese erzählt die Patientin, dass sie sich viel bewege, weil sie täglich mit ihrem Hund spazieren gehe. Deshalb verwendet die Logopädin als Vorstellungsbild bei der Prüfung der Rufstimme/Lautstärke, dass die Patientin ihren Hund zurückrufen müsse. Das spricht die Patientin persönlich an und sie wird dadurch lockerer. ◀

❶ Cave

Das Spiegeln auf nonverbaler Ebene erfordert viel **Fingerspitzengefühl**, damit der Klient nicht den Eindruck gewinnt, er würde „nachgeahmt". Außerdem sollte diese Methode nicht dem Grundprinzip der Echtheit widersprechen, und es sollten keine unphysiologischen Abläufe gespiegelt werden (z. B. Hochatmung).

7.2.2 Symmetrie

In ▶ Abschn. 2.1, der die Grundlagen der Kommunikation erläutert, wurde die Bedeutung der Symmetrie auf der Beziehungsebene bereits angeschnitten. Da die Therapeutin in ihrer Rolle als Beraterin ein

Mehr an Fachwissen besitzt und sich die Klienten in der Rolle der Hilfesuchenden befinden, ist die logopädische Beratung per se komplementärer Art. Eine symmetrische Beziehungsdefinition gibt den Klienten das Gefühl, als Person auf einer Stufe mit der Therapeutin zu stehen und nicht unterlegen zu sein. Das wirkt sich positiv auf die gesamte Gesprächsatmosphäre und die Motivation zur Zusammenarbeit aus.

– Die Therapeutin sorgt auf der Beziehungsebene für eine **symmetrische Kommunikation. Komplementäre Situationen** gestaltet sie so, dass diese Kommunikationsformen von beiden Seiten akzeptiert werden und somit keinen Anlass für Eskalationen bieten.

■■ **Anerkennung des Expertentums des Klienten**

Indem die Therapeutin den Klienten als Experten für seine persönliche Situation anerkennt und dieses auch zum Ausdruck bringt, wird eine symmetrische Situation auf der Beziehungsebene unterstützt. Die Therapeutin zeigt damit **Vertrauen in die Problemlösefähigkeit des Klienten.** In offensichtlich komplementären Situationen – dies wird hauptsächlich beim Consulting der Fall sein – vermeidet sie es, den Klienten durch zu viele Fachbegriffe ein Gefühl von Unterlegenheit oder Unwissen zu vermitteln. Bei manchen Klienten kann der Gebrauch der Fachterminologie jedoch auch zum Rapport beitragen, wie dies beispielsweise bei Klienten, die vom Fach sind, der Fall ist. Entscheidungen im Verlauf des sprachtherapeutischen Prozesses werden gemeinsam mit dem Klienten getroffen.

Ein Konzept hierfür aus dem medizinischen Bereich wird als **Shared Decision Making** (partizipierende Entscheidung) bezeichnet. Wesentlich ist die Übermittlung der notwendigen fachlichen Informationen in verständlicher Weise (Scheibler 2004).

▶ **Beispiel: Symmetrie**

Das Ehepaar R., bei dem der Mann unter einer Dysarthrie und leichten Dysphagie leidet, kommt zu einem ersten Beratungsgespräch, nachdem die diagnostische Phase abgeschlossen ist. Die Therapeutin erklärt zunächst den derzeitigen Stand und verwendet dabei auch Anschauungsmaterial. Fachbegriffe ersetzt sie durch allgemeinverständliche Wörter (z. B. Dysphagie = Probleme beim Schlucken) und sie achtet darauf, die Klienten nicht mit zu viel an Informationen zu überfordern, wie in ▶ Abschn. 7.4, Baustein: „Informationen übermitteln" erläutert, sondern noch Raum für deren Fragen zu lassen (**ausgewogene Verteilung der Gesprächsanteile**). Im weiteren Gesprächsverlauf macht die Therapeutin deutlich, dass die Klienten am besten wissen, wo Schwierigkeiten in der alltäglichen Kommunikation durch die Sprechstörung entstehen. Der Patient gibt z. B. an, dass er unbedingt Strategien für das Telefonieren erlernen möchte, um zumindest grundlegende Informationen mit seinen Töchtern, die beide weit entfernt wohnen, austauschen zu können. Das greift die Therapeutin bei ihrer Therapieplanung auf.

Außerdem legt sie einen Schwerpunkt auf die ausführliche **fachliche Beratung** hinsichtlich der Dysphagie. Im Anschluss an grundlegende Verhaltens- und Vorsichtsmaßnahmen überlegen die Therapeutin und das Ehepaar gemeinsam, wie der Speiseplan für Herrn R. geändert werden könnte, um auch diätische Gesichtspunkte in der Dysphagie-Therapie zu berücksichtigen, um Probleme mit dem Schlucken zu vermeiden. Hierbei zeigt sich die Frau des Patienten als ausgesprochen einfallsreich, da sie eine sehr gute Köchin ist. ◀

7.2.3 Gesprächsblockaden vermeiden

Es gibt Verhaltensweisen in einem Beratungsgespräch, die die Beziehung zwischen

7

Klient und Therapeutin, den Gesprächsverlauf und den therapeutischen Prozess von vorneherein ungünstig beeinflussen. Deshalb ist es sinnvoll, sich solche **Gesprächsblockaden bewusst zu machen** und **im Gespräch zu vermeiden** (Gordon 2012). Grundsätzlich kommt es oft zu Gesprächsblockaden, weil die Therapeutin meint, das Problem des Klienten zu erkennen und die Richtung der Entwicklung vorgeben zu könnenoder aufgrund ihres Expertenwissens sicher zu sein, was das Beste für den Klienten ist

Viele der Gesprächsblockaden (z. B. bewerten, herunterspielen, belehren usw.) lassen sich **nicht** mit den therapeutischen **Grundhaltungen vereinbaren.** Dennoch treten diese Blockaden häufig unbemerkt auf, da die Therapeutin in einer Beratungssituation schnell unter Druck geraten kann, etwas bieten zu müssen (Bachmair et al. 2014). Deshalb sollte sie ihr Gesprächsverhalten bewusst wahrnehmen und reflektieren. Die Reaktionen des Klienten zeigen ihr, ob sie Gesprächsblockaden aufgebaut hat. Als Hilfe zur Reflexion des eigenen Gesprächsverhaltens dient beispielsweise der Feedbackbogen: „Vermeiden von Gesprächsblockaden" (im Downloadbereich bzw. im Anhang ▶ Kap. 11).

- Die Therapeutin vermeidet Gesprächsblockaden.
- Sie nimmt ihr Gesprächsverhalten selbstkritisch wahr, um von ihr unbemerkte Gesprächshindernisse zu erkennen.

▪▪ Hindernisse im Gespräch

Im Folgenden werden wesentliche Gesprächsblockaden kurz skizziert. Dies dient der Sensibilisierung, damit diese nicht länger unbemerkt in Gesprächen bleiben. Den Blockaden **entgegenwirken** die Methoden des aktiven Zuhörens, des Paraphrasierens und Verbalisierens sowie die Einstellungen der Echtheit, Empathie und Akzeptanz. Im Anschluss verdeutlicht ein Praxisbeispiel den störenden Aspekt im Gespräch.

> **Gesprächsblockaden (nach Kölln und Pallasch 2020, S 70 ff.)**
> - Sofort eine Lösung parat haben
> - Bewerten
> - Ursachen aufzeigen/diskutieren
> - Von sich sprechen
> - Beruhigen und ablenken
> - Kompetenzgerangel

▪▪ Gesprächsblockade: Sofort eine Lösung parat haben

In der logopädischen Therapie gibt es viele Situationen, in denen der Klient direkt um Lösungsvorschläge bittet. Kommt man dem Wunsch nach, kann es leicht passieren, dass der Patient findet, die angebotenen Lösungen würden nicht passen. Dann gerät die Therapeutin in den Strudel, immer neue Vorschläge zu liefern, die jedoch alle ungeeignet sind („ja, aber!"). Der Patient hat das unbefriedigende Gefühl, dass auch sie als Fachfrau ihm nicht weiterhelfen kann, und die Sprachtherapeutin wiederum ist unzufrieden, weil sie sich für die Probleme des Klienten verantwortlich fühlt und unter Druck gerät, immer neue Lösungen zu präsentieren. Außerdem kann der Klient das Gefühl haben, die Logopädin befasse sich nicht wirklich mit seinem Problem (Kölln und Pallasch 2020).

> **▶ Beispiel: Bis an die Grenze gehen**
>
> Ein Stimmpatient, Herr G., ist bei einer Unternehmensberatung beschäftigt. Er bekommt häufig dann stimmliche Beschwerden, wenn er einen stressigen Tag hat, bei Kunden Präsentationsveranstaltungen hält und keine Zeit zum Essen und Trinken hat. Er sagt selbst, dass er an solchen Tagen an seine physische und stimmliche Leistungsgrenze komme.
> **Einfache Lösung.** Die Therapeutin schlägt vor: „In solchen Situationen ist es ganz wichtig, dass sie zwischendurch immer wieder Pausen – wenn auch nur kurze – einbauen und mindestens 2 Liter Wasser täglich trinken." ◄

■■ **Gesprächsblockade: Bewerten**

Ebenso spürt die Therapeutin oft die Erwartung seitens des Klienten, eine Einschätzung zu dessen Aussage abzugeben. Bewertet sie somit seine Handlungen, lenkt das von den Gefühlen des Klienten ab, und er kann in den Zwiespalt geraten, sich rechtfertigen zu müssen. Dadurch erhält die Therapeutin eine überlegenere Position, und es kann zu unfruchtbaren Diskussionen kommen (Kölln und Pallasch 2020).

> ▶ **Beispiel: Schlechte Bedingungen**
>
> Die Therapeutin meint zu Herrn G.: „Solche Arbeitsbedingungen sind einfach ungut – ich denke, es ist grundsätzlich wichtig, auch an diesen äußeren Faktoren etwas zu ändern." ◀

■■ **Gesprächsblockade: Ursachen aufzeigen oder diskutieren**

Beansprucht die Therapeutin für sich, mögliche Ursachen für die Schwierigkeiten des Klienten zu kennen, kann das bei dem Klienten das Empfinden auslösen, er selbst durchschaue die Zusammenhänge nicht und könne nur wenig zu der Problemlösung beitragen. Es kann dazu führen, dass Therapeutin und Klient sich in Diskussionen, ob die Ursachen zutreffen, verstricken (Kölln und Pallasch 2020).

> ▶ **Beispiel: Erstens – zweitens – drittens**
>
> Die Therapeutin sagt: „Wesentliche Ursachen für ihre Stimmbeschwerden sind die hohe stimmliche Belastung, der psychische Druck bei den Veranstaltungen und das wenige Trinken." ◀

> **Tipp**
>
> Bestimmte Verhaltensweisen des Klienten, die dem Auftrag in der logopädischen Therapie zuwiderlaufen, z. B. ein ungünstiger Stimmgebrauch, können die Therapeutin in Konflikte bringen.

In diesen Fällen sind alternative Möglichkeiten:
- ■ die Informationen deutlich als solche zu kennzeichnen (einleitende Worte: zunächst einige Punkte zur Stimmhygiene...),
- ■ Informationen als Selbsterfahrung anzubieten.

■■ **Gesprächsblockade: Von sich sprechen**

In ▶ Abschn. 2.1.1 „Grundbegriffe und Grundprinzipien der Kommunikation", wurde bereits die Grundannahme angeführt, dass in Gesprächen emotional wichtige Themen ausreichend Beachtung finden (Flammer 2001). Entsprechend führt die Gesprächsblockade „von sich sprechen" dazu, dass den Problemen des Klienten nicht genug Raum gegeben wird und er sich übergangen oder unwichtig fühlen kann (Kölln und Pallasch 2020).

> ▶ **Beispiel: Mir ging es auch so!**
>
> Die Therapeutin bemerkt: „Früher habe ich als Erzieherin gearbeitet. Zu dieser Zeit hatte ich auch oft das Gefühl, mir bliebe noch nicht mal eine Minute Zeit, um etwas zu trinken. Aber dann habe ich mir einfach die Zeit bewusst genommen." ◀

■■ **Gesprächsblockade: Beruhigen oder ablenken**

Beruhigendes oder tröstendes Gesprächsverhalten soll den Klienten ermutigen oder ablenken. Das führt dazu, dass das Problem kleiner wird und extreme Gefühlsreaktionen vermieden werden (Bachmair et al. 2014).

> ▶ **Beispiel: Alles wird gut!**
>
> Die Therapeutin erwidert: „Sie werden in der Stimmtherapie Möglichkeiten erfahren, um die Stimme zu entlasten und damit werden sich die Beschwerden bessern. Deshalb

möchte ich ihnen zunächst erklären, was Stimmtherapie beinhaltet." ◄

■ ■ **Gesprächsblockade: Kompetenzgerangel**
Besonders wenn Klienten aus ähnlichen Professionen kommen, die Therapeutin noch sehr jung ist oder die Klienten es im Beruf gewöhnt sind, Leitungsfunktionen zu übernehmen, kann es dazu kommen, dass eine Art **Kompetenzgerangel** entsteht, wenn sich die Therapeutin darauf einlässt. Wichtig ist in jedem Fall, das Vorwissen anzuerkennen und für eine möglichst symmetrische Beziehungsebene zu sorgen.

> ► **Beispiel: Kompetent?**
>
> Die Therapeutin sagt zunächst: „Würden Sie mir so einen Tag nochmal beschreiben, damit ich die stimmliche Belastung besser einschätzen kann. Darauf sagt Herr G.: „Da gibt es nichts weiter zu beschreiben, wie gesagt, durch den Stress wird die Stimme schlecht – was ist denn Ihre Einschätzung?"
> Therapeutin: „Da muss ich zunächst den Befund erheben, damit ich Ihnen eine fundierte Aussage geben kann."
> Klient: „Na, dann erheben Sie mal!" ◄

7.2.4 Aktives Zuhören

Als ausgesprochen förderlich für den Kontakt und die Beziehungsgestaltung erweist sich die Fähigkeit des **aktiven Zuhörens**. Gerade zu Beginn einer Therapie ist die Therapeutin leicht versucht, soviel Fachwissen wie möglich weiterzugeben und somit schnelle Verhaltensänderungen zu erzielen. Häufig lässt sie dem Klienten und sich nicht genügend Zeit anzukommen und vergisst bei allem Eifer, dass der Klient zunächst auch seine persönliche Geschichte erzählen möchte. Diese erste Phase ist für den weiteren Verlauf jedoch prägend und richtungsweisend. Erst durch ein gutes Fundament wird der Aufbau wirklich tragfähig. Es ist zudem für die Sprachtherapeu-

tin sehr entlastend, zunächst abzuwarten, mit welchen Anliegen der Klient zur Therapie kommt. Aber auch im Therapieverlauf ist diese Methode von großer Bedeutung für die **Beziehungsgestaltung** und die **Möglichkeit des Klienten, sich öffnen zu können.** Die Gesprächshaltung des aktiven Zuhörens ist durch Verständnis und die Bereitschaft der Therapeutin gekennzeichnet, auf den Klienten einzugehen. Außerdem fördert es eine aufrichtige und vertrauensvolle Beziehung (Gordon 2012):
- Die Therapeutin hört dem Klienten zu, ohne ihn zu unterbrechen und versucht zu verstehen, was dieser empfindet.
- Gegebenenfalls meldet die Therapeutin zurück, was sie glaubt, verstanden zu haben, vgl. ► Abschn. 7.3.1

Rückmeldung oder Reformulieren in ► Abschn. 7.3.1 „Paraphrasieren oder verbales Spiegeln".
- Sie nimmt spontan auftretende Impulse, wie ausführliches Nachfragen, Rat geben, Beipflichten u.Ä. zurück.
- Sie ermutigt ihn durch minimale gesprächsfördernde Zeichen (z. B. Kopfnicken) zum Erzählen.

■ ■ **Aktives Zuhören**
Die Therapeutin eröffnet mit einer positiv formulierten Einleitung das Gespräch und wartet zunächst ab, was die Klienten von sich aus erzählen. Auch wenn sie an verschiedenen Stellen gerne unterbrechen würde, um ihre Meinung zu sagen oder Fragen zu stellen, wartet sie, bis der Klient seine Darstellung beendet hat. Zwischendurch ermutigt sie ihn jedoch, indem sie Interjektionen mit Aufforderungscharakter an passenden Stellen einfügt („Ja", „Hmm" usw.) oder kurze Informationsfragen einschiebt (Kölln und Pallasch 2020).

> ► **Beispiel: Zuhören hat Vorrang!**
>
> Die Eltern von Lisa sind zu einem Beratungsgespräch gekommen. Nachdem die

Therapeutin sie freundlich begrüßt hat und kurz über die Fahrt zur Praxis gesprochen hat, ob sie einen Parkplatz gefunden haben usw., setzen sie sich, und die Therapeutin leitet das Gespräch mit den Worten ein: „Ich freue mich, dass sie beide gekommen sind und finde es sehr gut, dass wir uns einmal in Ruhe unterhalten können. Zunächst bitte ich sie, doch einmal Lisas Situation zu Hause oder auch im Kindergarten zu schildern und ruhig auch Dinge zu erzählen, die nicht unbedingt nur mit dem Sprechen zu tun haben. Ich möchte mehr über Lisa erfahren."

Während zunächst der Vater erzählt, signalisiert die Therapeutin durch den Blickkontakt und die offene Körperhaltung, dass sie aufmerksam zuhört und zeigt, dass sie gedanklich folgt, indem sie nickt und mit „Hmm" bekräftigt (läuft weitestgehend unbewusst ab, wie z. B. beim Telefonieren). Als der Vater erzählt, er würde Lisa aus Verzweiflung zu Hause immer wieder Wörter mit /r/ nachsprechen lassen, unterdrückt sie zunächst den Impuls, an dieser Stelle gleich die Auswirkungen von „Nachsprechen lassen" und die Möglichkeiten der verbessernden Wiederholung aufzuzeigen. Sie lässt den Vater in Ruhe zu Ende erzählen und verschiebt die sprachtherapeutische Beratung (Consulting) auf später. ◄

7.2.5 Offenes Angebot

Um den Klienten noch weiter in seinem Erzählen zu unterstützen, kann es mitunter auch sinnvoll sein, dies deutlicher zu zeigen, als mit den o. g. minimalen gesprächsfördernden Zeichen. Wichtig ist jedoch, dass dies wertfrei und ohne Erwartungshaltung geschieht. Außerdem sollten diese Äußerungen dem Gesprächspartner vermitteln, dass er immer noch an der Reihe ist, zu sprechen und er nicht durch Rat geben, moralisieren, Lösungen anbieten usw. unterbrochen wird. Gordon (2012) bezeichnet diese Art der Äußerungen auch als *„Türöffner",* da sie helfen, die Tür zur Erfahrungs-

welt des anderen zu öffnen und mit ihm in Beziehung zu treten:

- Die Therapeutin unterstützt den Erzählfluss des Klienten.
- Sie macht ihm deutlich, dass das, was er sagt von Interesse ist und er ein Recht hat, auszudrücken, was er empfindet.

■■ **Formulieren eines offenen Angebotes**

Im Anschluss an Äußerungen des Klienten verwendet die Therapeutin offene Angebote:

- „Möchten Sie mir noch mehr darüber erzählen?"
- „Ich würde gerne etwas darüber hören!"
- „Das scheint etwas zu sein, was Ihnen sehr wichtig ist/was sie bewegt."

Dadurch wird der Klient in seinem Erzählen weiter ermutigt.

> ► **Beispiel: Mehr erfahren**

Frau M., eine Aphasikerin mit einer sehr leichten amnestischen Aphasie, erzählt in der Therapiestunde von ihrem letzten Erlebnis beim Einkaufen, als ihr der Titel des Buches nicht eingefallen sei, dass sie kaufen wollte. In der Situation habe sie die Reaktion der Verkäuferin sehr herablassend empfunden. Die Therapeutin bewertet die Aussage der Patientin nicht, indem sie sie beispielsweise darauf aufmerksam macht, dass es wahrscheinlich öfter vorkommt, dass einem Kunden ein Buchtitel nicht einfällt und beschwichtigt sie nicht. Sie versucht, stattdessen zunächst mehr von der Klientin über die Situation des Buchkaufes zu erfahren und sagt deshalb: „Ich würde mir die Situation gerne besser vorstellen können …" ◄

7.2.6 Wertschätzende Konnotation und Komplimente

Die Methode der wertschätzenden Konnotation ist eine weitere Möglichkeit, die **Zuversicht und Kontakt fördert.** Hier werden

7

Verhaltensweisen der Klienten positiv bewertet und als solche hervorgehoben. Findet die sprachtherapeutische Beratung mit mehreren Personen (Eltern, Angehörige) statt, ist es wichtig, **allen Beteiligten** gegenüber wertschätzend zu sein und dies entsprechend zum Ausdruck zu bringen. Wenn es Klienten schwergefallen ist, die Beratung anzunehmen, z. B. bei Beratungsgesprächen mit Eltern, ist es sinnvoll, ihr Engagement zu betonen (v. Schlippe und Schweitzer 2012).

Besonders bei Klienten, die als *„Besucher"* kommen, eine Form von Beziehung zum Klienten, die in ▶ Abschn. 7.5.3, „Auftrag klären" thematisiert wird, ist diese Möglichkeit der Intervention zunächst angebracht (de Shazer 2022, S 104 f). Man spricht hierbei auch davon, dem Besucher zunächst **„Komplimente"** zu machen und neugierig auf dessen Sichtweise der Situation zu sein (ebd.):

- Die Therapeutin drückt ihre Wertschätzung für Verhaltensweisen des Klienten aus.
- Bei Klienten, die nur zögernd zum Gespräch gekommen sind, kann sie besonders das Engagement zu diesem Schritt hervorheben.
- Bei mehreren Personen achtet die Therapeutin darauf, allen Beteiligten „Komplimente" zu machen.

▪▪ Wertschätzung und Komplimente

Die Therapeutin wählt gezielt Verhaltensweisen aus, die sie positiv hervorheben möchte, ohne gegen die Grundhaltung der Echtheit zu verstoßen: Wenn ich an dem Verhalten nicht wirklich auch positive Aspekte sehe, kann ich meine Wertschätzung nicht entsprechend äußern. Es besteht dann eher die Gefahr einer Doppelbotschaft.

> **Tipp**
>
> Wenn man zu dick aufträgt oder Selbstverständlichkeiten hervorhebt, kann das zu Ärger beim Klienten führen. Teilweise

---

kann es auch problematisch sein, Positives in einer emotional sehr belastenden Situation aufzuzeigen, da die Klienten das Gefühl bekommen, die Therapeutin wolle schönfärben und ihre Situation würde nicht ernst genommen. Wichtig ist deshalb, **genau zu überlegen, wofür man eine wertschätzende Konnotation findet** (v. Schlippe und Schweitzer 2012).

> ▶ **Beispiel: Komplimente für alle Beteiligten!**
>
> Herr und Frau E., die Eltern von Nina, haben sich Zeit für ein Gespräch mit der Logopädin genommen. Die Therapeutin hat diesen Termin vorgeschlagen, da sich Probleme beim Transfer des Lautes /s/ zeigten, den Nina in der Therapiesituation nahezu immer richtig bilden kann. Der Vater war zunächst nicht überzeugt davon, dass dieser Termin notwendig sei, da es doch um etwas gehe, was Nina einfach üben müsse und er beruflich so eingespannt sei, dass er am Abend nur wenig Zeit habe. Die Therapeutin sagt deshalb bei der Begrüßung: „Herr und Frau E., daran, dass Sie beide heute gekommen sind, obwohl Sie, Herr E. beruflich so viel um die Ohren haben, sehe ich, wie wichtig Ihnen Nina ist. Im weiteren Gesprächsverlauf, in dem von der Mutter geäußert wird, dass Nina mit dem /s/ ja auch so niedlich wäre und besonders der Vater ihr keinen Wunsch abschlagen könne, meint der Vater jedoch erneut, dass er das Problem nur darin sehe, dass Nina einfach noch ein bisschen Zeit zum Üben brauche. Die Therapeutin drückt im Folgenden für beide Eltern ihre Wertschätzung aus: Frau E., ich finde Ihre Beobachtung sehr wichtig und würde gerne mit Ihnen beiden über diese Einschätzung sprechen. Was halten Sie von der Beobachtung Ihrer Frau? Und zu Herrn E. gewandt: Das ist eine sehr gute Einstellung, Nina in ihrer Entwicklung noch Zeit zu geben, an welchen Punkten, glauben Sie, braucht Nina da noch Unterstützung, um das „alte" gelispelte /s/ sein zu lassen? ◄

In Kürze
- Der Baustein **Beziehung aufbauen** ist insbesondere am Therapiebeginn von herausragender Bedeutung, da die Beziehungsqualität die Basis des Therapieprozesses ist.
- **Störungen auf Beziehungsebene** führen unweigerlich auch zu Störungen im Therapieprozess.
- Möglichkeiten, eine **vertrauensvolle und offene Beziehung** zu etablieren und zu festigen, sind:
  - positiven Kontakt herstellen,
  - auf symmetrische Kommunikationsformen achten,
  - Gesprächsblockaden vermeiden,
  - aktiv Zuhören,
  - Gesprächsangebote offen formulieren,
  - wertschätzende Konnotation und Komplimente.

7.3 Baustein: Emotionen aufgreifen

In vielen Situationen in der Sprachtherapie ist es wichtig, dass die Therapeutin wahrnimmt, **wie sich der Patient fühlt** oder, dass dem Patienten **Emotionen,** die mit der Kommunikationsstörung in Zusammenhang stehen, **bewusstwerden.** Wie im vorangegangenen Abschnitt sind die therapeutischen Grundhaltungen: Echtheit, Akzeptanz und Empathie die notwendigen Voraussetzungen, um im Gespräch Emotionen auf der Basis eines vertrauensvollen Kontaktes und einer entspannten Gesprächsatmosphäre ansprechen zu können.

7.3.1 Paraphrasieren oder verbales Spiegeln

Die Therapeutin versucht, **das Gesagte des Klienten mit eigenen Worten wiederzugeben.** Dies sollte inhaltlich neutral und mit der Einstellung, sich wirklich in die Lage des Klienten zu versetzen, geschehen. Das ergibt zwei Effekte: Einerseits kann der Klient feststellen, ob die Therapeutin ihn richtig verstanden hat. Andererseits kann der Klient überprüfen, ob seine Aussage so für ihn stimmt, indem er sie ein zweites Mal, diesmal jedoch als Zuhörer dargeboten bekommt. Dadurch kann er sein Problem ggf. konkreter fassen und nochmals über das Gesagte nachdenken (Kölln und Pallasch 2022, 2020). Fühlt sich der Klient von der Therapeutin verstanden, öffnet das Türen für weitere Gespräche, und der Klient erlebt eine Form von Unterstützung:
- Durch das Spiegeln wesentlicher Inhalte ermöglicht die Therapeutin dem Klienten, zu überprüfen, ob die Aussage für ihn stimmig ist.
- Der Klient kommt dadurch zu einer konkreteren Wahrnehmung seines Anliegens.
- Der Klient fühlt sich verstanden, der Kontakt zwischen Klient und Therapeutin wird vertieft.
- Die Therapeutin kann erkennen, ob sie die Aussage und das Anliegen des Klienten richtig verstanden hat.

▪▪ Paraphrasieren
Die Therapeutin greift die inhaltlich wichtigen Aspekte der Aussage des Klienten auf. Sie versucht, Wesentliches zusammenzufassen und auf den Punkt zu bringen. Um zu vermeiden, dass sie Inhalte wiedergibt, die ihr wichtiger sind als dem Klienten, bemüht sie sich, die Problemlage aus Sicht des Klienten zu erfassen (Bachmair et al. 2014).

> ▶ **Beispiel: Teufelskreis**

Herr F. ist Lehrer und leidet an einer Belastungsdysphonie. Er berichtet, dass ihm in einer Unterrichtsstunde die Stimme weggeblieben sei, als er einen Schüler aufgefordert habe, leise zu sein. Er habe sich erst ein paar Mal räuspern müssen, bevor er mit

7

angekratzter Stimme mit seinem Unterricht fortfahren konnte.

Therapeutin: „Als Sie einen Schüler aufgefordert haben, ruhig zu sein, blieb Ihnen kurz die Stimme völlig weg …"

Patient: „Richtig, ich hatte wirklich Panik, dass ich nun gar keinen Ton mehr rausbringe und die Stunde nicht zu Ende halten könnte."

Therapeutin: „Sie haben schon befürchtet, die Stimme kommt nicht mehr wieder."

Patient: „Ja, und dann musste ich mit dieser mickerigen Stimme die Stunde beenden, das war ein Stress."

Therapeutin: „Es hat Sie sehr unter Druck gesetzt, dass die Stimme dann angeschlagen war und natürlich kam noch hinzu, die Stimme könne jeden Augenblick wieder wegbleiben – das macht gleich doppelt so viel Stress."

Patient: „Ja irgendwie war das ein richtiger Teufelskreis!" ◄

> **Wichtig**
> Gelegentlich kann man beim Paraphrasieren die vom Gesprächspartner verwendeten Worte durch etwas drastischere Ausdrücke ersetzen, um den Inhalt deutlicher hervorzuheben (Thomann und Schulz von Thun 2017).

> ▶ Beispiel: Angestrengt

In einem Elterngespräch erwähnt Frau S.: „Wenn die Kinder dann so laut sind, strengt mich das schon einmal ein bisschen an."

Therapeutin: „Der Lärm macht Sie manchmal ganz schön fertig?" ◄

7.3.2 Verbalisieren emotionaler Erlebnisinhalte

Im Gegensatz zum Paraphrasieren wird bei dem Verbalisieren emotionaler Erlebnisinhalte nicht nur der Inhalt einer Aussage aufgegriffen, sondern es **werden auch emotionale Elemente wiedergegeben**. Die Therapeutin geht somit über das vom Gesprächspartner Gesagte hinaus (Bachmair et al. 2014). Dadurch kann der Klient den emotionalen Gehalt einer Aussage erfassen und nachspüren, ob das Gefühl auf ihn zutrifft. Durch das Verbalisieren setzt sich der Klient intensiv mit seinen Emotionen auseinander, und therapeutische Prozesse kommen in Gang (Rogers 2012):

– Die Therapeutin führt dem Klienten die mit seinen Aussagen verbundene emotionale Seite vor Augen.

– Der Klient nimmt die emotionalen Themen wahr und kann für sich nachempfinden, ob sie für ihn von Bedeutung sind.

– Dem Klienten werden dadurch Zusammenhänge zwischen der Kommunikationsstörung und persönlichen Konflikten oder Schwierigkeiten mit seinen Kommunikationspartnern bewusster.

– Der Klient wird mit emotionalen Themen konfrontiert und setzt sich intensiver mit ihnen auseinander.

■■ **Gefühle erfassen und spiegeln**

Die Therapeutin versucht, die vermuteten Gefühle des Klienten, die dieser nur indirekt äußert oder zeigt, in ihrer Aussage zu treffen. Hinweise auf die Gefühle geben die Körpersprache (z. B. Hände zur Faust geballt), der paraverbale Ausdruck (z. B. zittriger Stimmklang) und die Wortwahl (z. B. **im Prinzip eigentlich** schon). Außerdem fasst die Therapeutin die Aussage zusammen und hebt die Gefühlslage besonders hervor. Ihr Einfühlungsvermögen ermöglicht es ihr, abzuschätzen, ob der Klient bereit für die Auseinandersetzung mit seinen Emotionen ist (Kölln und Pallasch 2020).

> **Wichtig**
> Der emotionale Gehalt einer Aussage sollte **vorsichtig formuliert** und **möglichst**

wenig interpretiert werden – ansonsten kann dies zu Widerständen und starken emotionalen Reaktionen bis hin zum Therapieabbruch führen (Bachmair et al 2014).

> ▶ **Beispiel: Unter Druck**

In einer Stimmtherapie erzählt Frau O., eine junge Patientin mit hyperfunktioneller Dysphonie und stark erhöhter mittlerer Sprechstimmlage, dass sie immer wieder unter Druck gerate, wenn sie im Studium vor vielen Leuten ein Referat halten müsse.
Therapeutin: „Dass Sie vor vielen Leuten sprechen müssen, macht Ihnen unheimlichen Druck." **(Paraphrasieren)**.
Patientin: „Genau! – Bereits Tage vorher bin ich nervös und kann gar nicht mehr richtig schlafen. Während des Referats habe ich dann einen ganz trockenen Mund. Weil ich denke, es könnte was nicht klappen, zittere ich sogar und wirke wahrscheinlich total unsicher, und meine Stimme wird höher und leiser."
Therapeutin: „Sie glauben, Sie könnten Fehler machen und das macht Ihnen Angst? – und die Stimme signalisiert das auch so?" **(Verbalisieren)**
Patientin (nachdenklich): „Ja schon, ich habe Angst, ich könnte Fehler machen…" ◄

7.3.3 Wahrnehmen und Ansprechen nonverbaler Signale

Der nonverbale und paraverbale „Kanal" dient vornehmlich zur Übermittlung des Beziehungsaspektes einer Aussage, d.h. diese Kanäle sagen etwas darüber aus, wie der Gesprächspartner (Klient) sich fühlt. Deshalb sind diese Signale Indikatoren für das Befinden des Klienten und somit von Bedeutung für das Verbalisieren der emotionalen Inhalte, wie es im vorangegangenen Abschnitt beschrieben wurde. Andererseits kann bereits das Ansprechen der nonver-

balen Zeichen dazu führen, dass Emotionen wahrgenommen und verstärkt werden (Kölln und Pallasch 2020):
- Die Therapeutin kann die **Gefühlslage des Klienten** durch die wahrgenommenen nonverbalen Signale besser einschätzen.
- Der Klient wird mit seiner **Körpersprache** vertrauter und erlebt diesen Kanal ebenfalls als Ausdrucksmittel.
- Der Klient spürt die **Bedeutung der nonverbalen und paraverbalen Aspekte der Aussage** deutlicher, wenn sie bewusst gemacht wurden. Die begleitenden Emotionen können „hervorgeholt" werden.

▪▪ Nonverbale Signale
Grundlage hierfür ist eine gute Wahrnehmung des körpersprachlichen Ausdrucks, was mitunter nicht ganz einfach ist. Nimmt die Therapeutin ihr **wichtig** erscheinende Signale wahr, spricht sie diese an passender Stelle im Gespräch an. Oft ist es sinnvoll, die mit dem nonverbalen Signal in Zusammenhang stehende wahrgenommene emotionale Bedeutung als eigenes Empfinden zu beschreiben (Kölln und Pallasch 2020).

> ▶ **Beispiel: Mit geballter Faust**

Herr T. berichtet in der Therapie von einem Telefongespräch: Er wollte einen Zahnarzttermin ausmachen. Als die Zahnarzthelferin ihn fragt, welcher Tag am besten wäre, will er Mittwoch sagen, aber ein schwerer Stotterblock führt dazu, dass er nur M-… herausbekommt. Daraufhin wartet die Zahnarzthelferin nicht ab, sondern sagt: Dann also Montag – um wie viel Uhr? Herr T. erwähnt das eigentlich nur am Rande und relativ gleichmütig, aber seine linke Hand hat er dabei unbewusst zur Faust geballt.
Therapeutin: „Als Sie eben von dem Telefongespräch erzählt haben, haben Sie eine richtige Faust gemacht – hat das auch etwas zu bedeuten?" ◄

7

7.3.4 Thematisieren von widersprüchlichem nonverbalen und verbalen Ausdruck

Widersprüchliche Botschaften des verbalen und nonverbalen bzw. paraverbalenKanals können Ausdruck innerer Zerrissenheit, Unklarheit in Bezug auf die Gefühlslage oder Selbstschutz sein. **Der Klient teilt vordergründig etwas anderes mit, als das, was er eigentlich empfindet.**

Diese widersprüchlichen Aussagen gilt es, wahrzunehmen und dem Klienten rückzumelden. Dadurch wird ihm der eigene Zwiespalt bewusst oder eine Seite, die er bislang nicht wahrgenommen hat, deutlicher:

- Das Benennen der unterschiedlichen Botschaften ermöglicht es dem Klienten, beide Aspekte wahrzunehmen.
- Dem Klienten werden der Widerspruch und die damit verbundenen ambivalenten Gefühle bewusst.
- Es gelingt dem Klienten dadurch, unter der Oberfläche liegende Emotionen zu erkennen.

■■ **Widersprüche thematisieren**

Die Therapeutin thematisiert im Gespräch auftretende Widersprüche, **sofern sie für den Beratungs- oder Therapieverlauf von Relevanz** sind, teilt sie als eigene Wahrnehmung mit und achtet darauf, nicht zu bewerten (Kölln und Pallasch 2020). Die Beziehung zwischen der Therapeutin und dem Klienten muss stabil sein, und die Therapeutin sollte ihre Worte vorsichtig wählen, damit der Klient sich nicht bloßgestellt oder „ertappt" fühlt.

> ▶ **Beispiel: Was bewegt Sie noch?**
>
> Der Vater von Ben, einem Kind mit Lippen-Kiefer-Gaumen-Segel-Spalte   erzählt, dass Ben jetzt erst einmal alle Operationen überstanden habe und dass das Sprechen nun wohl endlich besser werde, da sei er jetzt

ganz zuversichtlich. Gleichzeitig hat er aber auch Tränen in den Augen. Therapeutin: „Ich sehe, dass Sie jetzt optimistisch sind, gleichzeitig habe ich auch den Eindruck, dass Sie traurig sind?"

Vater (weint): „Ja die Erinnerung an das Krankenhaus und die Operationen kommen immer wieder hoch, Benni so klein und mit dem Schlauch durch die Nase, und immer die Frage, ob wir auch alles richtig gemacht haben als Eltern, ich glaube, da sind wir alle noch nicht so drüber hinweg." ◄

7.3.5 Erkennen von aufgespaltenen Ambivalenzen

Menschliche Gefühle sind selten eindeutig. Mit Liebe verbindet sich Angst, den anderen zu verlieren, mit der Freude auf den Besuch eines Freundes auch die Sorge, es könnte einem zu viel werden. Ebenso verhält es sich bei Patienten und deren Angehörigen: Mit der Hoffnung auf Erfolge in der Therapie geht Angst vor Rückschlägen einher, mit dem Ärger auf das Verhalten des Kindes verbinden sich Schuldgefühle und Selbstzweifel, schlechte Eltern zu sein. Diese **ambivalenten Emotionen** führen zu innerlichen **Zerrissenheitsgefühlen** und sind schwer auszuhalten. Menschen neigen dazu, jeweils eine Seite der Ambivalenz zu verdrängen. In Beziehungen tritt darüber hinaus häufig das Phänomen auf, dass ein Partner die **verdrängte Seite** des anderen zugeschoben bekommt. Somit übernimmt jeweils ein Partner die eine und der andere die andere Seite der Emotion. Dieser Prozess der **Aufspaltung der Ambivalenz** und der Übernahme jeweils einer Seite geschieht unbewusst.

Gerade bei der Beratung von Eltern und Angehörigen kann es wichtig sein, aufgespaltene Ambivalenzen zu berücksichtigen und anzusprechen, um eine konstruktive Auseinandersetzung mit dem Thema zu fördern. Wie beschrieben, deutet auf aufgespaltene Ambivalenzen hin, wenn in einer Beziehung die Partner jeweils nur eine Seite gegensätzlicher Gefühle übernehmen. Beispielsweise vertritt die Frau immer den pessimistischen, der Mann hingegen den optimistischen Part. Gelingt es, dieses Muster zu durchbrechen, und einer der beiden lässt auch die andere Gefühlsseite zu, bringt das die Partner einander näher und sie können sich gegenseitig mehr Unterstützung geben.

Aufgespaltene Ambivalenzen
- Aktiv vs. passiv
- Positiv vs. negativ
- Nähe vs. Distanz
- Hoffnung vs. Hoffnungslosigkeit
- Optimistisch vs. pessimistisch
- Brav vs. wütend
- Krank vs. gesund

Zum Umgang mit Ambivalenzen ist Folgendes von Bedeutung:
- Bei sehr unterschiedlichen Haltungen in der Familie oder bei Aussagen wie: Mich verlässt nie der Mut!" (immer, absolut…) denkt die Therapeutin an aufgespaltene Ambivalenzen.
- Aufgespaltene Ambivalenzen kommen in jeder Beziehung vor. Die Therapeutin entscheidet, ob das Ansprechen für den sprachtherapeutischen Prozess von Wichtigkeit ist.
- Das Erkennen von aufgespaltenen Ambivalenzen führt dazu, dass sich festgefahrene Interaktionsabläufe („Endlosschleifen") lösen können, die Partner mehr Verständnis füreinander entwickeln und so die Beziehung positiv beeinflusst wird.

❶ Cave
Entdeckt die Therapeutin bei sich Tendenzen, in der Beratungssituation eine Seite ambivalenter Emotionen ausschließlich einem Familienmitglied zuzuschreiben, die andere einem anderen Familienmitglied, **übernimmt sie ggf. diese Familienstruktur** und trägt zu deren Verfestigung bei. Außerdem **verstößt** sie damit gegen den systemischen Grundsatz der **Neutralität**.

▪▪ Ansprechen von aufgespaltenen Ambivalenzen
Übernimmt die Therapeutin eine Seite, hebt sie z. B. bei einem sehr selbstkritischen Patienten, der immer nur sieht, was noch nicht möglich ist, hervor, was sich schon alles verbessert hat, welch gute Fortschritte sich bereits ergeben haben, dann besteht die Gefahr, dass sich auch **zwischen Therapeutin und Patient eine einseitige Verteilung der Emotionen** verfestigt: Der Patient sieht durch die „schwarze" und die Therapeutin durch die „rosarote" Brille. Um dies zu vermeiden, ist es sinnvoll, zunächst die Haltung des Klienten zu respektieren und empathisch zu spiegeln. Darüber hinaus kann die **Frage nach Unterschieden und Ausnahmen** die Verhärtung in der Einstellung lockern.

▶ Beispiel: Pessimistisch – Optimistisch

Die Eltern von Leo, der eine schwere Sprachentwicklungsstörung hat und geistig behindert ist, sprechen in einem Elterngespräch über Fortschritte und die Entwicklung Leos. Der Vater zeigt sich überaus optimistisch und sagt: „Leo hat ja bis jetzt so gute Fortschritte gemacht und auch seine Möglichkeiten, das auszudrücken, was er will, werden immer besser. Ich bin überzeugt, er wird sich immer besser verständigen können." Leos Mutter dagegen ist sorgenvoll: „Die anderen Kinder aus seiner Gruppe können ihn nie verstehen, oft ist er auf dem Spielplatz alleine in der Sandkiste und buddelt vor sich hin."
Nachdem die Eltern noch weitere Beispiele für ihren Standpunkt erzählt haben, fragt die Therapeutin die Mutter, ob sie sich an eine Ausnahme erinnern kann, bei der Leo doch verstanden wurde. Die Mutter berich-

7

tet von einer Situation in der Krabbelgruppe, als Leo mit einem jüngeren Mädchen zusammen in der Spielecke war. Dort haben sie kurz gedacht, eine Verständigung auf seine Art sei möglich und Hoffnung gehabt, dass er mit seinen Möglichkeiten doch einen Weg finden kann, Kontakt aufzunehmen. Der Vater antwortet darauf: „Ja siehst du, das habe ich doch gemeint, er wird wahrscheinlich nicht wie andere sprechen können, aber ich glaube daran, er wird immer besser mit seinen Mitteln Kontakt knüpfen können – sonst würde ich ja ständig verzweifelt sein."

Daraufhin sagt die Therapeutin sehr vorsichtig: „Da gibt es manchmal doch auch Zweifel und Unsicherheit?"

Der Vater antwortet: „Natürlich, aber wenn ich ständig denken würde, es ändert sich nie etwas an Leos Situation, würde es doch keinem nützen."

Darauf sagt die Mutter: „Ja, aber ich sehe Leo mit anderen Kindern viel öfter und muss seine Frustrationen aushalten, da ist es schwer, diese andere optimistische Seite zu sehen und ich bin dann nur noch am Hadern."

Vater: „Deshalb will ich uns allen Mut machen."

Mutter: „Aber dann habe ich das Gefühl, du siehst gar nicht, wie schwer es Leo und ich manchmal haben, wenn ich ihn noch nicht mal verstehen kann."

Therapeutin: „Ich habe den Eindruck, es gibt für sie beide Situationen, in denen sie sich vorstellen können, dass Leo seinen Weg geht und Situationen in denen sie zweifeln."

Vater: „Ja, das stimmt und ich bin auch wirklich viel seltener mit Leo unterwegs…"

In diesem Elterngespräch bleiben beide Eltern grundsätzlich bei ihrem Standpunkt – Vater: optimistisch/Mutter: sorgenvoll. Aber sie haben sich für die Seite des anderen geöffnet und so erfahren, dass der Partner auch diese Gedanken hat, was beide als sehr unterstützend empfinden. Die Mutter erlebt Verständnis für ihre schwierige Si-

tuation mit dem behinderten Sohn im Alltag und das entlastet sie von Schuldgefühlen („ich sollte doch einfach mehr an Leos Fähigkeiten glauben"). Der Vater erfährt, dass auch seine Frau schon positive Erfahrungen mit Leos Möglichkeiten zu kommunizieren gemacht hat. Dadurch ist er nicht alleine für den hoffnungsvollen Blick in die Zukunft („ich sollte stark sein") zuständig und er kann auch seine Zweifel wahrnehmen und äußern. ◀

In Kürze
- Emotionen, die im Zusammenhang mit der Kommunikationsstörung stehen und unbewusst bleiben, können das **Erreichen wesentlicher Therapieziele** (Akzeptanz, Transfer u.a.) **erschweren.**
- Ein Ziel in der Sprachtherapie ist deshalb, diese **Emotionen wahrzunehmen.**
- Folgende **Methoden** können hierbei hilfreich sein:
  - Aussagen des Klienten paraphrasieren,
  - emotionale Inhalte der Aussage des Klienten verbalisieren,
  - nonverbale und paraverbale Signale des Klienten wahrnehmen und ansprechen,
  - dem Klienten Widersprüche zwischen nonverbalem und verbalem Ausdruck aufzeigen,
  - aufgespaltene Ambivalenzen erkennen.

Tipp Literatur

Grundlagen, Beispiele und Übungen zum Gesprächsbaustein „Emotionen aufgreifen" finden sich u.a. bei:
- Bachmair S, Faber I, Hennig C, Kolb R, Willig W (2014) Beraten will gelernt sein. Ein praktisches Lehrbuch für Anfänger und Fortgeschrittene. Beltz, Weinheim (S. 33–35 bzw. S.70–78)

- Kölln D, Pallasch W (2020), Pädagogisches Gesprächstraining. Lern- und Trainingsprogramm zur Vermittlung pädagogisch-therapeutischer Gesprächs- und Beratungskompetenz. Beltz Juventa, Weinheim (S. 83–85).

7.4 Baustein: Informationen übermitteln

Den Patienten die für sie relevanten Informationen in Bezug auf die Sprach-, Sprech-, Stimm- oder Schluckstörung verständlich zu übermitteln, ist ein wichtiger Auftrag in der sprachtherapeutischen Beratung. In der Behandlung jedes Störungsbildes kommen solche **fachlichen Beratungsgespräche** vor. Auch wenn Angehörige bzw. Eltern einbezogen werden, geht es zunächst darum, über wichtige grundlegende Dinge, die Kommunikationsstörung betreffend, aufzuklären. Dabei sollten die Informationen nicht nur verständlich sein, sondern auch in **deutlichem Bezug zu der persönlichen Situation der Betroffenen** stehen. Günstig ist es, wenn die theoretischen Ausführungen in der Beratungssituation von den Klienten, z. B. im Rollenspiel, selbst erfahren werden können. Dadurch wird die praktische Umsetzung unterstützt.

7.4.1 Informationen auswählen und bündeln

Zunächst hat die Therapeutin die Aufgabe, die Informationen auszuwählen und weiterzugeben, die für den Patienten von Bedeutung sind. Dabei spielen verschiedene Kriterien, z. B. der Informationsbedarf des Patienten, eine wichtige Rolle. Darüber hinaus ist es sinnvoll, die Informationen so zu ordnen und

zusammenzufassen, dass dem Patienten die **Informationsaufnahme erleichtert** wird:

- Die Therapeutin wählt Informationen, die für den Patienten und den Therapieverlauf wichtig sind, gezielt aus.
- Sie fasst wesentliche Inhalte zusammen und erleichtert es so dem Klienten, die Informationen aufzunehmen.
- Therapieinhalte und Informationsinhalte ergänzen sich.
- Die Informationen bauen aufeinander auf.

▪▪ Informationen auswählen

Im Folgenden werden die einzelnen Aspekte, die bei der Auswahl von Informationen zu berücksichtigen sind, genauer erläutert. Die informierenden Gespräche können sich sowohl spontan ergeben, wenn der Patient z. B. genauer nachfragt, oder auch von der Therapeutin geplant sein, wie beispielsweise in einem Anamnese- oder Elternberatungsgespräch.

Störungsbild und Symptomatik Je nach Störungsbild und Symptomatik ergibt sich eine unterschiedliche Auswahl der Informationsinhalte. Beispielsweise ist bei allen Formen von Aphasie zwar die Aufklärung über allgemein kommunikationsfördernde Prinzipien sinnvoll. Handelt es sich aber um eine globale Aphasie, zielt ein wesentlicher Beratungsinhalt auf den Umgang mit den stark reduzierten Äußerungsmöglichkeiten des Patienten und den damit verbundenen Anforderungen an den Kommunikationspartner sowie den Einsatz alternativer Kommunikationsformen ab. Andere Aphasieformen erfordern dagegen andere Beratungsschwerpunkte.

Therapiephase Bei Therapiebeginn sind häufig grundlegende Informationen über Physiologie, Störungsbild und Prognose bzw. Therapiemöglichkeiten und Therapieaufbau für die Klienten wichtig. Im weiteren Verlauf ergeben sich spezifischere

Themen, wie beispielsweise die Frage nach einem geeigneten zusätzlichen Förderangebot. Außerdem können neue Informationen zu einem späteren Zeitpunkt oft besser eingeordnet werden.

> **Tipp**
>
> Es ist besser, parallel zu den Therapieinhalten „häppchenweise" zu informierten, statt am Anfang einen ganzen „Informationsberg" anzuhäufen.

> **Wichtig**
> Informationen und Therapieinhalte sollten sich sinnvoll ergänzen.

Vorwissen Je nach „Vorwissen" der Klienten müssen die Beratungsinhalte variiert werden: Ist der Klient z. B. selbst im pädagogischen oder medizinischen Bereich tätig, kann Wissen teilweise vorausgesetzt werden und sollte bei Erklärungen entsprechend mit einbezogen werden.

> **Wichtig**
> Für viele Patienten ist es wichtig, dass ihr **Vorwissen (z. B. Beruf) ausdrücklich anerkannt** wird. Um ein Zuviel, aber auch ein Zuwenig an Information zu vermeiden, ist es sinnvoll, dies direkt anzusprechen und den Informationsbedarf des Klienten abzuklären.

Persönlichkeit Da jeder Patient eine ganz andere Persönlichkeit hat, gehen alle Patienten auch völlig unterschiedlich mit Informationen um: Während ein Patient ein rationaler Typ ist und detaillierte, fachliche Information erwartet, hat ein anderer eine sehr ganzheitliche Sicht- und Lebensweise und ist mehr an den Zusammenhängen von Störung, Person, Lebensweise, Krankheit und Therapieinhalten interessiert.

Informationsbedarf Grundsätzlich richtet sich die Menge an Informationen nach dem Bedarf des Patienten.

> **Tipp**
>
> Die Therapeutin sollte berücksichtigen, dass Patienten nur eine bestimmte Menge an neuen Informationen verarbeiten können und manche Inhalte sich erst einmal „setzen" müssen. Oft ist weniger mehr!

Neben diesen Auswahlkriterien ist es wichtig, die einzelnen Informationen sinnvoll miteinander zu verknüpfen und bereits gegebene Informationen zu berücksichtigen. Auf diese Weise wird dem Klienten die Informationsstruktur transparent, und er kann einen Bezug zur Therapie und seiner Situation herstellen.

Informationsmaterial Es kann zudem sinnvoll sein, den Klienten oder Angehörigen Informationsmaterial, z. B. zum sprachförderlichen Kommunikationsverhalten oder mit allgemeinen Informationen zum Störungsbild mitzugeben. Die Auswahl sollte jedoch gezielt getroffen und dabei auch die emotionale Situation der Klienten berücksichtigt werden. Denn allgemeine Informationen, z. B. über den Verlauf von neurologischen Erkrankungen (Parkinson, Multiple Sklerose, Demenz etc.) könnten die Angehörigen oder Klienten erschrecken und verunsichern.

> ▶ **Beispiel: Informationsmanagement**
>
> Frau S. ist selbst Krankenpflegerin und hat gerade mit einer Stimmtherapie begonnen. In der zweiten Stunde, als die Therapeutin der Patientin die physiologischen Grundlagen der Stimmgebung und die Art der Stimmstörung

erläutert, spricht sie Frau S. auf ihren Beruf an: „Sie sind als Krankenpflegerin ja bestens mit den Vorgängen der Atmung vertraut, deshalb erkläre ich nur die Zusammenhänge mit der Stimmgebung – sagen Sie mir bitte, wenn ich Dinge erzähle, die Ihnen bekannt sind." Frau S. fühlt sich ernst genommen, was zu einer symmetrischen Beziehungsdefinition beiträgt. Da Frau S. eine hyperfunktionelle Dysphonie hat, gibt die Therapeutin allgemeine Informationen zur Stimmhygiene, darüber hinaus geht sie aber besonders auf den Bezug von Anspannung und Stimmgebung ein **(Störungsbild und Symptomatik).** Des Weiteren spricht die Therapeutin auch die Beziehung von Stimme und Stimmung an, was bei der Patientin, die einer ganzheitlichen Sichtweise gegenüber sehr aufgeschlossen ist, auf großes Interesse stößt und Sie zum Nachdenken anregt **(Persönlichkeit).** Im Therapieverlauf fließen parallel zu den Therapieinhalten und aufbauend auf die Informationen zu Therapiebeginn weitere Erläuterungen zur Physiologie, z. B. Sprechatmung und Zwerchfellfunktion bei atemrhythmisch angepasster Phonation, ein. Frau S. als Krankenpflegerin ist an der Stimmphysiologie überaus interessiert und stellt viele Fragen **(Therapiephase/Informationsbedarf).** ◄

Manchmal können Informationen für den Klienten tiefgreifende emotionale Themen berühren und somit zu emotionalen Reaktionen führen, die die Therapeutin ggf. so nicht erwartet. Deshalb ist es wichtig, dass die Therapeutin den Informationsgehalt wie auch die gefühlsmäßige Bedeutung für den Klienten berücksichtigt.

❯ **Wichtig**
Die Therapeutin passt ihre fachliche Beratung dem Therapieverlauf an.

7.4.2 Informationen verständlich darbieten

In der Sprachtherapie müssen komplexe Sachinhalte auch für Laien verständlich er-

klärt werden, um den Patienten aufzuklären und Zusammenhänge darzustellen. Nur wenn der Patient den theoretischen Hintergrund nachvollziehen kann und erfasst, welche Bedeutung die Therapieinhalte in Bezug auf seine Sprach-, Sprech-, Stimmoder Schluckstörung haben, ist ein **Grundstein für eine gute Therapiemotivation** gelegt. Deshalb werden an dieser Stelle Hinweise und Möglichkeiten vorgestellt, die eine vereinfachte und dennoch fachlich korrekte Darstellung erlauben:

❯ **Wichtig**
 — **Wichtige Sachinhalte** werden dem Patienten von der Therapeutin so erklärt, dass er sie versteht und nachvollziehen kann.
 — Das **verständliche Darbieten von Informationen** trägt wesentlich zur Therapiemotivation und zur Festigung der Beziehungsebene bei.

Was macht eigentlich **Verständlichkeit** aus? Schulz von Thun (2013, S 140 ff.) führt hierzu vier Aspekte an:
 — Einfachheit,
 — Gliederung,
 — Prägnanz,
 — Anregung.

Sie werden im Folgenden kurz erläutert.

■■ **Einfachheit**
Wichtigstes Kriterium für Verständlichkeit ist ein einfacher Ausdruck. Er beinhaltet, **in kurzen und klaren Sätzen zu sprechen,** wenige Fremdwörter zu verwenden und so zu erklären, dass sich der Gesprächspartner etwas unter dem Gesagten vorstellen kann. Bei Kindern und Jugendlichen müssen die Erklärungen altersgemäß sein.

Tipp

Damit auftretende Fragen sofort besprochen werden können, ist es wichtig, Möglichkeiten zum Nachfragen zu geben (z. B. Gesprächspausen).

7

▪▪ Gliederung

Ein weiterer Punkt ist die Gliederung der Informationen. Alles baut logisch aufeinander auf, und alte Informationen werden mit neuen verknüpft.

▪▪ Prägnanz

Die Sachinhalte sollten möglichst kurz und ohne Wiederholungen dargeboten werden. Nebensächlichkeiten werden weggelassen, damit man sich nicht in Details verliert.

▪▪ Anregung

Um die Informationen plastischer zu machen, ist es sinnvoll, zum Teil auch Vorstellungsbilder und Beispiele zu verwenden oder die Information visuell darzustellen.

Berücksichtigt die Therapeutin die genannten Punkte bei der fachlichen Beratung, wird der Patient ihren Ausführungen gut folgen können. Das fördert den positiven Kontakt zwischen Klient und Therapeutin.

Im folgenden Beispiel wird ein und derselbe Sachverhalt unterschiedlich erläutert: zunächst ohne die Mittel zur Verständlichkeit zu berücksichtigen, anschließend mit deren Berücksichtigung. Die Gegenüberstellung spricht für sich:

> ▶ **Beispiel: Informationen**

Pia, eine 14-jährige Patientin mit myofunktioneller Störung, ist vom Kieferorthopäden zur Logopädin überwiesen worden. Die Logopädin erklärt ihr den physiologischen Schluckvorgang, die Art der myofunktionellen Störung und die Bedeutung für die kieferorthopädische Behandlung.

Wie bitte?! „Der Kieferorthopäde hat Dich zu mir überwiesen, weil Du eine myofunktionelle Störung, also eine Schluckstörung hast. Erst einmal erkläre ich Dir, wie der Schluckvorgang physiologisch ist: Zunächst geht die Zungenspitze an den Zahndamm, und zwar an den Punkt hinter den vorderen Schneidezähnen, den nennt man Papilla incisiva. Dann gehen die Zähne auf-

einander, da der Kiefer als stabile Unterlage für den Schluckvorgang benötigt wird. Danach formt die Zunge mit dem Mittelteil eine Schüssel, in der die Nahrung liegt, drückt dann gegen den harten Gaumen und wird angesaugt. Dadurch entsteht ein Unterdruck und der Speisebrei wird nach hinten befördert. Sobald der hintere Zungenteil sich nach oben hinten gegen das Gaumensegel, oder man sagt auch Velum, hebt, werden die Muskeln der Rachenhinterwand reflexartig angespannt und die Speise dann weiter in die Speiseröhre befördert, dabei wird der Nasenrachenraum durch das Gaumensegel abgeschlossen, damit keine Nahrung aus der Nase kommen kann. Bei der myofunktionellen Störung drückt die Zunge schon zu Anfang des Schluckens gegen Deine Frontzähne und sie werden dadurch in eine Fehlstellung gebracht. Was die Kieferregulierung verbessert, wird durch die Fehlfunktion der Zunge beim Schlucken wieder ungünstig verändert. Deshalb bist Du da, um das richtige Schluckmuster zu erlernen."

Verstanden! „Damit Du weißt, weshalb Du hierherkommst, zeige ich Dir, was wir in der Therapie erreichen wollen. Ich habe hier Bilder, auf denen man sehen kann, wie das Schlucken normal funktioniert. Zuerst geht die Zungenspitze an den Punkt hinter den vorderen Schneidezähnen. Probier` doch mal aus, ob Du ihn fühlen kannst! (Pause zum Ausprobieren).

Dann sammelt sich das Essen oder Trinken in der Mitte der Zunge, die wie eine Schüssel ist. Man drückt die Mitte oben gegen den harten Gaumen und saugt die Zunge an. Der hintere Teil der Zunge geht fast gleichzeitig nach oben gegen den weichen Gaumen. Durch diese Wellenbewegung der Zunge wird das Essen bis in die Speiseröhre gebracht und rutscht dann weiter in den Magen. (Nachfragen, ob bisher alles verständlich war).

Was im Mund passiert, kann man steuern und deshalb können wir hier auch das Schlucken üben. Die Kraft der Zunge soll oben gegen den Gaumen drücken und nicht gegen

Deine vorderen Zähne. Dadurch werden die Zähne dann nicht mehr verschoben. Das ist das Ziel der Therapie.

Da die Zunge die „alte" Art zu Schlucken gewöhnt ist, muss man das „neue" Schlucken schrittweise üben und die Muskeln vorher trainieren. So wie man beim Sport auch erst trainieren muss, bis einem eine Sportart leichtfällt und richtig Spaß macht." ◄

> **Wichtig**
> - Der Therapeutin sind Fachbegriffe durch deren häufigen Gebrauch sehr geläufig. Daher nimmt Sie diese evtl. nicht mehr als erklärungswürdig wahr.
> - Im Therapiegespräch sollte sie sich einfache Erklärungen überlegen und Fremdwörter bzw. Fachbegriffe durch anschauliche, einfache Begriffe ersetzen.

Tipp Literatur

Schulz von Thun F (2013) Miteinander reden: 1. Störungen und Klärungen. Rowohlt, Reinbek
Langer I, Schulz von Thun F, Tausch R (2011) Sich verständlich ausdrücken. Reinhardt, München

7.4.3 Informationen übermitteln durch Selbsterfahrung

Eine andere Möglichkeit, Informationen weiterzugeben, ist, Sachverhalte durch Selbsterfahrungen deutlich zu machen. Beispielsweise findet diese Methode in der Eltern- und Angehörigenberatung Anwendung, mithilfe derer verschiedene Verhaltensweisen in Kommunikationssituationen ausprobiert werden, die sich positiv oder negativ auf die Interaktionsgestaltung auswirken. Hat man die Sachinhalte auf diese Art und Weise selbst erfahren, können sie wesentlich besser erfasst und im Verhalten leichter umgesetzt werden – besonders

dann, wenn die Inhalte an persönliche Erfahrungen anknüpfen. Verschiedene Aspekte können, z. B. auch kontrastierend, herausgearbeitet werden. Häufig entstehen hierbei auch „Aha"-Effekte, die einen **sehr motivierenden Charakter** haben. Außerdem ist die Informationsweitergabe auf diese Weise sehr viel lebendiger und macht allen Beteiligten mehr Spaß (Wendlandt 2017).

> **Wichtig**
> - Die Therapeutin ermöglicht dem Patienten einen **anderen Zugang zu den Informationsinhalten.**
> - **Selbst erfahrene Informationen** sind für die Klienten wesentlich greifbarer, das Umsetzen wird dadurch erleichtert.
> - **„Aha-Effekte"** sind besonders eindrucksvoll und prägen sich deshalb gut ein.

▪▪ **Informationen begreifen**
Geeignete Informationsinhalte werden von der Therapeutin so aufbereitet, dass der Klient deren (Aus-) Wirkung selbst ausprobieren kann. Verschiedene Verhaltensweisen (Kommunikationsverhalten, Sprachmodell u. a.) werden angeboten und durchgespielt. Danach werden die Erfahrungen ausgetauscht und die Bedeutung für die jeweiligen sprachtherapeutischen Inhalte herausgearbeitet. Dadurch ergibt sich eine Diskussion, bei der verschiedene Aspekte deutlich werden und die Sachinhalte vom Klienten selbst herausgefunden und nicht von der Therapeutin vorgegeben werden.

Beispielsweise kann in einem **Elternberatungsgespräch** das Ziel sein, die Bedeutung einer sprachförderlichen Interaktion aufzuzeigen. Die Therapeutin könnte nun den Eltern einen kurzen Überblick über die unterstützenden Faktoren zur Kommunikationsanregung geben, mit Beispielen veranschaulichen und wesentliche Informationen visualisieren. Trotzdem wäre der Gewinn für die Beratung wahrscheinlich wesentlich geringer als das eigenständige Ausprobieren

7

und „Spielen" dieser Handlungen, in denen die Eltern selbst erspüren können, wie sich ein positives und unterstützendes Kommunikationsverhalten auf die eigene Lust zu sprechen, auswirkt.

Tipp Literatur

Für unterschiedliche Störungsbilder sind bereits viele Ideen zum interaktiven Erfahrungslernen veröffentlicht. Es werden Anregungen für einzelne Therapiebereiche und entsprechende Beratungsinhalte gegeben. Diese Beispiele sind oft für die Arbeit mit Gruppen konzipiert, können in abgewandelter Form aber auch in der Einzelberatung angewandt werden:

Kindliche Sprach- und Sprechstörungen:
- Wendlandt W (2017) Sprachstörungen im Kindesalter
- Buschmann A (2017) Das Heidelberger Elterntraining zur frühen Sprachförderung
- Möller D, Spreen-Rauscher M (2009) Schritte in den Dialog
- Pepper J, Weitzman E (2004) It Takes Two To Talk (nicht auf Deutsch erhältlich)

Aphasie:
- Bongartz R (1998) Kommunikationstherapie mit Aphasikern und Angehörigen

Stottern:
- Wendlandt W (2017) Sprachstörungen im Kindesalter
- Ochsenkühn C, Thiel MM, Frauer C (2014) Stottern bei Kindern und Jugendlichen

---

▶ **Beispiel: Wann Sprechen Spaß macht!?**

In einem Elterngespräch, zu dem Vater und Mutter gekommen sind, entschließt sich die Therapeutin, mit den Eltern von Anna, die eine Sprachentwicklungsstörung hat, ein Rollenspiel zur sprachfördernden Kommunikationsgestaltung durchzuführen. Nachdem Sie diese Methode kurz eingeführt und die Eltern darauf hingewiesen hat, dass sie ein „Zuhör-Experiment" mit ihnen machen wolle, bittet Sie den Vater, über etwas Angenehmes, z. B. den letzten Urlaub, zu sprechen. Annas Mutter ist Beobachterin. Die Therapeutin verhält sich zunächst sehr zugewandt, ist offen und nickt. Sie lächelt und bringt den Gesprächsfluss mit Rückfragen und Interjektionen in Gang. Nach einigen Minuten wechselt sie den Kommunikationsstil, ihre Mimik wird unfreundlicher, sie signalisiert Desinteresse, indem sie sich teilweise abwendet und ungeduldig mit den Füßen wippt. Sie fragt nicht mehr nach und strahlt Unruhe aus. Am Ende dieser Übung befragt die Therapeutin zunächst den Vater, wie er sich in der Situation gefühlt hat und was sie (die Therapeutin) gemacht habe. Annas Vater sagt, dass er zunächst gerne erzählt habe, dann aber zunehmend ins Stocken geraten sei, weil er nicht sicher gewesen sei, ob es die Therapeutin noch interessiere. Auf die Frage, was die Therapeutin im Gesprächsverlauf anders gemacht habe, kann er keine Antwort finden. Annas Mutter dagegen hat beobachtet, wie viel leichter es ihrem Mann am Anfang gefallen sei, etwas zu erzählen, später habe die Therapeutin so einen hektischen Eindruck gemacht und gar nicht mehr richtig hingehört, sodass das Gespräch irgendwie „gequält" gewirkt habe. Anhand dieser Beobachtungen und Selbsterfahrungen der Eltern entwickelt die Therapeutin mit ihnen die Prinzipien eines sprachfördernden Kommunikationsverhaltens (vgl. Wendlandt 2017 bzw. Buschmann 2017). ◀

Tipp

Bei der Durchführung der **Selbsterfahrungsangebote** sollte die Therapeutin überlegen, welche Übungen gut vorstellbar sind. Denn die Angebote stehen oder fallen mit der Selbstverständlichkeit, mit der die Therapeutin sie darbietet. Darüber hinaus spielen die **Erwartungen der Eltern** (Informationen werden sachlich dargeboten) eine Rolle. Traut die Therapeutin sich selbst nicht zu, in einem Rollenspiel mit den Eltern die Rolle des Kindes zu übernehmen, weil diese eher kühl und sehr rational sind oder die Beziehungsebene nicht stimmt, kann das Rollenspiel sehr verkrampft werden.

> ▶ **Beispiel: Zähe Rollenspiele**

Bei einem Informationsabend im Kindergarten zum Thema Sprachentwicklung sind neben den Erzieherinnen auch einige Eltern gekommen. Die Eltern haben einen Vortrag erwartet, und sie kennen sich untereinander eher flüchtig. Das Therapeutinnenteam hat neben allgemeinen Informationen zur Sprachentwicklung und den Möglichkeiten der Sprachförderung auch ein Übungsspiel zum Thema „corrective feedback" vorbereitet. Nachdem die Therapeutinnen einige Informationen zum Thema „corrective feedback" gegeben haben, verteilen die Sie Zettel mit sprachlich fehlerhaften Äußerungen von Kindern. Reihum soll jeder die Äußerung vorlesen und der Sitznachbar diese Äußerung aufgreifen und verbessert wiederholen (Wendlandt 2017). Die Eltern und Erzieherinnen tun sich schon schwer, die Äußerung des Kindes unverbessert zu lesen und quasi in die Rolle des Kindes zu schlüpfen. Der folgende Teilnehmer greift die Äußerung häufig nicht auf, sondern diskutiert mit dem „Kind", was damit wohl gemeint sei, da es den Teilnehmern unangenehm ist, vor den anderen Eltern und den Erzieherinnen diese Kind-Erwachsenen-Rollenspiele konsequent durchzuspielen. Die Therapeutinnen versuchen durch ihr lebendiges Bei-"Spiel" die Situation zu entspannen. Die Eltern sind aber weiter befangen, unter anderem, weil sie eine andere Art der Informationsübermittlung erwartet haben und weil sie sich gegenüber den

anderen Eltern und den Erzieherinnen nicht so öffnen wollen. ◀

In Kürze
- Der Baustein „**Informationen übermitteln**" ist besonders im Rahmen der fachlichen Beratung von großer Bedeutung.
- Verständliche und gleichzeitig **auf persönlichen Erfahrungen aufbauende Erklärungen** fördern die Beziehung zwischen Therapeutin und Klient und dessen Motivation.
- **Methoden der Informationsübermittlung sind:**
  - Informationen auswählen und bündeln,
  - die Aspekte: Einfachheit, Gliederung, Prägnanz, Anregung (Schulz von Thun 2013) beim Informieren berücksichtigen,
  - Informationen durch Selbsterfahrungselemente vermitteln.

7.5 Baustein: Lösungen finden

Dieser Abschnitt bezieht sich direkt auf die **Phasen des Beratungsprozesses,** die in ▶ Abschn. 5.2 dargestellt wurden. Unter Bezugnahme auf die **lösungsorientierte Kurzzeittherapie** nach de Shazer (1999) und anderen systemischen Konzepten (▶ Abschn. 4.3, „Systemischer Ansatz") werden die einzelnen Schritte von der Auftragsklärung über die Problembeschreibung, der Definition von Zielen bis zur Konstruktion von Lösungen und deren Umsetzung detailliert für die logopädische Therapie beschrieben.

7.5.1 Lösungsorientierte Beratung

Menschen, die ein **Problem,** haben beschäftigen sich viel damit. Bis sie sich **professionelle Hilfe** holen, haben sie häufig schon Gespräche mit ihrem Partner, Freunden und Bekannten geführt und selbst viel darüber nachgedacht. Meist drehen sich diese

7

Gespräche und Gedanken um das Problem, dessen Bedeutung und dessen Ursache. Man „wühlt" sich so immer tiefer in das Problem hinein. Das fühlt sich nicht gut an, entsprechend schlecht ist die Laune, die Körperhaltung ist gebeugt, ein kraftloses Gefühl breitet sich aus. Erst wenn der Leidensdruck sehr groß ist, trauen Klienten sich auch gegenüber der Sprachtherapeutin zu öffnen. Die Mutter des Therapiekindes spricht dann über ihre Erziehungsprobleme mit dem Kind, vielleicht auch über die Konflikte mit ihrem Mann. Der Patient, der stottert, erzählt von seiner Angst, sich im sozialen Kreis seiner Freunde aufgrund der Sprechstörung nicht mehr zurechtzufinden.

Logopädinnen haben im Rahmen ihrer Ausbildung oder durch anschließende Fortbildungen **Beratungskompetenz** erworben. Die Grundlage ist häufig die **klientenzentrierte Gesprächstherapie nach Rogers.** Sie begleiten den Ratsuchenden empathisch und spiegeln dessen Gefühle. Klienten fühlen sich so im Gespräch gut aufgehoben. Aber bei der Frage: „Was soll ich denn jetzt tun?" die früher oder später auftaucht, hilft die **empathische Gesprächsführung** alleine nicht immer weiter. Nach den Regeln der Kunst (▶ Abschn. 6.3.2, „Verbalisieren emotionaler Erlebnisinhalte") müsste man sagen: „Sie fühlen sich jetzt hilflos." Das ist in einer **Psychotherapie** durchaus sinnvoll, aber in der knapp bemessenen Zeit der Sprachtherapie häufig nicht befriedigend und zudem fachlich nicht angemessen. So wird die Logopädin vielleicht doch einen **Ratschlag** geben, mit schlechtem Gewissen, da bekanntermaßen der Patient **eigene Ideen zur Lösung** entwickeln sollte.

Der **lösungsorientierte Ansatz** nach Steve de Shazer ist in solchen Situationen sehr hilfreich. Er lässt sich gut mit der empathischen Gesprächsführung nach Rogers und mit sprachtherapeutischem Fachwissen kombinieren. Im Zentrum der lösungsorientierten Beratung steht nicht die Frage nach dem Problem, sondern nach dem **Ziel des Klienten**:

— Worin besteht Ihr Ziel in diesem Gespräch?
— Was wäre ein gutes Ergebnis dieser Beratung?

> **Wichtig**
Nicht die Beraterin mit ihrem Fachwissen und ihrer Erfahrung definiert das Ziel, sondern der Klient.

Natürlich findet das Ganze in einem bestimmten Kontext statt, eben in der logopädischen Therapie, die durch bestimmte **Rahmenbedingungen** geregelt ist. Aber innerhalb dieses Rahmens entscheidet der Klient, was seine Ziele sind. Die lösungsorientierte Beraterin bleibt neutral. Zur lösungsorientierten Haltung der Beraterin zählen:

— **anteilnehmende Neugier** (eigene Vorannahmen möglichst ausblenden),
— **keine Ratschläge geben** (den Klienten arbeiten lassen),
— **neutral bleiben** (keine eigenen Wertungen; nur der Klient selbst weiß, was gut für ihn ist).

In den folgenden Ausführungen und den Beispielen liegt der Schwerpunkt auf den **praktischen Anwendungen.** Der theoretische Hintergrund des lösungsorientierten Vorgehens, der systemische Ansatz, wurde in ▶ Abschn. 4.3 beschrieben. Es empfiehlt sich, die Ausführungen nochmals zu lesen, um die **therapeutische Haltung nachzuvollziehen,** die für die Wirksamkeit des lösungsorientierten Vorgehens immens wichtig ist.

7.5.2 Kontext erfragen

Die systemische Therapie widmet dem **sozialen Kontext des Klienten** viel Beachtung, weil im Sinne des systemischen Ansatzes ein Problem nichts Individuelles ist, das nur dem Klienten „gehört". Ein Problem hat eine Geschichte, es ist in sozialen Zusammenhängen entstanden, mehrere

Menschen sind an der Entstehung und der Entdeckung des Problems beteiligt (▶ Abschn. 4.3.1, „Soziale Systeme und ihre Regeln").

Mit den Fragen zur Überweisung und zu den Erwartungen anderer Beteiligter können Informationen zu den **Erwartungen von Personen des sozialen Umfeldes des Klienten** gesammelt werden. Häufig ergeben sich unterschiedliche, teilweise auch **widersprüchliche Problemdefinitionen** und entsprechend auch **unterschiedliche Erwartungen an die Therapie.** Das kann so weit gehen, dass der Klient anderen zuliebe die Sprachtherapie macht oder unter Druck gesetzt wurde und nur widerwillig die Logopädin aufsucht. Auch mit einem fremdmotivierten Klienten kann man eine Therapie beginnen. Es muss jedoch sichergestellt sein, dass das **Eigeninteresse des Klienten,** also sein eigener Auftrag, der Gegenstand der Therapie ist.

> **Wichtig**
> **Kontextklärung** bedeutet, die unterschiedlichen Ziele und Interessen des Klienten, seiner sozialen Umgebung, des überweisenden Arztes, der Logopädin, der Institution, in der die Therapie stattfindet, und der finanzierenden Krankenkasse in Bezug auf die Inhalte und Vorgehensweisen der Sprachtherapie zu berücksichtigen.

■■ **Klärung des Überweisungskontextes**
Hier versucht die Therapeutin, wichtige Informationen darüber zu bekommen, mit welchen Erwartungen der Klient zur Sprachtherapie kommt, was er an Vorinformationen vom überweisenden Arzt oder von Bekannten bekommen hat. Mögliche Fragen an den Klienten sind:
- Wie sind Sie auf die Idee gekommen, sich an mich zu wenden?
- Wie definiert der Arzt/der Bekannte usw. das Problem?
- Was denkt er, was getan werden müsste?

■■ **Klärung der Erwartungen von Beteiligten**
Häufig sind mehrere Personen direkt oder indirekt an einer Therapie beteiligt. Bei Kindern sind es z. B. die Eltern, bei aphasischen Patienten die Angehörigen. Es können aber auch Lehrer, Arbeitskollegen oder andere bedeutsame Personen sein, die eine Rolle bei der Entscheidung für eine Sprachtherapie gespielt haben. Aus systemischer Sicht sind sie alle an der Definition und der Entdeckung des Problems beteiligt, sie gehören zum **Problemsystem.** Alle haben ein spezifisches Interesse daran, dass der Patient in logopädische Behandlung geht. Es ist hilfreich, die verschiedenen Aufträge und Erwartungen des Systems zu Beginn der Therapie zu erfragen:
- Wer hat noch Interesse, dass Sie eine Sprachtherapie machen?
- Gibt es Personen, die abgeraten haben, eine solche Therapie zu machen? Was sind deren Argumente?
- Waren Sie schon einmal in sprachtherapeutischer Behandlung oder haben Sie anderes versucht?
- Wie erklären Sie sich, dass die bisherigen Versuche nicht zum gewünschten Erfolg führten?

▶ **Beispiel: Vom Chef geschickt**

Herr P. mit einer ausgeprägten Stimmstörung kommt zu einem ersten Gespräch zur Sprachtherapeutin. Eine medizinische Indikation für logopädische Therapie ist zweifelsfrei gegeben und Herr P. hat die Verordnung seines Arztes dabei. Als die Therapeutin im Rahmen der Auftragsklärung fragt, wer sich denn in dem sozialen Umfeld über eine bessere Stimme besonders freuen würde, wird deutlich, dass Herr P. auf Druck seines Chefs die Therapie aufgesucht hat. Auf die Frage, was er denn persönlich davon habe, kommt keine Antwort. Die Therapeutin erklärt, dass eine Therapie ohne eigene Motivation wenig Sinn macht und überlegt gemeinsam mit dem Klienten, was ihm an seiner Stimme gefällt und was ihn stört. ◄

7.5.3 Auftrag klären

Der Beginn einer Sprachtherapie **stellt wichtige Weichen.** Nur wenn geklärt ist, was der Klient von der Therapie erwartet, kann die Logopädin effektiv arbeiten. Im Idealfall sind Klienten, die aus eigener Motivation kommen und aktiv bereit sind, etwas zu ändern, in der Lage, eindeutige Aufträge zu formulieren. Es gibt jedoch auch Klienten die aus anderen Motiven zur Therapie kommen. Im Folgenden sollen **drei Formen von Beziehungen zu Klienten** (de Jong und Berg 2014) beschrieben werden.

■■ Beziehungen vom Typ Kunde

In dieser Form von Beziehung zwischen Therapeutin und Klient haben sich beide auf eine gemeinsame Problembeschreibung und gemeinsame Ziele einigen können. Der Klient sieht die Notwendigkeit, sich **aktiv zu beteiligen** und fühlt sich **verantwortlich** für die Lösung.

> ▶ **Beispiel: Eine Kundin**
>
> Frau R., eine Stimmpatientin, zeigt sich interessiert an den Erläuterungen der Sprachtherapeutin über problematische und sinnvolle Formen des Stimmgebrauchs. Sie ist bereit, die Techniken, die sie in der Therapie lernt, im Alltag anzuwenden. ◀

■■ Beziehungen vom Typ Klagender

Die meisten Therapien beginnen auf dieser Ebene. Der Klient ist unzufrieden, er schildert ein Problem, unter dem er leidet und sieht sich abhängig vom Verhalten anderer oder passiv dem Schicksal ausgeliefert. Logopädin und Klient haben zwar eine gemeinsame Problemdefinition, sie sehen beide das Problem und erkennen es als veränderungsbedürftig an, der Klient sieht sich jedoch nicht als Teil der Lösung, vielmehr wünscht er sich von der Therapeutin, sie solle seine Probleme mittels ihres Fachwissens beseitigen.

> ▶ **Beispiel: Klagende Mutter**
>
> Lisa ist aufgrund einer Sprachentwicklungsverzögerung in logopädischer Therapie. Ihre Mutter erwähnt, dass Lisa überhaupt nicht den Mund aufmache und einfach nichts erzählen wolle. Auch die Erzieherinnen im Kindergarten würden Lisa als sehr zurückgezogen beschreiben. Die Mutter verzweifelt und fragt, ob ihr die Logopädin keine Tipps geben könne, was sie denn tun solle? ◀

Eine hilfreiche Haltung Klienten gegenüber, die als Klagende die Beratung aufsuchen, geht davon aus, dass das **Problem lösbar** ist und es vom Verhalten des Klienten abhängt, ob sich etwas ändert. Es geht also darum, Bewegung in das festgefahrene Problemdenken zu bringen, und mögliche **Verhaltensänderungen des Klienten** ins Gespräch zu bringen. Hilfreiche Fragen dazu sind:

- Wenn das geschieht, was Sie sich wünschen, was wäre dann anders in **Ihrem eigenen** Verhalten?
- Wie wahrscheinlich ist es, eine Lösung zu finden? Wie kommen Sie zu dieser Einschätzung?

■■ Beziehungen vom Typ Besucher

In dieser Form von Beziehung können sich Klient und Therapeutin nicht auf ein Problem oder ein Ziel einigen, auf dessen Grundlage man arbeiten könnte. Häufig **sieht der Klient kein Problem** oder schreibt es einer anderen Person zu. Diese Form von Beziehung tritt häufig auf, wenn Klienten **nicht freiwillig** eine Beratung aufsuchen.

In der logopädischen Therapie entsteht eine solche Konstellation manchmal in den **Gesprächen mit Eltern** von Therapiekindern. Diese kommen oft zu Gesprächen, weil sie von der Logopädin eingeladen werden, haben aber zunächst kein eigenes Interesse und stehen dem Gespräch oft ängstlich und skeptisch gegenüber. Beispielsweise könnte ein Vater auf Drängen der Mutter zu einem Gespräch mitgekommen sein, aber kein eigenes Interesse formulieren und kein Problem beschreiben.

In solchen Situationen bietet es sich an, den Klienten willkommen zu heißen (▶ Abschn. 6.2.6, „Wertschätzende Konnotation und Komplimente"). Man kann davon ausgehen, dass der Klient **gute Gründe** hat, abwartend und reserviert zu sein. Auf der Basis einer **wertschätzenden Haltung** versucht die Logopädin mithilfe von Fragen zu verstehen, welchen Sinn diese Reserviertheit für den Klienten hat. Der Klient wird als **kompetent und verantwortlich** für seine Haltung betrachtet, die Beraterin stellt aus einer **Position des Nicht-Wissens** unvoreingenommen Fragen. Sie ist **neugierig** auf die Sicht des Klienten in Bezug auf das Problem und interessiert sich für seine Wünsche. **Mit zirkulären Fragen** (▶ Abschn. 4.3.2, „Systemische Grundhaltungen") verfolgt die Logopädin das Ziel, die Interessen Dritter ins Spiel zu bringen. Hilfreiche Fragen hierzu sind:

- Wer oder was hat Sie dazu gebracht, hierher zu kommen? Welche Interessen verfolgen diese Personen?
- Was wäre anders, wenn es nach Ihnen ginge?
- Wie reagieren wohl die anderen auf Ihre Sicht der Dinge?

> ▶ **Beispiel: Ein Besucher wird zum Kunden**

Herr M. ist auf Drängen seiner Frau zu dem Beratungsgespräch in der Sprachtherapie der gemeinsamen Tochter mitgekommen. Die Therapeutin begrüßt ihn und würdigt sein Kommen, sie wisse von seiner Frau, dass er viel zu tun habe, umso mehr schätze sie es, dass er an dem Gespräch teilnimmt. Nachdem Herr M. meint, er sei seiner Frau zuliebe mitgekommen, fragt ihn die Logopädin, **warum es wohl für seine Frau so wichtig ist, dass er da bei ist**? (Zirkuläre Frage). Es entwickelt sich ein Gespräch zwischen den Eltern, in dem die Rolle des Vaters als Erziehungspartner der Mutter, aber auch als wichtige Beziehungsperson für das Kind im Mittelpunkt steht. Die Logopädin achtet darauf, dass die Mutter nicht in Ansprüchen oder Vorwürfen mit dem Vater spricht, sondern ihre Wünsche äußert. Die Therapeutin erzählt außerdem, wie stolz die Tochter in der Therapie von ihrem Vater spricht. Der Vater freut sich über die Wertschätzung seiner Rolle und beginnt aktiver mitzuarbeiten. ◀

7.5.4 Problem beschreiben

Im Rahmen der Kontext- und Auftragsklärung hat die Beraterin bereits einiges über das Problem erfahren, um das es in der Beratung geht. In der Praxis gehen **Auftragsklärung** (▶ Abschn. 7.5.3, „Auftrag klären") und **Problembeschreibung** häufig parallel vor sich. Aus Gründen der Übersicht werden die beiden Themen hier getrennt dargestellt.

Die Probleme, die mittels **Beratung in der logopädischen Therapie** bearbeitet werden, sind nicht einfach „da", sondern müssen von den Beteiligten erst entdeckt und für bedeutsam erachtet werden. Es bedarf der **gezielten Aufmerksamkeit** des Klienten, der empfindet, dass er mit etwas nicht zurechtkommt, dass er unter etwas leidet und dass bisherige Versuche keine positive Änderung gebracht haben. Vielleicht ist es auch **die Sprachtherapeutin,** die zu der Auffassung kommt, ein Verhalten des Klienten sei problematisch und müsse angesprochen werden. In dem Prozess der Problementstehung wird die Aufmerksamkeit fokussiert, werden Erklärungen gesucht und Lösungsversuche unternommen. Im ungünstigen Fall kann das gebunden sein der Aufmerksamkeit auf die problematischen Teile des eigenen Lebens eine **Problemtrance** verursachen: Wie ein Kaninchen vor der Schlange steht man starr vor dem Problem, das immer größer und größer wird; man kann keine gelungenen Aspekte mehr wahrnehmen, nur mehr problematische.

> **Wichtig**
>
> Die Hinwendung der Aufmerksamkeit auf potenzielle Lösungen kann neue Perspektiven eröffnen.

▶ Beispiel: Kontaktgestört?

Tim, ein Jugendlicher, der wegen seines Stotterns in logopädischer Behandlung ist, klagt über seine Schwierigkeiten, Kontakte zu knüpfen. Ständig berichtet er über neue Situationen, in denen er sich nicht getraut hat, Mitschüler oder Mitschülerinnen anzusprechen. Die Therapeutin ist deswegen sehr überrascht, als Tim auf ihre Frage, wie viele Freunde er denn habe, eine Reihe von Situationen außerhalb der Schule erzählt, in denen er mit Freunden viel unternimmt. Offensichtlich beschränkt sich sein Problem auf den schulischen Kontext, außerhalb der Schule ist er durchaus kontaktfreudig. ◀

Nicht nur Klienten, auch Therapeuten können durch die **Fokussierung auf die problematischen Seiten** die gelungenen übersehen, dazu ein weiteres Beispiel.

▶ Beispiel: Überbehütende Mutter

Eine Logopädin beobachtet eine Mutter dabei, wie sie ihr Kind nach der Therapie umarmt und an sich drückt, obwohl das Kind deutlich zeigt, dass es das nicht möchte. Die Logopädin weiß um die Problematik der distanzlosen, überbehütenden Mütter und welche negativen Folgen dieses Verhalten auf die Autonomieentwicklung von Kindern ausübt. Sie liest noch einmal zu dieser Thematik in Fachbüchern nach und achtet die nächste Stunde auf weitere Anzeichen eines problematischen Erziehungsverhaltens. Die Wahrnehmung der Therapeutin wird eingeengt, wenn ein Verhalten als Problem definiert worden ist. Vermutlich registriert die Logopädin genau jedes Verhalten der Mutter, das in die Richtung „Over-Protection" geht. Andere, positive Verhaltensweisen beachtet sie nicht. ◀

> **Wichtig**
>
> Zu Beginn einer Beratung ist es unumgänglich, sich mit dem Problem des Klienten zu beschäftigen. Es sollte jedoch nicht darum gehen, die Ursachen der Probleme zu erforschen oder gar die vermeintlich „Schuldigen" zu ermitteln, sondern die **Konstruktion des Problems aus verschiedensten Perspektiven zu beleuchten.**

Die Beraterin sollte darauf achten, in ihrem **Zugang zum Problem beweglich und lebendig** zu bleiben und nicht in die Hoffnungslosigkeit und Starrheit der Problemtrance verfallen. Folgende Fragen sind hierzu hilfreich:

- Welche Funktion hat das Problem? Was passiert, wenn es auftritt?
- Wann tritt das Problem auf? Wann nicht? Wann ist es schlimmer? Wann leichter?
- Wer ist beteiligt, wenn das Problem auftritt? Wer ist am meisten, wer am wenigsten betroffen? Wer kann es schlimmer, wer leichter machen?

Durch diese Fragen wird der Tunnelblick auf das Problem, seine Ursachen und seine Unveränderbarkeit erweitert. Das Problem erscheint plötzlich veränderbar, je nach Situation unterschiedlich, es wird „verflüssigt" (▶ Abschn. 4.3.2, „Systemische Grundhaltungen").

Tipp

Die Phase der Problembeschreibung darf **nicht zu viel Raum** einnehmen. Reden über Probleme dämpft die Motivation und die Kreativität. Lösungsorientierte Berater sprechen deswegen möglichst wenig über Probleme, sondern versuchen schnell die Gespräche mit den Klienten auf die Ebene der Ziele und Wünsche zu verlagern.

7.5.5 Ziel formulieren

Wenn man über Ziele nachdenkt, beschäftigt man sich nicht mit den negativen, defizitären Seiten der eigenen Person oder der Umgebung, sondern mit **positiven, erstrebenswerten Zuständen.** Das ist wichtig für die Motivation der Klienten und setzt Potenzial frei.

> **Wichtig**
>
> **Motivation** setzt sich zusammen aus der **Anziehungskraft des Ziels** und dem **Vertrauen in den Erfolg.** Das heißt, ein Ziel sollte einen möglichst konkreten Gewinn versprechen und innerhalb angemessener Zeit erreichbar sein.

Die Entwicklung eines Ziels im Gespräch mit dem Klienten ist genauso wichtig, wie die Lösungsschritte zur Verwirklichung des Ziels. Oft ist es notwendig, etwas längere Zeit damit zu verbringen, ein gut definiertes Ziel zu formulieren.

Eigenschaften guter Ziele und Musterfragen
- **Positiv:** Klienten sollen überlegen, was sie erreichen wollen, nicht was sie vermeiden wollen. „Was werden Sie stattdessen tun?"
- **Prozesshaft:** Es geht um das eigene aktive Verhalten der Klienten, nicht um statische Eigenschaften. „Wie werden Sie das tun?"
- **Konkret:** Es geht um die aktuelle spezifische Situation, nicht um das Allgemeine. „Wie werden Sie das im Einzelnen tun?"
- **Erreichbar:** Klienten sollten in der Lage sein, ihre Ziele selbstständig zu erreichen, unabhängig von dem Verhalten anderer. „Was können Sie dafür tun?"
- **Attraktiv:** Es geht um Ziele, die Klienten selbst erreichen wollen, nicht um Ziele, die sie erreichen sollen. „Was ist Ihnen wichtig?"

Manchmal haben Klienten **Schwierigkeiten, ein Ziel zu formulieren.** Es bietet sich dann an, bereits einen Schritt weiter im lösungsorientierten Schema vorzugehen und mit den Klienten **Fragen zu Ausnahmen vom Problem** oder zu **hypothetischen Lösungen** zu stellen. Folgende Fragen sind dazu hilfreich:
- Was müsste sich ändern, damit Sie zufriedener sind?
- Woran merken Sie das?
- Was brauchen Sie auf dem Weg dorthin?
- Manchmal kann man die Umgebung nicht verändern. Was müssten Sie an sich selbst verändern?

Anhand von zwei Beispielen aus der Sprachtherapie soll das Vorgehen verdeutlicht werden:

> ▶ **Beispiel: Gestresste Mutter**
>
> Im Beratungsgespräch mit Frau F., der Mutter von Leni, die wegen einer Aussprachestörung in Therapie ist, fragt die Therapeutin nach gemeinsamen Unternehmungen von Mutter und Tochter. Frau F. klagt darüber, dass sie gar keine Zeit habe. Sie sei berufstätig und außerdem müsse sie auch noch den Haushalt machen. Auf die Frage der Therapeutin, wie sie sich dabei fühle, meint Frau F. sie sei gestresst und abgehetzt.
> Therapeutin: „Würden Sie gerne etwas daran ändern?"
> Frau F.: „Ja, aber das geht nicht. Ich muss Geld verdienen, und der Haushalt muss auch erledigt werden."
> Therapeutin: „Was müsste sich denn ändern, damit sie zufriedener sind?"
> Frau F.: „Die älteren Geschwister müssten mehr mithelfen im Haushalt!"
> Therapeutin: „Was können Sie selbst dafür tun, dass die Geschwister mehr mithelfen?"
> Frau F.: „Nicht alles immer gleich selbst erledigen."
> Therapeutin: „Was machen Sie stattdessen?"
> Frau F.: „Vielleicht einfach mit meinen älteren Kindern darüber sprechen, dass sie mehr Aufgaben übernehmen. ◀

Durch diesen kurzen Dialog ist Frau F. von einem Problem („Ich bin so gestresst") zu einem Ziel gelangt („Ich möchte die Verteilung der Haushaltsaufgaben mit meinen Kindern besprechen").

> ▶ **Beispiel: Einsamer Stotterer**

Im Gespräch über die Erfolge des Transfers der in der Therapie gelernten Techniken auf Alltagssituationen erzählt Herr T. von schlechten Erfahrungen: Seine Freunde hätten wenig Geduld, in Unterhaltungen stehe er immer im Abseits, weil er mit dem Tempo der Unterhaltung nicht mithalten könne.
Therapeutin: „Wenn es nach Ihnen ginge, was soll sich ändern?"
Herr T.: „Die Freunde sollen geduldiger sein."
Therapeutin: „Was können Sie selbst denn dafür tun, dass die Freunde geduldiger werden?"
Herr T.: „Wenn so viele auf einmal da sind, dann kann ich mich nicht durchsetzen."
Therapeutin: „Ah ja, Durchsetzen bei so vielen geht nicht. Was können Sie denn stattdessen machen?"
Herr T.: „Ich könnte nur mit einem alleine reden." Therapeutin: „Stellen Sie sich mal eine konkrete Situation vor. Wie machen Sie das genau, nur mit einem reden?" ◀

Mit der letzten Frage bewegt sich die Sprachtherapeutin bereits auf den nächsten Schritt zu, der Suche nach **Lösungen**.

7.5.6 Lösungen konstruieren

Die Konstruktion von Lösungen ist das Kernstück der lösungsorientierten Kurzzeittherapie. Nachdem ein **konkretes und erreichbares Ziel** mit dem Klienten erarbeitet worden ist, gilt es nun, **erste Schritte** in Richtung auf das **Erreichen dieses Ziels** zu gehen. Wichtig dabei ist, dass der Klient selbst

für die Lösung verantwortlich ist, die Logopädin hilft ihm, mittels Fragen **neue, kreative Möglichkeiten** zu entwickeln und dem Ziel näher zu kommen. Es geht nicht darum, komplette Lösungen anzustreben, sondern kleine Schritte in die gewünschte Richtung zu gehen.

Die Formulierung „Konstruktion von Lösungen" bezieht sich auf die konzeptionelle Grundlage der lösungsorientierten Beratung, den **Konstruktivismus** (▶ Abschn. 4.3.1, „Soziale Systeme und ihre Regeln"). Konstruktivisten gehen davon aus, dass die Vorstellung, die Menschen von der Wirklichkeit haben, deren Wirklichkeit herstellt (konstruiert). So wird ein Mensch, der sich als **passiv und hilflos der Welt ausgeliefert** sieht, sich tatsächlich immer tiefer in ausweglose Situationen hineinmanövrieren. Demgegenüber kann ein Mensch, der sich auf optimistisch kreative Weise verschiedene Lösungswege für schwierige Situationen vorstellen kann, die **Realität aktiver in seinem Sinne beeinflussen**. Die Aufgabe der lösungsorientierten Beratung ist es demnach, Menschen zu helfen, wieder **Handlungsmöglichkeiten** für sich zu entdecken, die eigene Lebenswelt in ihrem Sinne zu gestalten.

☐ Abb. 7.1 zeigt zwei mögliche Wege, dem Klienten zu helfen, seinem Ziel näher zu kommen: Fragen nach **Ausnahmen** und Fragen nach **hypothetischen Lösungen**.

▪▪ Ausnahmen

Die Frage nach Ausnahmen, also nach Situationen, in denen das Ziel oder Teile des Ziels bereits schon einmal erreicht wurden, bietet sich als erstes an. Fällt dem Klienten eine Situation ein, dann gilt es, diese mittels Fragen nach den in Übersicht 7.3 genannten Kriterien für wohldefinierte Ziele **möglichst konkret, prozesshaft und lebendig auszumalen**. Wichtig ist auch hier, dass die Unterschiede im Verhalten des Klienten selbst im Mittelpunkt stehen. Kann der Klient formulieren, was er selbst zum Gelingen der Situation beigetragen hat, kann er Situati-

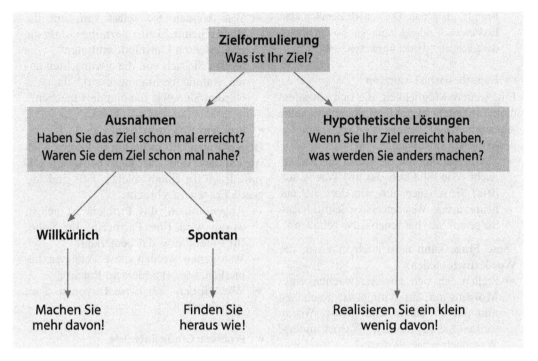

● **Abb. 7.1** Konstruktion von Lösungen

onen auch **in Zukunft willkürlich gestalten,** sodass er sein Ziel erreicht.

Häufig tritt aber auch der Fall auf, dass sich der Klient an Situationen erinnert, in denen er sein Ziel erreicht hatte, aber er kann nicht erklären, wie es dazu kam bzw. was er selbst dazu beigetragen hat. Es scheint so, **als ob das Erreichen des Ziels spontan, ohne sein Zutun geschehen sei.** In diesem Fall ist es sinnvoll, dem Klienten eine **Beobachtungs-Hausaufgabe** auf den Weg zu geben. Er soll auf Situationen achten, in denen er das Ziel erreicht oder ihm näherkommt, und Zusammenhänge mit seinem Verhalten knüpfen. Folgende Fragen sind dabei hilfreich:

- Wann machen Sie bereits etwas von dem, was Sie wollen?
- Wann ging es schon mal besser?
- Was ist anders in solchen Zeiten, wenn es ausnahmsweise mal gut klappt?
- Woran merkt Ihr Partner/Kind/Freund usw., dass es gut läuft?

▶ **Beispiel: Verteilung der Hausarbeiten**

Im Anschluss an das in ▶ Abschn. 7.5.5 („Ziel formulieren") beschriebene Beispiel der „gestressten Mutter" Frau F. fragt die Therapeutin: „Gab es denn bereits schon mal Situationen, in denen Sie mit Ihren Kindern gesprochen haben und diese tatsächlich Aufgaben im Haushalt übernommen haben?" (**Frage nach Ausnahmen**).

Frau F.: „Ja. Im Urlaub hatten wir ein Ferienhaus, da haben wir zu Beginn des Urlaubs eine Familienkonferenz gemacht und die Aufgaben verteilt."

Therapeutin: „Das hört sich ja sehr gut an. Wie haben Sie das denn gemacht?"

Frau F.: „Na ja, ich war so ausgelaugt, dass ich gesagt habe, ich fahre nur mit in dieses Ferienhaus, wenn wir die Hausarbeit aufteilen."

Therapeutin: „Sie haben ganz klar gemacht, was Sie brauchen und eine Konsequenz beschrieben, falls die anderen sich nicht auf ein Gespräch einlassen."

Frau F.: „Ja genau. Da war ich ziemlich klar. Das ist auch rübergekommen. So müsste ich das auch jetzt wieder anpacken." ◄

▪▪ Hypothetische Lösungen

Eine weitere Möglichkeit, die sich vor allem dann anbietet, wenn dem Klienten keine Ausnahmen einfallen, ist die Frage nach hypothetischen Lösungen:

- Stellen Sie sich vor, Sie haben das Ziel erreicht. Wie fühlt sich das an? Was ist anders? Sie schauen nun von dort aus auf heute zurück. Welchen ersten Schritt haben Sie getan? Was hat Ihnen dabei geholfen?

Diese Frage kann man auch in Form der **Wunderfrage** stellen:

- Stellen Sie sich vor, sie wachen eines Morgens auf, ein Wunder ist geschehen und alle Probleme sind gelöst. Woran werden Sie das merken? Was ist anders? Was machen Sie als erstes?

Auf jeden Fall ist es wichtig, möglichst bildhaft mit dem Klienten eine Reise in eine Welt zu machen, in der das Problem verschwunden ist, in der das Ziel erreicht ist. Auch hier gilt es, mittels Fragen nach den genannten Kriterien für wohldefinierte Ziele den Klienten dazu zu bringen möglichst konkret und lebendig zu beschreiben, welche Unterschiede im eigenen Verhalten in der „Wunderwelt" auftreten. In vielen Fällen wird sich auf diese Weise eine Menge an Lösungsideen sammeln lassen, die der Klient ausprobieren kann. Es werden aber auch häufig Probleme auftauchen, die den idealen Lösungsprozess, wie er in der ◘ Abb. 7.1 dargestellt ist, stören. Im Folgenden sollen drei häufig auftretende Probleme beschrieben und Tipps zum Umgang bereitgestellt werden.

▪ Problem: Fremdbestimmung

Die Bedingungen zum Erreichen des Ziels liegen **nicht in der Hand des Klienten,** sondern in äußeren Umständen, bei anderen Personen usw. Hilfreiche Fragen hierzu sind:

- Was können Sie **selbst** tun, um die Wahrscheinlichkeit zu erhöhen, dass die gewünschten Umstände eintreten?
- Stellen Sie sich vor, die erwünschten guten Rahmenbedingungen sind da. Was würden **Sie selbst** dann anders machen?

▪ Problem: Phantasielosigkeit

Dem Klienten fällt nichts ein zu Fragen nach Ausnahmen und zur hypothetischen Lösungsfrage. In einem solchen Fall sind folgende Fragen angebracht:

- Angenommen, das Problem ist gelöst, woran wird Ihre Partnerin, Ihr Sohn, Ihr Freund usw. das bemerken?
- Was genau werden diese Personen bemerken, was ist anders an Ihnen?
- Wie würden sich diese Personen dann verhalten?

▪ Problem: Große Entwürfe

Die Erzählungen des Klienten bleiben zu **abstrakt, vage** und in großen Entwürfen. Dann helfen folgende Fragen weiter:

- Wenn Sie heute von hier weggehen und das Problem wäre gelöst, oder Sie würden sich zumindest auf dem Weg zur Lösung befinden, was würden Sie anders machen?
- Was wird **das kleinste Zeichen** sein, dass die Dinge besser gehen und das Problem weniger Einfluss auf Ihr Leben hat?

> **▶ Beispiel: Der gute Freund**
>
> Nachdem Herr T. aus dem Beispiel „einsamer Stotterer" (▶ Abschn. 7.5.5, „Ziel formulieren") die Idee entwickelt hat, dass es ihm in Gesprächen mit nur einem Gegenüber besser geht als in Gruppen, fällt ihm jedoch keine Situation ein, in der er sich mit einem seiner Freunde alleine getroffen hat. Die Therapeutin stellt ihm eine **hypothetische Frage.**
>
> Therapeutin: „Stellen Sie sich vor, es würde klappen, Sie wären mit einem Ihrer Freunde zu zweit und würden sich gut und in Ruhe unterhalten. Wie sieht das aus?"

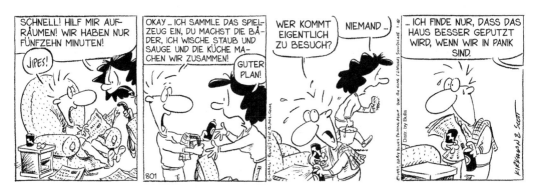

◐ Abb. 7.2 Kreative Lösungen (aus Kirkman und Scott 2003)

Herr T.: „Na ja wir würden auf jeden Fall ein Bier trinken."

Therapeutin: „Genau, bei einem Bier redet es sich besser. Machen sie das bei Ihnen zu Hause oder woanders?"

Herr T.: „In der Gaststätte, wo wir immer hingehen."

Therapeutin: „Ah ja, und mit wem würden Sie sich treffen?"

Herr T.: „Mit dem Jakob, mit dem verstehe ich mich am besten."

Therapeutin: „Und wann denn?"

Herr T.: „Wenn wir zusammen was essen."

Therapeutin: „Wäre das eher abends oder mittags?"

Herr T.: „Mittags, wenn es nicht so voll ist."

Durch das Gespräch entsteht ein **konkretes Bild,** wie ein solches Gespräch aussehen kann. Herr T. kann eine klare Vorstellung davon entwickeln, was er möchte. Daraufhin meint er, er würde Jakob mal fragen. ◀

7.5.7 Lösungswege aufzeigen

Um den Klienten zu unterstützen, **die gefundenen Lösungen im Alltag umzusetzen,** kann die Therapeutin auf verschiedene Techniken zurückgreifen (◐ Abb. 7.2). Sie visualisiert erste kleine Schritte auf das gewünschte Ziel **(Skalierungen),** verdeutlicht die Ressourcen des Klienten **(Reframing)**

und wertschätzt seine Fähigkeiten **(Komplimente).**

▪▪ Skalierungen

Eine Technik, die der **Visualisierung der kleinen Schritte** dient, ist die **Skalierung.** Die Therapeutin zeichnet mit dem Klienten eine Skala von 1 bis 10. Die 1 steht für die schlimmste Problematik, die „Katastrophe", und die 10 steht für die komplette Lösung des Problems. Der Klient wird gefragt, wo auf dieser Skala er sich heute befindet. Angenommen, er entscheidet sich für 4, fragt die Therapeutin, woran er denn merkt, dass er bei 4 ist. Der Klient soll möglichst genau beschreiben. Schließlich fragt die Therapeutin, was sich ändern würde, wenn der Klient einen Schritt weiter zur Lösung gehen würde, wenn er also bei 5 auf der Skala stünde.

Um die eigene Verantwortung für den Fortschritt zu betonen, sollten folgende Fragen gestellt werden:
- Was müssen Sie tun, um einen Schritt auf der Skala weiter zu kommen?
- Was müssten Sie tun, um einen Schritt zurückzufallen?

▶ **Beispiel: Einen Schritt weiter**

Jan, ein Jugendlicher, der wegen seines Stotterns in logopädischer Behandlung ist, klagt über seine Angst, seine schwitzigen Hände und seinen Stress, wenn er Mitschüler oder Mitschülerinnen anspricht, um sich mit ihnen zu verabreden. Er hat Angst davor, massiv zu stottern. Die Therapeutin kündigt an, sie möchte etwas ausprobieren, was vielleicht weiterhilft. Sie sagt ihm, er solle eine Skala von 1 bis 10 auf das Papier vor sich aufmalen. Die 1 steht für die schlimmste Angst vor dem Stottern, die er in der Kontaktsituation jemals erlebt hat. Die 10 steht für die Entspannung, wie er sie sich wünscht. Jan soll jeweils zuerst ausführlich berichten, wie die schlimme Situation bei 1 aussieht und dann wie die Entspannung bei 10 sich anfühlt. Die Logopädin fragt auch, woran die Gegenüber jeweils merken würden, dass er schlimmste Ängste hat oder entspannt ist. Dann fragt sie ihn, wo auf dieser Skala er seine letzte konkret erlebte Situation einschätzt. Jan entscheidet sich für 3. Die Therapeutin würdigt den Fortschritt von 1 auf 3 und fragt:

— Was unterscheidet 3 von 1? Was machst Du bei 3 anders? Woran merkt Dein Gegenüber, dass Du bei 3 bist und nicht bei 1?
— Wie würde die Situation aussehen, wenn Du einen Schritt weiter, also bei 4 wärst? Was machst du bei 4 anders? Woran merkt Dein Gegenüber, dass Du bei 4 bist und nicht bei 3? ◄

> **Tipp**
>
> Die Technik der Skalierung eignet sich auch zur **Visualisierung der Therapiefortschritte** und zur **Klärung der Erwartungen an die logopädische Therapie.**

Zur Visualisierung der Therapiefortschritte setzt man 1 auf der Skala für die Symptomatik zu Beginn der logopädischen Therapie und 10 für die Symptomatik beim (hypothetischen) erfolgreichen Abschluss der Therapie. Nachdem der Klient die Symptomatik bei 1 und 10 beschrieben hat, fragt ihn die Logopädin, wo er die Schwere der Symptomatik momentan einordnen würde.

Mit dieser Methode bekommt die Logopädin einen **Eindruck von der Selbsteinschätzung** des Klienten und kann diese mit ihrer Einschätzung vergleichen (► Abschn. 8.6.1, „Bilanz ziehen"). Skalen lassen sich nicht nur in Bezug auf die Schwere des Problems oder der Symptomatik konstruieren. Es gibt viele andere Möglichkeiten Skalen zu nutzen, z. B. eine Skala zur Therapiemotivation oder zur Verfügbarkeit von Ressourcen.

▪▪ Reframing

Diese Technik bedient sich der Möglichkeit des Umdeutens: Ein Verhalten hat – je nachdem, in welchem Kontext es erscheint – unterschiedliche Bedeutungen und Wirkungen. In einem Kontext erscheint es als Problem, im anderen als wichtige Fähigkeit. Im Sinne der wertschätzenden Grundhaltung nutzen lösungsorientierte Therapeutinnen **ein Umdeuten von problematisch empfundenem Verhalten** in positives. Dabei beziehen sie sich auf Hypothesen über die Bedeutung des Symptoms, also den Sinn, den es unter einem anderen Blickwinkel machen kann.

> ► **Beispiel: Angst als Signal**
>
> Jan, dem Jugendlichen mit der Stottersymptomatik aus dem obigen Beispiel, könnte ein Reframing seiner Angst in sozialen Situationen helfen, diese als etwas Hilfreiches zu akzeptieren und nicht als etwas Feindliches abzulehnen: „Deine Angst vor dem Stottern macht Dich aufmerksam auf schwierige Situationen und hilft dir, Dich gut auf solche vorzubereiten." ◄

> ❯ **Wichtig**
>
> Verhalten und Gefühle, die als Problem erlebt werden, können mithilfe des Reframings als **Ressource** entdeckt werden. Oft nimmt das Leiden unter der Problematik alleine durch diese Umdeutung stark ab!

▪▪ Komplimente

Ebenso wichtig wie die Kenntnis der Ressourcen ist die **Zuversicht des Klienten,** diese so einsetzen zu können, damit das Ziel erreicht wird. Zu dieser Zuversicht kann die Beraterin viel beitragen. Wenn sie die bisherigen Lösungsbemühungen wertschätzt, wenn sie **Lob, positive Rückmeldung** und Komplimente für die Ideen des Klienten äußert, dann schafft sie die Grundlage, auf der kreative Arbeit an Lösungsmöglichkeiten überhaupt erst möglich wird. Hierbei sind auch die Grundhaltungen der therapeutischen Beziehung **(Empathie, Akzeptanz** und **Kongruenz)** nach Rogers sehr wichtig (▶ Abschn. 4.2.3, „Klientenzentrierte Grundhaltungen").

> **Positive Wirkung einer wertschätzenden Haltung**
> - Verringerung der Befürchtung vor negativen Bewertungen
> - Verringerung von Ängsten vor Veränderung
> - Stärken des Gefühls der Selbstsicherheit
> - Stärken der Eigenverantwortung
> - Stärken des Gefühls der eigenen Kompetenzen, die Möglichkeit zur Lösung erfolgreich zu nutzen

7.5.8 Lösungsbewertung

Nachdem der Klient die ersten Schritte zu seinem Ziel ausprobiert hat, geht es in einem oder mehreren weiteren Gesprächen um die **Reflexion der Erfahrungen,** die er gemacht hat und die **Bewertung der Veränderungen.** Gegebenenfalls geht es darum, mit dem Klienten neue Lösungsmöglichkeiten zu suchen, ein neues Ziel zu definieren oder sogar ein neu aufgetauchtes Problem zu beschreiben und jeweils von dort ausgehend, erneut die lösungsorientierten Schritte zu gehen. Dieser Ablauf ist in ▶ Abschn. 6.2,

„Die Phasen des Beratungsprozesses", beschrieben worden.

▪▪ Frage nach Erfolgen

Bereits die erste Frage nach den Veränderungen sollte so gestellt sein, dass die **positiven Veränderungen im Mittelpunkt** stehen (Bamberger 2022). Hilfreiche Fragen hierzu sind:
- Was ist seit unserem letzten Gespräch besser geworden?
- Was von dem, was sich seit unserem letzten Gespräch verändert hat, halten Sie für am wichtigsten?

Sollte es für den Klienten schwierig sein, sich an Verbesserungen zu erinnern, helfen Fragen wie:
- Was war denn der beste Tag in der letzten Woche?
- Vielleicht hat jemand anderes eine Veränderung bemerkt? Woran?

▪▪ Genaue Beschreibung der Veränderung

Es ist wichtig, dass sich die Therapeutin jede Veränderung genau beschreiben lässt und diese wertschätzt. Dabei orientiert sich die Therapeutin wieder an den Kriterien für wohlformulierte Ziele (positiv, prozesshaft, konkret) und fokussiert auf die Verhaltensänderungen des Klienten. Damit verstärkt sie seine Veränderungsbemühungen. Mögliche Fragen hierzu sind:
- Wann war das zum ersten Mal so?
- Wie sind Sie darauf gekommen, es so zu machen?
- Was geschah vorher, was geschah danach?
- Was hat zum Gelingen beigetragen?
- Über was haben Sie sich am meisten gefreut?

▪▪ Was tun, wenn es keine Verbesserungen gab?

Wenn der Klient auch nach längerem Überlegen keine Veränderungen berichten kann, fragt die Therapeutin nach Situationen, die es möglich gemacht hätten, den ersten

7

Schritt Richtung Lösung umzusetzen. Davon ausgehend regt sie den Klienten an, neue Lösungsideen zu sammeln. Folgende Fragen sind hilfreich:

- Gab es eine Situation, in der Sie die Lösungsmöglichkeit hätten ausprobieren können?
- Wenn nein, was können sie tun, um eine solche Situation herzustellen?
- Wenn ja, was können Sie tun, wenn Sie heute nach unserem Gespräch wieder in einer solchen Situation sind?

▪▪ **Was tun, wenn sich beim Versuch der Umsetzung ein neues Problem gezeigt hat?**

Manchmal wird erst in dem Versuch die Lösungsideen umzusetzen deutlich, dass hinter dem ursprünglichen Problem ein weiteres steckt. In einem solchen Fall wird der lösungsorientierte Weg von der Beschreibung des neuen Problems über eine neue Zielformulierung bis zur Konstruktion von Lösungen erneut durchlaufen. Mögliche Fragen hierzu:

- Was hat Sie daran gehindert, einen ersten Schritt zu gehen?
- Beschreiben Sie das Problem, das Sie bei der Umsetzung hatten!

Tipp Literatur

Eine gute Einführung zur lösungsorientierten Beratung bietet Bamberger (2022). Methoden und Fragetechniken finden sich sehr gut erläutert und praxisnah begründet in Schwing und Fryzer (2012)

In Kürze

- Nicht alle Klienten kommen als Kunden mit einem klaren eigenen Auftrag. Die Klärung des Überweisungskontextes und der Erwartungen anderer in Bezug auf die Therapie helfen dabei, das **spezifische Eigeninteresse des Klienten** an der logo-

pädischen Therapie und Beratung zu erarbeiten.

- Statt allzu viel über das Problem zu reden, sollten möglichst bald die **Ziele des Klienten** in positiver, prozesshafter, konkreter und erreichbarer Form formuliert werden.
- Lösungsideen können über **Fragen nach Ausnahmen** oder über **hypothetische Lösungen** gefunden werden. Erfolge in der Umsetzung der ersten Schritte werden von der Therapeutin gebührend wertgeschätzt.

7.6 Baustein: Konflikte meistern

In diesem Kapitel soll es um Konflikte in der Beziehung zwischen Therapeutin und Klient gehen. Konflikte in menschlichen Beziehungen sind etwas Selbstverständliches und bieten den Beteiligten die Möglichkeit, an diesen zu wachsen, wenn sie erfolgreich bewältigt werden. Ein Konflikt ist bereits dann entschärft, wenn er wahrgenommen wird. Je früher, desto besser. Deswegen werden zunächst die **Umstände, die zu Konflikten führen können,** beschrieben. Daran anschließend werden **konkrete Schritte** für das Ansprechen von problematischen Verhaltensweisen des Klienten und für den Umgang mit Kritik dargestellt.

7.6.1 Konflikte wahrnehmen

Ein Konflikt wird zunächst nur als eine **innerpsychische emotionale Reaktion auf den Konfliktpartner** erlebt. „Sich ganz klein fühlen", „nicht gesehen werden", „überrollt werden", „sich verkriechen wollen" sind die Extreme auf der einen, „explodieren", „ausflippen" oder „laut losbrüllen wollen", die extremen Emotionen auf der anderen Seite, wenn man sich in einem Konflikt befindet. Dazwischen gibt es eine Vielzahl von weniger heftigen Gefühlen wie Ärger, Ekel,

Langeweile, Unsicherheit, Verlegenheit usw., die auf einen Konflikt hindeuten.

Die eigenen emotionalen Reaktionen auf eine Person sind also der **Indikator für einen bestehenden oder sich anbahnenden Konflikt.** Diese Gefühle sind individuell sehr unterschiedlich ausgeprägt. Manche Menschen sind schnell kränkbar, werden schnell ärgerlich oder fühlen sich rasch minderwertig (▶ Abschn. 3.1.3, „Selbstwertgefühl und Kränkungen"). Nicht nur die **Emotionen,** die einen Konflikt ankündigen, unterscheiden sich. Auch die **Situationen,** die konflikthaft erlebt werden, sind von Person zu Person andere. Ein Beispiel: Der Eine gerät in Situationen, in denen er sich entscheiden muss, in Konflikte, der Andere in Situationen, in denen ihm die Entscheidung abgenommen wird.

> **Tipp**
>
> Für die Therapeutin ist es sinnvoll, sich mit den eigenen Empfindlichkeiten auseinanderzusetzen und sich diese bewusst zu machen (▶ Kap. 10, „Selbstsorge der Therapeutin"), um die Wahrnehmung für konflikträchtige Situationen zu schulen. Mit einem fundierten Wissen um **eigene emotionale Reaktionsmuster** können konfliktreiche Situationen mit Klienten früh erkannt werden. Durch entsprechendes Handeln kann Konflikten vorgebeugt werden.

> ▶ **Beispiel: Vorbeugende Maßnahmen**
>
> Frau G., eine ältere Patientin, ist jemand, der gerne viel über ihre schwierige Situation klagt. Sie ist beruflich und privat sehr engagiert, aber keiner dankt es ihr. Die Therapeutin weiß von sich, dass sie mit solchen Klientinnen in Gefahr gerät, sich auf diese Gespräche einzulassen und mit der Frau nach Lösungen zu suchen, um das Leben weniger anstrengend zu machen. In der Vergangenheit ist sie in ähnlichen Situationen weit über ihre eigenen Grenzen gegangen und hat sich die Klagen geduldig angehört, um dann irgendwann aus der Rolle zu fallen und den Klientinnen vorzuwerfen, sie wollen doch gar nichts ändern. Diesmal beugt sie vor und unterbricht Frau G. bereits in der zweiten Therapiestunde und erklärt ihr mit ruhiger Stimme, für diese Themen sei in der logopädischen Therapie nicht genügend Platz, da sonst andere wesentliche Elemente zu kurz kämen. ◀

> ❯ **Wichtig**
>
> An einem **Konflikt sind immer mindestens zwei Personen beteiligt,** die beide zur Entspannung oder zur Eskalation beitragen können.

Von der Logopädin kann man als professionelle Therapeutin erwarten, dass sie den Konflikt erkennt und entsprechende Schritte einleitet. Meist zeigen sich vor dem Ausbruch des offenen Konfliktes **Veränderungen in der Beziehung zwischen Klient und Therapeutin.** Die professionelle Beziehung wird zunehmend von emotional getönten, persönlichen Beziehungsmustern bestimmt, Therapeutin und/oder Klient **fallen aus ihrer Rolle.** Eine sehr interessante Erklärung für die Entstehung konfliktreicher Verwicklungen bietet die Psychoanalyse mit den Modellen der Übertragung und Gegenübertragung und die Transaktionsanalyse (Abschn. 3.3, „Die Beziehung zwischen Therapeutin und Klient").

Ziel eines Konfliktgespräches sollte nicht primär die Lösung des Konfliktes sein (manche sind nicht zu lösen), sondern eine Klarstellung und Akzeptanz der unterschiedlichen Empfindungen und Wahrnehmungen. Schwierigkeiten bereitet dabei das Bedürfnis nach Harmonie und Gleichheit. In unserer Kultur sehen viele Menschen Beziehungen gefährdet, wenn Unterschiede deutlich werden. So gesehen sind viele Konflikteskalationen paradoxerweise dem **Bedürfnis nach Gleichheit und Einigkeit** geschuldet.

Hilfreiche grundlegende Einstellungen zu Konflikten

- Frühzeitig in Konflikte einsteigen
- Konfliktebene klären („eingrenzen statt ausufern")
- Eigene Bedürfnisse wahrnehmen und äußern
- Bedürfnisse des anderen akzeptieren (keine Abwertungen!)
- Unterschiedliche Positionen deutlich machen

7.6.2 Metakommunikation

Metakommunikation ist vor allem dann hilfreich einzusetzen, wenn deutlich wird, dass es Kommunikationsstörungen auf der Sachebene gibt, die auf **Störungen auf der Beziehungsebene** zurückgehen. Dies ist vor allem dann der Fall, wenn sich aus zunächst unerklärlichen Gründen **Missverständnisse auf der Sachebene** häufen. Meist handelt es sich um **komplementäre Konflikte,** in denen der Klient umso passiver und widerständiger wird, je mehr die Therapeutin sich aktiv bemüht und auf ihn einwirken möchte. Die Therapeutin könnte in einem solchen Konflikt folgende Kommentare abgeben:

- „Ich habe den Eindruck, wir reden aneinander vorbei…"
- „Sie können mit meinen Erklärungen nichts Rechtes anfangen…"

Besonders effektiv ist die **Verbalisierung von Gefühlen,** die durch diese Kommunikationssituation ausgelöst werden:

- „Ich habe den Eindruck, wir reden aneinander vorbei und das verwirrt mich…"
- „Sie können mit meinen Erklärungen nichts Rechtes anfangen, das macht mich ratlos…"

Indem die Therapeutin ihre Gefühle verbalisiert, steigt sie aus ihrer Rolle der kompetenten Expertin aus. Der Klient wird dadurch ebenfalls angeregt, aus seiner komplementären Rolle, des passiven, distanzierten Klienten herauszutreten und mehr **Verantwortung für die Kommunikationssituation** zu übernehmen.

> **Wichtig**
> Die Therapeutin darf die Äußerung nicht mit einem Ton des Vorwurfs formulieren. Die Haltung sollte **Verwunderung** und **Gelassenheit** ausdrücken, die signalisiert, dass diese Kommunikationsstörungen selbstverständlich sind.

Häufig ist eine **große Entlastung** zu spüren, wenn beide Beteiligten auf der Metaebene über die konfliktreiche Kommunikationssituation sprechen.

> **▶ Beispiel: Durcheinander**
>
> In einem Gespräch mit den Eltern von Jule, über die Frage der bereits gemachten Voruntersuchungen, möchte der Vater die mitgebrachten Untersuchungsergebnisse zeigen und erklären. Die Mutter will erzählen, welche Fähigkeiten ihr Kind aus ihrer Sicht hat. Beide fallen sich gegenseitig ins Wort, die Therapeutin findet kaum Gelegenheit, etwas zu sagen oder zu fragen. Die Therapeutin spricht diese unbefriedigende Kommunikationssituation an.
> Therapeutin: „Ich möchte Sie an dieser Stelle unterbrechen, ich sehe, dass Ihnen das sehr wichtig ist und Sie auch schon viel unternommen haben. Nur momentan habe ich den Eindruck, wir sprechen nicht mehr miteinander, und ich habe Mühe, den roten Faden zu behalten – wie sehen Sie das?" Die Eltern halten inne, und dann sagt der Vater, dass es ihm so am Herzen liege, alle wichtigen Informationen weiterzugeben. Die Therapeutin erkennt dies an und versucht, durch die Metakommunikation zurück zu einem konstruktiven Ausgangspunkt für das weitere Gespräch zu finden: „Damit ich mir ein Bild machen kann, wäre es schön, wenn Sie (Mutter) zunächst erzählen, wie sie Jule ein-

schätzen, und dann Sie (Vater) die Voruntersuchungen erläutern." ◄

7.6.3 Humor

Wenn es der Therapeutin gelingt, eine **humorvolle Haltung** gegenüber den eigenen Anteilen an einem Konflikt einzunehmen, kann vielleicht auch der Klient die komischen Aspekte seiner Rolle wahrnehmen, was die Situation entschärft. Hierfür gibt es allerdings kein Patentrezept und wie die Bemerkung ankommt, hängt von der Beziehung, der Situation, der Tagesform u.a. ab. Manchmal ist es wichtig, sich zu trauen, eine witzige Bemerkung zu machen, ein anderes Mal können aufkommende Unsicherheiten auch angebrachte „Warnsignale" sein, dass diese Bemerkung momentan doch nicht passt.

Humorvolle Äußerungen könnten wie folgt lauten:

- „Da habe ich Sie aber ganz schön mit guten Ratschlägen zugeschüttet…"
- „Die Therapeutin muss einfach das letzte Wort haben, sie kennen mich doch…"

Tipp

Damit die humorvolle Äußerung vom Klienten nicht als Abwertung oder als „Sich-lustig-Machen" erlebt wird, ist die **Sensibilität der Therapeutin** gefragt: Humorvolle Äußerungen sind dann möglich, wenn sich die Stimmung bereits wieder entspannt hat bzw. wenn kein ernsthafter Konflikt vorliegt und wenn sie mit einem passenden Gesichtsausdruck („Augenzwinkern") verbunden sind.

▶ Beispiel: Punkt vier!

Herr S., ein Stimmpatient, ist zu einer Therapiestunde nicht erschienen, ohne abgesagt zu haben. Als ihm die Therapeutin, entsprechend der zuvor getroffenen Vereinbarung die Stunde in Rechnung stellt, ist er sehr ärgerlich und will den Betrag zunächst nicht bezahlen, da an diesem Tag ein wichtiges Meeting ungeplant dazwischengekommen sei. Die Therapeutin bleibt jedoch fest bei ihrem Standpunkt. In der folgenden Woche verspätet sie sich um einige Minuten zur Therapiestunde von Herrn S., weil sie aufgehalten wurde. Als sie in die Praxis kommt, ist er bereits wieder weg. Als sie mit ihm telefoniert, um den Fortgang der Therapie zu besprechen, spricht die Therapeutin die Störungen in der Beziehung an. Nachdem sich die Wogen wieder geglättet haben und sie den Fortgang und die nächste Therapiestunde vereinbart haben, sagt die Therapeutin abschließend mit trockenem Humor: „Also dann bis Donnerstag, aber Punkt vier!" Beide müssen schmunzeln und der Konflikt hat einen entspannten Ausgang genommen. ◄

7.6.4 Problematisches Verhalten ansprechen

In der logopädischen Therapie tauchen häufiger Situationen auf, in denen die Therapeutin ein **Verhalten des Klienten** ansprechen muss, das problematisch ist. Das Problem kann dabei für die Therapeutin selbst oder für dritte (z. B. für die Kinder) oder für den Klienten selbst **eine psychische oder physische Beeinträchtigung** oder gar Schädigung bedeuten. Probleme können z. B. Erziehungsmethoden von Eltern der Therapiekinder sein, selbstschädigendes Verhalten von Klienten oder übergriffiges Verhalten von Klienten gegenüber der Therapeutin.

Problematische Verhaltensweisen bei anderen Personen ansprechen ist **keine einfache Sache**. Wenn jemand von sich aus um Rat sucht, kann man von einer Veränderungsbereitschaft ausgehen, wenn die Probleme von jemand anders angesprochen wer-

7

den, wird es eher Skepsis und Abwehr geben. Im Folgenden soll ein Vorgehen zur Problemansprache in Anlehnung an Gührs und Nowak (2014) dargestellt werden.

■■ **Vertrag klären**

Bevor das Problemlösungsgespräch beginnt, sollte sich die Therapeutin versichern, dass der Klient bereit ist, sich auf ein Gespräch einzulassen. Dabei sollte nur kurz der Anlass des Gespräches, aber noch keine inhaltliche Kritik geäußert werden. Gegebenenfalls sollte mit dem Klienten ein Termin abgesprochen werden, um **geeignete Rahmenbedingungen** herzustellen.

■■ **Beschreibung des Problems und Veränderungswunsch**

- Im Gespräch beginnt die Therapeutin mit der **Beschreibung** des beobachteten Verhaltens so konkret wie möglich („Mir ist aufgefallen, dass…").
- Daran anschließend formuliert die Therapeutin ihre **emotionale Reaktion** („Das löst bei mir aus…") und die Folgen, die sie sieht („Ich befürchte, das wird…").
- Im dritten Schritt formuliert die Therapeutin ihren **Wunsch** („Ich wünsche mir von Ihnen…") bzw. ihre Erwartung („Ich erwarte, dass Sie…") an den Klienten.

Wichtig dabei ist, sich auf **Ich-Botschaften** zu konzentrieren und das problematische Verhalten nicht zu deuten oder zu werten. Die Therapeutin sollte sich auf das begrenzen, was für die betreffende Person in dem Gespräch **verkraftbar** und **verarbeitbar** ist.

■■ **Stellungnahme des Klienten einholen und unterschiedliche Wahrnehmungen klären**

Nachdem die Therapeutin das Problem angesprochen hat, gibt sie dem Klienten Gelegenheit, sich zu äußern. Der Reaktion kann sie entnehmen, ob der Klient die Wahrnehmung teilt, die Bedeutung des Problems anerkennt und zu einer Verhaltensänderung bereit ist.

- Falls der Klient die **Wahrnehmung der Therapeutin bestreitet,** macht die Therapeutin den Vorschlag, künftig gemeinsam auf den konfliktträchtigen Punkt zu achten. Häufig führt das bereits zu einer Veränderung des Verhaltens.
- Falls der Klient die **Wahrnehmung der Therapeutin teilt,** aber kein Problem in dem Verhalten sieht, geht es darum, das Problembewusstsein zu fördern.

■■ **Problembewusstsein fördern**

Um das Bewusstsein für das Problem zu fördern, wiederholt die Therapeutin die **Beschreibung des Problems.** Vielleicht war es zu viel auf einmal, und der Klient hat den Ausführungen nicht folgen können, oder die Wortwahl beim ersten Versuch war problematisch für den Klienten. Falls dies nichts bewirkt, gibt es verschiedene Möglichkeiten:

- **Identifikation anbieten:** „Mir würde es an Ihrer Stelle folgendermaßen gehen…"
- **Zum Perspektivenwechsel auffordern:** „Versetzen Sie sich doch einmal in die Lage von … (dem Leidtragenden, z. B. dem Kind)".
- **Interpretation anbieten:** „Ich vermute, der Grund für Ihr Verhalten ist…"
- **Mögliche Konsequenzen aufzeigen:** „Wenn Sie mit Ihrem Verhalten fortfahren, wird…"

■■ **Bilanz ziehen**

Das Gespräch ist zu beenden, wenn eine sinnvolle Lösung erreicht wurde oder wenn es festgefahren ist und sich im Kreise dreht. Zum Schluss des Gespräches fasst die Therapeutin die **gemeinsamen Einschätzungen** und **die gegensätzlichen Positionen** zusammen, eventuell wird ein weiterer Klärungstermin vereinbart.

7.6.5 Mit Kritik von Klienten umgehen

Nicht nur Klienten werden kritisiert, sondern auch Therapeutinnen. Kritik üben ist für Klienten nicht einfach, sie müssen sich trauen, einer professionellen Therapeutin gegenüber ihre Meinung zu vertreten. Insofern ist eine kritische Rückmeldung ein Geschenk, weil die Therapeutin ein **wichtiges Feedback für ihre Arbeit** bekommt. Es gilt also, die Gesprächsatmosphäre so zu gestalten, dass der Klient ermutigt wird, seine Kritik zu formulieren. Trotzdem ist es nicht angenehm, kritisiert zu werden, weil Kritik häufig auch mit **ungerechten Verzerrungen und Unterstellungen** verbunden ist. Im Folgenden werden in Anlehnung an Gührs und Nowak (2014) einige hilfreiche Umgangsweisen mit Kritik, die von Klienten geübt wird, beschrieben.

■■ **Kritik anhören und paraphrasieren**
Zunächst gilt es, die Kritik anzuhören und nachzufragen:
▬ Welches Verhalten stört Sie an mir?
▬ Wie sind Sie emotional davon betroffen?
▬ Was ist Ihr Wunsch an mich?

Die geäußerten Inhalte sollte die Therapeutin paraphrasieren („Sie meinen, dass ich…"), um sicher zu gehen, dass sie den Klienten verstanden hat (▶ Abschn. 7.3.1, „Paraphrasieren oder verbales Spiegeln"). Dazu muss sie den Impuls, sich zu rechtfertigen, unterdrücken und stattdessen eine verstehende Haltung einnehmen.

■■ **Anerkennenswerte Aspekte annehmen**
▬ Die Therapeutin greift zunächst die Aspekte der Kritik auf, die sie **gut nachvollziehen** kann und mit denen sie etwas anfangen kann: „Ich kann verstehen, dass…"
▬ Sie fragt nach bei Kritik, die sie nicht nachvollziehen kann, die aber konstruktiv klingt, um sie **besser verstehen zu**

können: „Das scheint wichtig, was Sie sagen, aber ich habe es noch nicht richtig verstanden, können Sie mir noch einmal erklären, was Sie damit meinen?"
▬ Kritik, die sie unzutreffend findet, **ignoriert** sie, oder wenn notwendig, weist sie diese höflich, aber bestimmt zurück: „Das sehe ich anders…"

■■ **Eigenes Verhalten transparent machen und Absprachen treffen**
Die Therapeutin fragt den Klienten, ob er die Gründe für ihr Verhalten erfahren möchte und erklärt ihr Verhalten. Sie achtet darauf, sich nicht zu rechtfertigen. Die zutreffenden Kritikpunkte spricht sie an und bietet eine Vereinbarung, wie diese in Zukunft zu vermeiden sind. Sie dankt dem Klienten für seine Kritik.

In Kürze
▬ **Konflikte** sind Bestandteil menschlicher Beziehungen und bieten Chancen zur Veränderung und Entwicklung.
▬ **Frühzeitiges Erkennen von Konflikten** kann durch die Schärfung der Wahrnehmung eigener emotionaler Reaktionen gelernt werden.
▬ Konflikte klären heißt nicht, sie zu lösen, sondern die **Unterschiede in der Wahrnehmung herauszuarbeiten und zu akzeptieren.** Darauf aufbauend kann eine Vereinbarung für kooperative Zusammenarbeit getroffen werden.

Literatur

Bachmair S, Faber I, Hennig C, Kolb R, Willig W (2014) Beraten will gelernt sein. Ein praktisches Lehrbuch für Anfänger und Fortgeschrittene. Beltz, Weinheim

Bamberger G (2022) Lösungsorientierte Beratung. Beltz, Weinheim

Bongartz, R (1998) Kommunikationstherapie mit Angehörigen und Aphasikern. Grundlagen, Methoden, Materialien. In: Springer L, Schrey-Dern, D (Hrsg) Forum Logopädie. Thieme, Stuttgart, New York

7

Buschmann A (2017) Das Heidelberger Elterntraining zur frühen Sprachförderung. Trainermanual, 3. Auf. Elsevier, München

Erickson MH, Rossi E (2022) Hypnotherapie. Aufbau- Beispiele- Forschungen. Pfeiffer bei Klett-Cotta, Stuttgart

Flammer A (2001) Einführung in die Gesprächspsychologie. Huber, Bern

Gordon T (2012) Lehrer-Schüler-Konferenz. Heyne, München

Gührs M, Nowak C (2014) Das konstruktive Gespräch. Ein Leitfaden für Beratung, Unterricht und Mitarbeiterführung mit Konzepten der Transaktionsanalyse. Limmer, Meezen

Jong de P, Berg IK (2014) Lösungen (er-)finden. Das Werkstattbuch der lösungsorientierten Kurztherapie. Modernes Lernen, Dortmund

Kirkman R, Scott J (2003) Baby Blues- Tage des Terrors, 2. Aufl. Achterbahn GmbH, Kiel

Kölln D, Pallasch W (2020) Pädagogisches Gesprächstraining. Lern- und Trainingsprogramm zur Vermittlung pädagogisch-therapeutischer Gesprächs- und Beratungskompetenzen

Möller D, Spreen-Rauscher M (2009) Frühe Sprachintervention mit Eltern: Schritte in den Dialog. In: Springer L, Schrey-Dern D (Hrsg) Forum Logopädie. Thieme, Stuttgart, New York

Ochsenkühn C, Frauer C, Thiel MM (2014) Stottern bei Kindern und Jugendlichen. Bausteine einer mehrdimensionalen Therapie. Springer, Heidelberg, Berlin

Pepper J, Weitzman E (2004) It Takes Two To Talk. A Practical Guide for Parents of Children With Language Delay. Hanen Centre, Toronto, Ontario

Rogers CR (2012) Die klientenzentrierte Gesprächspsychotherapie. Fischer, Frankfurt/Main

Scheibler F (2004) Shared Decicion making. Von der Compliance zur partnerschaftlichen Entscheidung. Huber, Bern

Schlippe v. A, Schweitzer, (2012) Lehrbuch der systemischen Therapie und Beratung. Vandenhoeck & Ruprecht, Göttingen

Schulz von Thun F (2013) Miteinander reden 1. Störungen und Klärungen. Allgemeine Psychologie der Kommunikation. Rowohlt, Reinbek bei Hamburg

Schwing R, Fryzer A (2012) Systemisches Handwerk. Werkzeug für die Praxis. Vandenhoeck & Ruprecht, Göttingen

de Shazer S (1999) Wege der erfolgreichen Kurztherapie. Klett, Stuttgart

Shazer de S (2022) Der Dreh. Überraschende Wendungen und Lösungen in der Kurzzeittherapie. Carl Auer, Heidelbert

Thomann C, Schulz von Thun F (2017) Klärungshilfe. Handbuch für Therapeuten, Gesprächshelfer und Moderatoren in schwierigen Gesprächen. Rowohlt, Reinbek bei Hamburg

Wendlandt W (2017) Sprachstörungen im Kindesalter. In: Springer L, Schrey-Dern D (Hrsg) Forum Logopädie. Thieme, Stuttgart New York

Ausgewählte Situationen

Inhaltsverzeichnis

© Der/die Autor(en), exklusiv lizenziert an Springer-Verlag GmbH, DE, ein Teil von Springer Nature 2024
C. Büttner und R. Quindel, *Gesprächsführung und Beratung in der Therapie*,
Praxiswissen Logopädie, https://doi.org/10.1007/978-3-662-67522-9_8

Um den Transfer in den therapeutischen Alltag zu erleichtern, veranschaulicht dieses Kapitel den Umgang mit verschiedenen herausfordernden Gesprächssituationen. Ausgewählte Beispiele, bei denen günstiges und ungünstiges Gesprächsverhalten einander gegenübergestellt werden, zeigen professionelle Beratungsmöglichkeiten auf. Gesprächssettings vom Erstkontakt über die Elternberatung bis hin zum Ende der Therapie werden thematisiert sowie der Umgang mit Gefühlsausbrüchen, Voreingenommenheit und das Erkennen der Grenzen logopädischer Therapie näher betrachtet.

Eine besondere Bedeutung kommt der Gestaltung von Gesprächen mit Kindern zu.

8.1 Erstkontakt

Häufig finden in der logopädischen Therapie das Anamnesegespräch und die logopädische Befunderhebung im Rahmen des ersten Kontaktes zwischen der Logopädin und dem Patienten statt. Neben dem **Sammeln vieler anamnestischer Informationen** und der fachlichen Anforderung, eine **logopädische Diagnose** zu stellen, werden hier auch wichtige Grundsteine für die Beziehung gelegt. Da der erste Eindruck von großer Bedeutung ist, muss dieser Begegnung genügend Beachtung geschenkt werden (Ochsenkühn et al. 2014).

Das erste Gespräch und Kennenlernen ist für die Therapeutin wie auch für die Klienten eine neue und spannende Situation. Die Klienten wissen nicht genau, was sie erwartet, sie haben vielleicht vage Vorstellungen. Falls es sich um die Eltern eines Kindes mit einer Sprach-, Sprech- oder Stimmstörung handelt, machen sie sich oft auch Sorgen um ihr Kind. Die Therapeutin kennt weder die genaue Symptomatik noch die Persönlichkeit der Klienten und muss sich auf die neue Begegnung ebenso einlassen wie die Klienten.

Grundsätzlich steht im Erstgespräch das **Bedürfnis der Klienten im Vordergrund,** ihre Erfahrungen und Beschwerden im Zusammenhang mit der Kommunikationsstörung zu schildern, diesbezügliche Fragen zu klären und Informationen zu bekommen. Zu inhaltlichen Fragestellungen des Anamnesegesprächs geben die Bücher dieser Reihe (u. a. Hammer 2022; Weinrich und Zehner 2017; Ochsenkühn et al. 2014) störungsbildspezifisch vielfältige Anregungen. An dieser Stelle soll jedoch das Erstgespräch von einer **übergeordneten Perspektive** betrachtet werden, um die Anwendung der verschiedenen Aspekte der Gesprächsführung in Zusammenhang mit möglichen Herausforderungen im Gespräch zu demonstrieren. Weil im Erstgespräch auch viele Informationen erfragt werden müssen, besteht leicht die Gefahr, dass die Anamnese in einem Frage-Antwort-Schema abläuft.

❯ **Wichtig**

Damit die Klienten nicht das Gefühl haben, „ausgefragt" zu werden, ist es wichtig, darauf zu achten, die **Anamnese eher in Form eines Gespräches** zu gestalten.

Dabei geht es weniger um perfekte Vollständigkeit aller Daten, als um die Sicht- und Erlebnisweise der Klienten. Die Therapeutin sollte sich von ihrem Interesse an der Persönlichkeit und der Geschichte der Klienten leiten lassen (Thurmair und Nagl 2010). Mit zunehmender Erfahrung gelingt dies leichter, da die Therapeutin wichtige Fragen im Kopf hat und sie flexibler an passender Stelle in das Gespräch einfließen lassen kann. In jedem Fall sollten die Klienten immer die Gelegenheit haben, die für sie bedeutsamen Antworten auf eine Frage zu äußern und dabei, sofern es für die Kommunikationsstörung relevant ist, weiter ausholen zu können, ohne dass Zeitdruck aufkommt. Dieser

8

Anspruch ist mitunter nicht leicht zu verwirklichen, da für die Eingangsdiagnostik und Anamnese, je nach Einrichtung und therapeutischer Flexibilität, nur knappe zeitliche Ressourcen zur Verfügung stehen. Im Folgenden werden schwierige Situationen beschrieben, die im Erstkontakt auftreten können.

8.1.1 Unsichere oder unschlüssige Klienten

Im Erstgespräch kann die Sprachtherapeutin damit konfrontiert werden, dass die Patienten noch unschlüssig sind, ob eine Therapie sinnvoll ist. Dies kann vielfältige Ursachen haben, z. B.:

- Die Patienten wissen noch nicht, was sie sich unter der Sprachtherapie vorstellen können.
- Sie haben schon eine Therapie gemacht, diese hat aber nichts „gebracht“.
- Eltern sind mit den unterschiedlichsten Therapieangeboten überfordert.
- Die Patienten haben keinen Leidensdruck

▶ **Beispiel: Skepsis**

Herrn P., ein Patient mit hyperfunktioneller Dysphonie, der aber im Wesentlichen an einem Globusgefühl leidet, ist von dem behandelnden HNO-Arzt eine logopädische Therapie empfohlen worden. Der Patient hat den Arzt hauptsächlich aufgesucht, um organische Ursachen auszuschließen. Er kann sich unter einer Stimmtherapie nichts Genaues vorstellen und ist skeptisch und unsicher, was den Zusammenhang zwischen Stimmübungen und dem Fremdkörpergefühl betrifft. ◀

▪▪ **Problematische Gesprächsführung**
Die Sprachtherapeutin spürt die Unschlüssigkeit und Skepsis und erklärt zunächst die physiologischen Zusammenhänge zwischen der Hyperfunktion und dem Globusgefühl,

um so zu **begründen,** weshalb eine Stimmtherapie sinnvoll ist. Anschließend zeigt sie die Inhalte **(Sachebene)** der Stimmtherapie auf, um den Patienten für die Therapie zu motivieren **(argumentieren).** Die Logopädin redet wesentlich mehr als der Patient und bemerkt dieses Ungleichgewicht, was sie als zunehmende Vorbehalte des Patienten gegenüber der Therapie wahrnimmt. Daraufhin versucht sie, ihn zur Therapie zu „überreden“, indem sie während der Befunderhebung erläutert, wo die stimmlichen Probleme liegen und was die Stimmtherapie leisten kann **(rechtfertigen).** Doch mit vielen Inhalten (z. B. weniger gepresstes Sprechen) kann der Patient nichts anfangen und es entsteht auf beiden Seiten **Druck** und ein unbehagliches Gefühl: Die Therapeutin fühlt sich in einer Art „Bringschuld“. Der Patient hat das Gefühl, er habe plötzlich Probleme, die er noch nie so wahrgenommen hat, und er werde zu etwas **„überredet“.**

> **Tipp**
>
> **Ungünstig bei unschlüssigen Patienten:**
> - Begründen/argumentieren
> - Auf der Sachebene bleiben
> - Rechtfertigen
> - Druck aufbauen
> - Überreden

▪▪ **Gelungene Gesprächsführung**
Die Therapeutin nimmt auch hier die Gefühle der Skepsis und Unsicherheit wahr. Sie lässt sich zunächst jedoch in Ruhe erzählen, was der Patient bereits gegen das Globusgefühl unternommen hat, bis er schließlich den HNO-Arzt konsultiert hat **(aktives Zuhören).** Als deutlich wird, dass er hauptsächlich zur Abklärung der organischen Seite bei ihm war, greift sie die Äußerung und die damit verbundenen Emotionen auf: „Das ist ja schon die Hauptsache, dass alles in Ordnung ist – man macht sich ja doch Sorgen, ob etwas Organisches die

Ursache sein könnte" **(Verbalisieren emotionaler Erlebnisinhalte).** Der Patient sagt, das sei ihm auch das Allerwichtigste gewesen. Daraufhin meint die Therapeutin: „Und dann soll so etwas Alltägliches wie Sprechen die Ursache sein, das erscheint vielen Patienten erst einmal weit hergeholt und die ganze Stimmtherapie ist anfangs für viele etwas ganz Seltsames (weg von der Sachseite – hin zur **Beziehungsseite).** Der Patient nickt und sagt: „Ja, über das Sprechen habe ich mir noch nie Gedanken gemacht!"

Die Therapeutin verbalisiert, dass er wirklich schon jede Menge unternommen habe und sich schließlich auch entschlossen habe, zur Logopädin zu gehen, obwohl er gar nicht wusste, was ihn da genau erwartet **(Komplimente/Wertschätzung).** Sie macht den Vorschlag: „Da ich den Eindruck habe, Sie stört im Wesentlichen das Kloßgefühl im Hals, sind aber noch nicht ganz überzeugt, dass die Stimmübungen da etwas bringen können, schlage ich vor, wir machen 5 Stunden und besprechen dann den Fortgang der Therapie. Wenn Sie das Gefühl haben, die Therapie bringt Ihnen etwas, machen wir weiter, andernfalls hören wir nach 5 Stunden auf" (Therapie als Angebot/**Auftragsklärung).** Damit ist der Patient einverstanden und für den Rest des Anamnesegesprächs etwas entspannter.

> **Tipp**
>
> **Günstig bei unschlüssigen Patienten:**
> - Aktives Zuhören
> - Komplimente/Wertschätzung, z. B. der bisherigen Bemühungen
> - Eigene Kompetenz des Patienten hervorheben
> - Beziehungsseite ansprechen (Verunsicherung/Unschlüssigkeit)
> - Verbalisieren emotionaler Erlebnisinhalte
> - Auftragsklärung

8.1.2 Wenn die Chemie nicht stimmt

Eine weitere Schwierigkeit, die bereits in der ersten Stunde deutlich werden kann ist, dass Therapeutin und Patient „keinen Draht zueinander finden". Oftmals wird der Kontakt zunächst noch vorsichtig, aber von einer gewissen Sympathie und Neugier auf beiden Seiten geprägt sein. Selten ist auf Anhieb klar, ob man wirklich auf einer Wellenlänge liegt. Genauso selten kommt es jedoch auch vor, dass Therapeutin und Klient einfach nicht zusammenarbeiten können.

> **Wichtig**
>
> Bei vereinzelten „Missklängen" oder Unterschiedlichkeiten kann eine wertschätzende Haltung und Akzeptanz bzw. klare Grenzen der Therapeutin die weitere Arbeit gut ermöglichen. Treten jedoch **grundsätzliche und unüberbrückbare Unstimmigkeiten** auf, ist ein Therapeutinnenwechsel sinnvoll.

> **▶ Beispiel: Altersunterschied**
>
> Herr M. kommt aufgrund eines Zungenkarzinoms und dadurch bedingter Dysphagie und Dysglossie zur logopädischen Therapie. Er ist 61 Jahre alt und Rentner. Neben einer gewissen Skepsis der Therapie gegenüber zweifelt er an der Kompetenz der jungen Therapeutin. ◀

▪▪ Problematische Gesprächsführung

Die Therapeutin spürt in der Diagnostikstunde diese Haltung des Klienten. Sie versucht, die Skepsis zunächst zu überspielen und stellt weitere Fragen zur Anamnese **(Überspielen).** Auf Bemerkungen des Patienten, dass sie auf diesem Gebiet wohl noch nicht so viel Erfahrung habe, geht sie nicht ein bzw. lässt später einfließen, dass sie bereits zwei Jahre in einer HNO-Klinik gearbeitet habe **(Rechtfertigen)**. Der Patient erwähnt immer wieder, er sei grundsätzlich der Meinung, diese Sprechübungen seien nur Kosmetik und er könne sich gar nicht vorstellen, was das bringen solle. Die Therapeutin erklärt ihm daraufhin die physiologischen Zusammenhänge **(auf der Sachebene bleiben)**. Als sie die Zungenmotorik untersucht, sagt der Patient: „Ich weiß wirklich nicht, was dieser Schnick-Schnack hier soll". Die Therapeutin fühlt sich unwohl, aber erwidert nichts **(Grenze nicht deutlich)**.

> **Tipp**
>
> **Ungünstig, wenn die Chemie nicht stimmt:**
> — Überspielen
> — Rechtfertigen/diskutieren
> — Auf der Sachebene bleiben
> — Grenzen nicht aufzeigen

■ ■ **Gelungene Gesprächsführung**

Die Therapeutin nimmt die Skepsis ihrer Person und der Therapie gegenüber wahr. Bevor sie weitere Fragen zur Anamnese stellt, spricht sie dies an: „Nach allem, was Sie durchgemacht haben und den Operationen, fällt es bestimmt nicht leicht, daran zu glauben, dass Übungen für die Zunge sinnvoll sind. Außerdem sind für viele Patienten nach so einer Zeit erst einmal ganz andere Fragen wichtig" **(Ansprechen der Beziehungsebene, Wertschätzung, Empathie)**. Der Patient sagt zunächst nichts. Er nickt dann aber und sagt, er glaube an gar nichts mehr und könne sich nicht vorstellen, dass die Therapeutin so jung und gesund wie sie sei, sich überhaupt hineinversetzen könne, wie es ihm ginge. Die Therapeutin sagt: „Das kann ich gut verstehen.", lässt es aber so stehen **(Empathie, keine Diskussion)**. Als er bei der Überprüfung der Zungenmotorik die o.g. Bemerkung macht, antwortet

sie: „Ich merke, dass Sie skeptisch sind, das können wir später gerne besprechen. Erst einmal möchte ich die Untersuchung ohne Unterbrechungen abschließen." **(Grenzen setzen)**. Als auch in der nächsten Therapiestunde kein konstruktives Arbeiten möglich ist, bietet sie dem Patienten an, zu einer (älteren) Kollegin zu wechseln.

> **Tipp**
>
> **Günstig, wenn die „Chemie nicht stimmt":**
> — Therapeutische Grundhaltungen: Wertschätzung, Empathie
> — Ansprechen der Beziehungsebene
> — Diskussionen vermeiden
> — Klare Grenzen
> — Ggf. Wechsel der Therapeutin vorschlagen

8.1.3 Reden ohne Punkt und Komma

Zu Beginn der Therapie ist das Bedürfnis des Patienten, seine Geschichte zu erzählen und Fragen, die ihn in Bezug auf die Kommunikationsstörung beschäftigen, zu klären, oft besonders groß. Damit die Therapeutin dennoch auch den sprachtherapeutischen Auftrag im Erstkontakt erfüllen kann und, um das Gesagte überhaupt einordnen und verstehen zu können, ist es mitunter notwendig, den Patienten in seinem Erzählfluss zu bremsen.

Hat die Therapeutin das Gefühl, überhaupt **keinen Einstieg in das Gespräch zu schaffen,** kann es manchmal nötig sein, den Patienten zu unterbrechen und auf das Thema zurückzuführen: „Ich unterbreche Sie an dieser Stelle, weil wir uns von der Sprach- (Sprech-, Stimm-, Schluck) störung entfernen – Sie hatten vorhin etwas zu … gesagt, daran würde ich gerne anknüpfen…"

8

Das Unterbrechen des Erzählflusses kann die Therapeutin teilweise mit ihrer **empathischen Gesprächsführung in Konflikt** bringen. Hilfreich ist hier das Beachten einer weiteren klientenzentrierten Grundhaltung, der **Echtheit**. Merkt die Therapeutin, dass sie dem Klienten nicht mehr folgen kann und ungeduldig oder gelangweilt reagiert, sollte sie eine Grenze markieren und zum Thema zurückführen.

▶ Beispiel: Als ich damals …

Frau S., eine Patientin mit Artikulations- und Schluckproblemen aufgrund einer Faszialisparese, hat in der ersten Stunde ein sehr großes Bedürfnis zu erzählen. Die Faszialisparese sei als Komplikation einer Mittelohrentzündung aufgetreten. Sie erzählt, wie geschockt sie war, als sie bemerkte, dass die gesamte rechte Gesichtshälfte gelähmt und auch der Geschmackssinn eingeschränkt war. Sie berichtet detailliert den Behandlungsverlauf und von weiteren Erkrankungen im Hals-, Nasen-, Ohrenbereich, auch von solchen, die schon weit zurückliegen. ◀

▪▪ Problematische Gesprächsführung
Die Therapeutin lässt die Patientin zunächst erzählen, da sie auch anamnestische Informationen erhalten möchte. Durch empathisches Reformulieren und Verbalisieren emotionaler Erlebnisinhalte beginnt die Patientin immer mehr über ihre Gefühle im Zusammenhang mit der Faszialisparese zu sprechen **(Emotionen aufgreifen verstärkt Erzählfluss)**. Als die Therapeutin wahrnimmt, dass sie nicht mehr zurück zu den Anamnesefragen und der logopädischen Untersuchung finden, fühlt sie sich unbehaglich **(unklares Gesprächsziel)** und wird unruhig. Sie traut sich jedoch nicht, die Patien-

tin zu bremsen, weil sie emotional so stark belastet erscheint **(eigene und Bedürfnisse der Patientin nicht abgewogen/Grenze undeutlich)**. Um ihr Ziel der Befunderhebung dennoch durchführen zu können, wartet sie eine Gesprächspause der Patientin ab und versucht einzuhaken ohne es direkt anzusprechen, die Patientin kommt aber wieder zurück auf den Krankheitsverlauf **(Konkurrieren um Gesprächsanteile)**. Die Diagnostikstunde endet, indem die Therapeutin in einer Gesprächspause das Ende einleitet und sagt, die Zeit sei nun leider vorüber und sie müssten deshalb an dieser Stelle aufhören **(kein Ansprechen des Rahmens der logopädischen Therapie/kein Ausblick)**. Patientin wie Therapeutin ist das Ende der Stunde unklar und beide gehen mit einem unzufriedenen Gefühl aus der Stunde – außerdem hat die Therapeutin 10 min überzogen **(Grenze überschritten)** und gerät bei ihrer weiteren Tagesplanung in Stress.

Ungünstig bei Patienten, die viel reden:
- Emotionen aufgreifen, wenn die Therapeutin das Thema nicht vertiefen möchte
- Unklare Gesprächsziele, konkurrieren um Gesprächsanteile
- Unklare Grenze: eigene Befindlichkeit nicht berücksichtigen
- Uneindeutiger Rahmen der logopädischen Therapie: Gehört das hierher?
- Grenzüberschreitungen zulassen (z. B. Überziehen der Therapiezeit)

▪▪ Gelungene Gesprächsführung
Die Therapeutin lässt auch hier die Patientin zunächst erzählen und hört aktiv zu. Sie bemerkt den hohen Leidensdruck der Patientin, zeigt Empathie und spiegelt verbal die Aussagen der Patientin. Auf das

8

Verbalisieren emotionaler Erlebnisinhalte verzichtet sie bewusst, da sie in der ersten Stunde noch nicht so in die Tiefe gehen möchte **(bewusstes Einsetzen des Bausteins „Emotionen aufgreifen")**. Als sie jedoch die hohe emotionale Belastung der Patientin wahrnimmt, beschließt sie, die logopädische Befunderhebung auf die folgende Stunde zu verschieben, um den Bedürfnissen der Patientin genügend Raum geben zu können **(variable Gesprächsführung)**. Aber als die Patientin auch von Krankheiten erzählt, die nicht in Zusammenhang mit der Faszialisparese stehen, bremst sie in einer Gesprächspause den Erzählfluss **(klare Grenzen)**. Sie sagt, sie merke, wie sehr die Krankheit die Patientin mitnehme und das sei auf jeden Fall auch Thema in der logopädischen Therapie. Sie habe jedoch das Gefühl, sie verliere den roten Faden und wolle deshalb nochmals auf den Krankheitsverlauf zurückkommen. Um zu überprüfen, ob sie richtig verstanden habe **(roter Faden/zusammenfassen)**, fasse sie deshalb nochmals kurz zusammen. Vor dem Ende der Stunde erwähnt sie nochmals, dass dieses Gespräch auch in die logopädische Therapie gehöre, aber ein anderer Teil die Behandlung der Faszialisparese sei, weshalb sie die nächste Stunde mit der Überprüfung von Sprechen und Schlucken beginnen würde. Die Patientin weiß, was sie in der nächsten Stunde erwartet und kennt den Rahmen der logopädischen Therapie **(klarer Rahmen der logopädischen Therapie)**. Die Therapeutin beendet die Stunde pünktlich und verabschiedet die Patientin in Ruhe **(klare Grenze)**. Sie gesteht sich selbst zu, in diesem Fall zugunsten des Kontaktes, der Besecziehung und der Auseinandersetzung der Patientin mit ihrer Erkrankung sowie der daraus resultierenden Schluck- und Sprechstörung von der ursprünglichen Planung und dem Behandlungsauftrag abgewichen zu sein **(variable Gesprächsführung)**.

> **Tipp**
>
> **Günstig bei Patienten, die viel reden:**
> - Bewusstes Einsetzen von Elementen des Bausteines: „Emotionen aufgreifen"
> - Variable Gesprächsführung
> - Klare Grenzen
> - Roten Faden beibehalten
> - Zusammenfassen
> - Rahmen der Sprachtherapie deutlich machen
> - Beratungs- und Behandlungsauftrag haben ihren Platz in der logopädischen Therapie

In Kürze
- Der **Erstkontakt** ist von herausragender Bedeutung für die weitere Beziehungsgestaltung und stellt Weichen für den Therapieprozess.
- Die erste Begegnung kann diverse Schwierigkeiten mit sich bringen, wenn
  - die Patienten noch unschlüssig oder unsicher sind,
  - die Untersuchung des Kindes und die Beratung der Eltern parallel durchgeführt werden muss,
  - Therapeutin und Patienten keine gemeinsame Basis finden,
  - die Patienten ein sehr hohes Mitteilungsbedürfnis haben.
- **Methoden der Gesprächsführung** erleichtern einen kompetenten und reflektierten Umgang mit problematischen Situationen.

8.2 Gespräche mit Kindern

Ein wesentliches Arbeitsfeld der Sprachtherapeutin ist die Behandlung kindlicher Kommunikationsstörungen. Deshalb kommen Gespräche mit Kindern oder mit Kindern und deren Eltern häufig im logopädischen Berufsalltag vor.

Diese Gespräche erfordern ein hohes Maß an Einfühlungsvermögen und die Reflexion der eigenen Haltung, um dem Kind in der Interaktion gerecht zu werden. Zudem ist es immer wieder eine Herausforderung, sich auf Gesprächssituationen mit Kindern einzustellen, um die eigene „Erwachsenenperspektive" zu verlassen und die kindliche Ebene zu treffen.

Oftmals passen sich Erwachsene intuitiv den kommunikativen Fähigkeiten von Kindern an, um zu ermöglichen, dass die Interaktion mit dem Kind gelingt. Der (sprachlich) kompetentere Gesprächspartner stellt somit eine symmetrische Ausgangsposition her, was ein gegenseitiges Verstehen und einen wirklichen Austausch ermöglicht. Natürlich spielen hierbei auch das Alter und die sprachlichen Fähigkeiten des Kindes eine entscheidende Rolle. Gerade im sprachtherapeutischen Setting beeinflusst dies die Gespräche mit Kindern, weil deren sprachliche Kompetenzen teilweise nicht dem Entwicklungsalter entsprechen. Die Basis einer gelingenden Kommunikation ist auch hier ein guter Kontakt und eine tragfähige Beziehung.

Darüber hinaus ist insbesondere im Rahmen der Behandlung von Sprachentwicklungsstörungen bei sehr jungen Kindern die Beratung zur Gestaltung von Kommunikationssituationen an sich bereits eine Therapiemethode, da mit der sprachförderlichen Interaktion konkrete Therapieziele verknüpft sind. Auf diese spezifisch sprachtherapeutische Intervention wird an dieser Stelle nicht genauer eingegangen (vgl. hierzu: Buschmann 2017; Möller und Spreen-Rauscher 2009).

Im Folgenden werden einige grundsätzliche Aspekte von Gesprächen mit Kindern genauer beleuchtet. Sicher handelt es sich hierbei nur um einen Ausschnitt dieses komplexen Themengebiets, und es können lediglich Anregungen gegeben werden, um sich weiter mit dem Thema auseinanderzusetzen.

8.2.1 Grundhaltungen gegenüber dem Kind als Gesprächspartner

Zunächst sind auch im Gespräch mit Kindern die in ► Kap. 4 angesprochenen klientenzentrierten und systemischen Grundhaltungen wirksam. Um angemessen auf die kommunikativen Bedürfnisse, Wünsche und Ideen von Kindern eingehen zu können, bedarf es darüber hinaus einer besonderen Feinfühligkeit. Insbesondere bei jüngeren Kindern spielt dabei die achtsame Wahrnehmung auch körpersprachlicher Signale eine wichtige Rolle.

▪▪ Sensitive Responsivität
Das **einfühlsame Beantworten der kindlichen Signale** wird hierbei als sensitive Responsivität bezeichnet (Remsperger 2011) und geht auf das Konzept der mütterlichen Feinfühligkeit von Ainsworth (1974, zit. in Remsperger 2011) zurück. Zunächst müssen die kindlichen Signale bemerkt werden und in der Folge zu einem angemessenen Verhalten führen. Außerdem beinhaltet es, wie prompt und zugewandt die Kontaktperson auf entsprechende Signale des Kindes reagiert. So entsteht eine offene und anregende Gesprächsatmosphäre (Remsperger-Kehm 2022).

Remsperger (2011, S. 137 ff.) fasst hierbei folgende Verhaltensweisen und Haltungen zusammen, um **sensitive Responsivität** gegenüber dem Kind umzusetzen:

- **Zugänglichkeit** meint z. B. ein ehrliches Interesse sowie die Ausstrahlung von Ruhe und Zeit. Zudem ist damit auch ein offenes und abwartendes Verhalten gemeint, das dem Kind genügend Raum lässt, um von sich aus etwas zu erzählen.
- **Aufmerksamkeit** bedeutet u. a., die Aktivitäten des Kindes achtsam zu begleiten und ruhig zuhören zu können.
- Die Haltung der **Akzeptanz** wird deutlich, indem die Kontaktperson die Persönlichkeit des Kindes (dessen Gefühle, Gedanken, Wünsche etc.) respektiert und ihre Wertschätzung für das Kind ausdrückt.
- Die Haltung **Interesse** wird ersichtlich, indem die Äußerungen, Aktivitäten oder Emotionen des Kindes Beachtung finden und die Gesprächspartnerin sich entsprechend anpasst, z. B. kein starres Festhalten am Therapieplan, wenn das Kind gerade nicht aufnahmefähig ist, weil es emotional mit etwas anderem beschäftigt ist.
- Eine Haltung, die „**Respekt vor der Autonomie des Kindes**" (Remsperger-Kehm 2022, S. 187) ausdrückt, ist das Achten der kindlichen Eigenständigkeit, z. B. es zu ermutigen, selbständig Erfahrungen zu sammeln und es dabei zu unterstützen.
- **Involvement,** d. h. eine innere Beteiligung und Sich-Einlassen auf die Interaktion mit dem Kind, zeigt eine sensitiv-responsive Partnerin, indem sie ihre Freude und Zufriedenheit über Entwicklungsfortschritte und Handlungen des Kindes ausdrückt und versucht, die Interaktion kontinuierlich zu gestalten.
- Das **emotionale Klima** ist geprägt von Empathie und Wärme sowie Echtheit und Authentizität, d. h. auch die Emotionen der Kontaktperson sind wichtig. Ehrliche Wahrnehmung der kindlichen Anstrengung und Ermutigung ist entscheidend für die Motivation. Keinesfalls sollte über das Kind gesprochen werden, als wäre es nicht anwesend.
- Mit **Stimulation** ist gemeint, dass die Gesprächspartnerin ihren Spaß an der Interaktion zeigt, dabei das kindliche Selbstbewusstsein stärkt und die Interessen und Ideen des Kindes aufgreift und in die Angebote einbezieht. Sie unterstützt, wo es nötig ist und lässt, wo es möglich ist.

Diese Aspekte finden ihren Ausdruck sowohl auf sprachlicher, stimmlicher als auch körpersprachlicher Ebene und werden durch vielfältige einzelne Komponenten operationalisiert, die sich in manchen Bereichen auch überschneiden können.

▪▪ Gewaltfreie Kommunikation nach Rosenberg (2012)

Die Gewaltfreie Kommunikation bietet Haltungs- und Handlungsoptionen, um Konflikte empathisch und konstruktiv zu lösen. Diese von Marshall B. Rosenberg (2012) entwickelte Methode der Gesprächsführung hat einen engen Bezug zur klientenzentrierten Gesprächstherapie (Rogers 2012). Sie findet Anwendung in der Beratung, der Mediation, in der Klärung von Konflikten in Kriegs- und Krisengebieten und in Trainings in Schulen und Kindertagesstätten. Es gibt ein speziell auf die Kommunikation mit Kindern zugeschnittenes Konzept und eine für Schulen entwickelte Kommunikationskultur („Giraffenschulen", Rosenberg 2012).

Im Vordergrund steht nicht die Anwendung von Techniken, sondern die **Grundhaltung der Empathie.** Wesentlich ist der ehrliche **Ausdruck des eigenen** Gefühls in der Interaktion und das **empathische Zuhören** sowie das Erkennen eigener Bedürfnisse und welche **Gefühle beim Gegenüber** hinter (aggressiven) Handlungen stehen. Rosenberg (2012, S. 27) beschreibt Konflikte wie folgt: *„Ein Konflikt ist ein tragischer Ausdruck eines unerfüllten Bedürfnisses“*.

Bildhaft werden hierbei die Begriffe *„Giraffensprache“* als gewaltfreie Kommunikation und *„Wolfssprache“*, die *„andere bewertet, verurteilt, anklagt, u.s.w.“* verwendet (Rosenberg 2012, S. 97/98).

Die **4 Schritte der gewaltfreien Kommunikation** nach Rosenberg (2012) sind:

- Beobachten ohne werten,
- Gefühl, das mit der Beobachtung in Verbindung steht, benennen,
- Erkennen, welches Bedürfnis hinter dem Gefühl steht,
- Bitte um eine konkrete Handlung (in der aktuellen Situation).

Um die einzelnen Schritte der gewaltfreien Kommunikation authentisch in Gesprächen anwenden zu können, bedarf es Übung und Zeit.

Tipp Literatur

Einen Einblick in die Grundlagen und Haltung der Gewaltfreien Kommunikation gibt:

- Rosenberg MB (2012) Konflikte lösen durch Gewaltfreie Kommunikation. Ein Gespräch mit Gabriele Seils. Herder, Freiburg i. Breisgau

Eine Sammlung an Übungen zur Gewaltfreien Kommunikation bietet:

- Holler I (2016) Trainingsbuch Gewaltfreie Kommunikation. Abwechslungsreiche Übungen für Selbststudium und Seminare. Junfermann, Paderborn

---

In der Kommunikation mit Kindern weißt Rosenberg (2015) auf die Bedeutung der Beziehungsqualität sowie eine Haltung hin, die das Kind mit seinen Aussagen nicht bewertet, sondern dessen Bedürfnisse erkennt.

8.2.2 Wichtige Aspekte in Gesprächen mit Kindern

Um eine möglichst symmetrische Ausgangsposition herzustellen, ist eine innere Beteiligung und das Einlassen auf die kindliche Ebene eine Voraussetzung (Remsperger 2011). Nur wenn der Erwachsene in der Lage ist, empathisch die Perspektive zu wechseln, kann er Zugang zur kindlichen Sichtweise gewinnen.

Zentral ist hier eine achtsame Haltung gegenüber dem Kind als gleichwürdigem Gesprächspartner, ohne Druck oder Macht auszuüben, beispielsweise indem die Therapeutin Signale des Kindes wahrnimmt, seine Wünsche und Aussagen respektiert und aufgreift, keine überlegene, bewertende Position im Gespräch einnimmt und ihr eigenes Sprachverhalten dahingehend reflektiert (Wedewardt 2022).

Außerdem trägt das in ▶ Abschn. 6.2.3 beschriebene *„Beachten von Gesprächsblockaden“* (Gordon 2022) und das aktive Zuhören in Gesprächen mit Kindern dazu bei, sie zu unterstützen und zu ermutigen, davon zu sprechen, was sie bewegt. Weitere Aspekte werden nachfolgend aufgeführt.

■■ **Die kindliche Ebene treffen**

Grundvoraussetzung ist zunächst, sich mit dem Kind „auf Augenhöhe“ zu begeben, d. h. sich im Gespräch mit jungen Kindern hinzuknien oder sich mit ihnen auf den Boden zu setzen. Am Tisch ergibt sich das „auf Augenhöhe sein“ meist von selbst.

Damit man auch inhaltlich die kindliche Ebene trifft, ist es wichtig, sich klar und verständlich auszudrücken und den jeweiligen Entwicklungsstand sowie das Alter des Kindes zu berücksichtigen. Grundlage dazu sind u. a. Kenntnisse der Entwicklungspsychologie. Delfos (2015a) differenziert hier zwischen Gesprächsführung mit Kindern im Alter von 4–6 Jahren, 6–8 Jahren, 8–10 Jahren und 10–12 Jahren. Weiterführend zeigt Delfos (2015b) wie Kommunikation mit Jugendlichen im

Alter von 13–18 gelingen kann und welche hilfreichen Grundhaltungen dabei zum Tragen kommen.

▪▪ Gesprächsimpulse und Pausen

Die Balance zu finden zwischen Unterstützung in der Gesprächsführung und dem selbständigen Ausdruck der eigenen Gedanken und Gefühle ist gerade bei Kindern mit Kommunikationsschwierigkeiten nicht leicht. Auch hier gibt z. B. der nonverbale Kommunikationskanal Hinweise auf das Befinden und die Bedürfnisse des Kindes und erleichtert ein einfühlsames Unterstützen, z. B. ob das Kind nachdenkt oder nach Wörtern sucht, ob es eine Gesprächspause braucht oder ein Thema nicht weiter besprechen möchte. Pausen im Gespräch sind wichtig und bieten den Kindern Gelegenheit, sich einzubringen.

▪▪ Ungeteilte Aufmerksamkeit

Um konzentriert zuhören zu können, bedarf es der ungeteilten Aufmerksamkeit für das Kind. Ist die Sprachtherapeutin gedanklich abgelenkt, z. B. durch die Therapieinhalte oder weil sie die Spontansprache des Kindes im Gespräch gedanklich einschätzt, kann sie sich nicht auf das Gespräch einlassen (Leitner 2011). Hier ist es sinnvoll, sich durch eine entsprechende Vorbereitung, Audiomitschnitte u. a. zu entlasten und so eine Atmosphäre von echtem Interesse und klarer Zuwendung (Präsenz) zu schaffen.

▪▪ Fragen

Fragen sind Instrumente der Gesprächsführung. Sie sind wesentliche Teile unterschiedlicher Kommunikationssituationen, dienen dem Informationsgewinn und können dazu beitragen, die Sprechfreude anzuregen. Es gibt jedoch verschiedene Frageformen, die sich mehr oder weniger gut im Gespräch mit Kindern eignen. Darüber hinaus kann bei sehr jungen Kindern oder aufgrund der Sprachstörung ein Zuviel an Fragen überfordernd sein. Grundsätzlich sind zu komplexe Fragen und Suggestivfragen ungünstig, offene Fragen hingegen eher günstig, um z. B. die Sprechfreude anzuregen und mehr über die Weltsicht des Kindes zu erfahren (Delfos 2015a). Geschlossene Fragen werden zwar häufig als ungünstig bewertet, können aber in verschiedenen Situationen, beispielsweise am Gesprächsbeginn, dazu dienen, Sicherheit zu geben. Deshalb sollten Fragen reflektiert eingesetzt werden.

▪▪ Kindgemäße Erklärungen

Die Komplexität und die Abstraktheit von Erklärungen, z. B. in Hinblick auf das Therapieziel oder den Grund für die Sprachtherapie, stehen natürlich auch hier in enger Beziehung zum Entwicklungsalter des Kindes. Die Informationen sollten klar strukturiert sein. An der Reaktion des Kindes, insbesondere auch den nonverbalen kommunikativen Zeichen, lässt sich erkennen, ob die Erklärungen „angekommen" sind. Delfos (2015a) führt an, dass bei Erklärungen in Bezug auf die Diagnose auch der Fachbegriff wichtig ist, da das Kind den Begriff dann kenne und nicht erschrecke, wenn ihn jemand benutze. Lebendige Erklärungen mit vielen Beispielen veranschaulichen Zusammenhänge und erleichtern das Verständnis.

▪▪ Vertrauen bewahren

Was in der Zweiersituation geäußert wurde, ist vertraulich und eigentlich nur für den direkten Gesprächspartner bestimmt. Deshalb ist es wichtig, bevor man Informationen, z. B. an die Eltern weitergibt, zuvor mit dem Kind darüber zu sprechen, ob es in Ordnung ist, weitere Personen mit einzubeziehen, also nicht über das Kind hinweg zu sprechen.

Weiterhin sollte man das Kind in Gesprächen nicht in Loyalitätskonflikte, z. B. gegenüber den Eltern oder auch Lehrern, bringen (Delfos 2015a).

■■ **Gemeinsame Aktivität**

Delfos (2015a) führt an, dass gemeinsame Aktivitäten wie spielen, malen, gestalten die Spannung in der Situation reduziere und somit Gespräche oftmals leichter zu führen seien.

> ▶ **Beispiel: Collage**
>
> Die Therapeutin und der siebenjährige Leon gestalten eine Collage zum Thema Autos, um in dem sich ergebenden Gespräch an dem Transfer des korrekten Lautbildungsmusters für den Laut /sch/ zu arbeiten. „Nebenbei" ergibt sich in dieser lockeren Atmosphäre der Wechsel zum Thema „Coolness" und darüber, dass die Artikulationsstörung ganz und gar nicht „cool" sei und Leon in seiner Klasse schon häufiger wegen des lateralen Schetismus geärgert worden sei. ◀

> **Tipp Literatur**
>
> — Gordon T (2022) Familienkonferenz. Die Lösung von Konflikten zwischen Eltern und Kind. Heyne, München
> — Wedewardt L (2022) Wörterzauber statt Sprachgewalt. Achtsam sprechen mit Kindern in Kita, Krippe und Kindertagespflege. Herder, Freiburg
> — Delfos M (2015) „Sag mir mal…" Gesprächsführung mit Kindern. 4–12 Jahre. Beltz, Weinheim und Basel
> — Delfos M (2015) „Wie meinst du das?" Gesprächsführung mit Jugendlichen. 13–18 Jahre. Beltz, Weinheim und Basel

■■ **Kinderliteratur und Bilderbücher**

Eine Reihe von Kinder- bzw. Bilderbüchern thematisiert unterschiedliche Inhalte, die für ein Kind von Bedeutung sein können und in dem die Protagonisten ähnliche Situationen durchleben und sich bewähren müssen, z. B. sich alleine fühlen, Angst haben, Freunde suchen, wütend sein. Manche Bücher greifen auch direkt die Problematik einer Sprachstörung auf. Einerseits bietet die Geschichte einen Anlass, um über Gefühle oder die Sprachstörung zu sprechen und nachzudenken, andererseits zeigt die Handlung der Figuren ggf. auch Alternativen auf, wie man in ähnlichen Situationen reagieren könnte und kann so unterstützend wirken. Dabei stehen nicht die sprachförderlichen Aspekte einer dialogischen Bilderbuchbetrachtung im Vordergrund, sondern das Gespräch über und die Auseinandersetzung mit der Lebenswelt des Kindes und dessen Emotionen.

Die Geschichte bietet dem Kind die Möglichkeit, sich mit der Heldin oder dem Helden zu identifizieren und hilft, dadurch eigene Themen zu verarbeiten (Hering 2017).

Wichtig sind der bewusste und reflektierte Einsatz sowie eine feinfühlige Interaktionsgestaltung beim Betrachten des Buches und im Gespräch mit dem Kind.

> **Tipp Literatur**
>
> Eine Auswahl an Bilderbüchern zu den Themen „Sprachstörungen" bzw. „Vielfalt" oder „Gefühle", um mit Kindern darüber ins Gespräch zu kommen:
> — Schmidt D, Schmidt B (2009) Kamfu mir helfen? Antje Kunstmann, München
> — Dietz S und A, Gaymann S (2022) Ich bin Mari. arsEdition, München
> — Scott J, Smith S (2021) Ich bin wie der Fluss. Aladin, Stuttgart
> — Stelter M (2014) Fritzi und Wolle. Demosthenes, Köln
> — Schneider P, Schartmann G (2009) Was ist ein U-U-Uhu? Natke, Neuss
> — Weniger B, Tharlet E (2008) Einer für alle- Alle für Einen. Michael Neugebauer Edition, Kiel
> — Schopf S, Tophoven M (2011) Mit dem spielen wir nicht! Annette Beltz, Wien

8

- Mille M, Bohnstedt A (2019) Echte Freunde. Herder, Freiburg i. Breisgau
- Most N, Kunstreich P (2022) Wenn die Ziege schwimmen lernt. Beltz & Gelberg, Weinheim, Basel
- Schubert I, Schubert D (2019) Irma hat so große Füße. Sauerländer, Mannheim
- Hout van M (2012) Heute bin ich. Aracari, Zürich
- Kitzing von C (2017) Ich bin jetzt… glücklich, wütend, stark. Carlsen, Hamburg
- Labor Ateliergemeinschaft (2022) Ich so Du so. Alles super normal. Beltz & Gelberg, Weinheim, Basel

Praxisnahe Beispiele, wie Themen, die Kinder bewegen, mithilfe von Bilderbüchern aufgegriffen werden können:
- Hering J (2021) Heimat und Zuhause im Bilderbuch. Anregungen und Vorschläge für Grundschule und Kita. Klett Kallmayer bei Friedrich, Hannover

8.2.3 Erstgespräch: Eltern – Kind – Therapeutin

Bei kindlichen Sprach-, Sprech-, Stimm- und Schluckstörungen kommen häufig ein Elternteil oder beide Eltern und das Kind zur ersten Stunde. Die Therapeutin bewegt sich nun in dem Spannungsfeld, anamnestische Informationen von den Eltern zu erfragen, währenddessen sich das Kind und vielleicht ein Geschwisterkind ruhig selbst beschäftigen sollen.

Diese Situation führt mitunter dazu, dass das Anamnesegespräch unterbrochen werden muss oder eine angespannte Gesprächsatmosphäre entsteht, weil das Kind sich nicht alleine beschäftigen möchte, die Eltern in das Spiel einbeziehen will oder wahrnimmt, dass man über das Kind spricht.

Nach der Befunderhebung, in der die Logopädin feststellt, ob Behandlungsbe-

darf besteht, teilt sie den Eltern die Diagnose und notwendige therapeutische Schritte mit. Je nach Alter und Sprachverständnis des Kindes ist es sinnvoll, es dabei mit einzubeziehen. Da dies jedoch nicht immer möglich ist und die Eltern aus Besorgnis häufig Fragen zu den sprachlichen Defiziten stellen, entsteht manchmal eine schwierige Situation, in der über das Kind hinweg gesprochen wird. Damit riskiert die Therapeutin aber bereits im Vorfeld, den offenen und vertrauensvollen Kontakt zum Kind zu verlieren.

> **Wichtig**
> In bestimmten Fällen ist es ratsam, Anamnese und Befunderhebung zu trennen. Das bringt den Vorteil, dass nicht im Beisein des Kindes über dessen Schwierigkeiten gesprochen wird, ohne es einbeziehen zu können. Damit lässt sich auch die Unruhe vermeiden, die entsteht, wenn sich das Kind über einen längeren Zeitraum selbst beschäftigen muss, während sich die Therapeutin mit den Eltern unterhält.

Andererseits sind die Eltern gerade wegen der Sprachauffälligkeiten in Sorge und kommen mit der Ungewissheit, ob Behandlungsbedarf besteht und vielen Fragen zur logopädischen Untersuchung. Dieses Dilemma kann angesprochen werden und der Termin mit den Eltern sollte möglichst zeitnah erfolgen.

> ▶ **Beispiel: Eltern – Kind – Therapeutin**
>
> Max, 7 Jahre, ist mit seinen Eltern und seinem kleinen Bruder das erste Mal bei der Logopädin. Er wird aufgrund eines beginnenden Stotterns vorgestellt. Die Logopädin spricht mit den Eltern, erhebt den Befund und teilt Eltern und Max mit, ob eine Therapie nötig ist. ◀

■■ **Problematische Gesprächsführung**
Die Logopädin hat für Max und den Bruder Bilderbücher und Malpapier hingelegt, außerdem steht eine Eisenbahn im Zimmer,

mit der die Kinder spielen können. Während die Therapeutin mit den Eltern spricht und wichtige Daten von Max sprachlicher und allgemeiner Entwicklung erfragt, spielen die beiden Kinder im Hintergrund **(Therapeutin: zu viel vorgenommen)**. Nach einiger Zeit beginnen sie sich zu langweilen und immer öfter müssen sie zur Ruhe ermahnt werden **(Unruhe)**. Die Eltern und die Therapeutin sind nur halb bei der Sache **(eingeschränkte Aufmerksamkeit)**. Als die Therapeutin mit Max die Untersuchung beginnt, ist er schon unruhig, u. a. weil er wahrgenommen hat, dass die Eltern wegen des Stotterns besorgt sind. Diese Besorgnis haben sie gegenüber der Therapeutin ausgedrückt, während Max mit dem Bruder gespielt hat **(über das Kind hinweg sprechen)**. Im Laufe der Untersuchung im Spiel taut Max jedoch zunehmend auf und gewinnt Vertrauen zur Therapeutin. Er erzählt von sich aus, dass ihn das „Hängenbleiben" stört und die Therapeutin vereinbart mit ihm, dass er einmal in der Woche kommt, um das zu verbessern. Im Anschluss erklärt sie den Eltern den Befund und bespricht, dass die Therapie einmal wöchentlich stattfinden soll. Max malt in dieser Zeit mit dem Bruder am Kindertisch **(Nichteinbeziehen des Kindes)**.

> **Tipp**
>
> **Ungünstig in der Situation Eltern – Kind – Therapeutin:**
> - Zu viel für den ersten Kontakt vornehmen
> - Unruhe
> - Halbe Aufmerksamkeit bei Therapeutin oder Eltern
> - Über das Kind hinweg sprechen
> - Nichteinbeziehen des Kindes

▪▪ Gelungene Gesprächsführung
Die Sprachtherapeutin hat bereits bei der Terminvereinbarung mit den Eltern geklärt, dass der erste Termin dazu dient, sich zu-

nächst kennenzulernen und im Wesentlichen Max' Stunde ist **(„weniger ist mehr")**. Als die Eltern mit Max und dem Bruder kommen, sagt die Therapeutin zu Max, dass sie kurz mit seinen Eltern sprechen muss, er aber entscheiden kann, ob er dabei mit am Tisch sein möchte oder lieber spielt **(Einbeziehen des Kindes)**. Max entscheidet sich, mit der Eisenbahn zu spielen. Die Therapeutin erklärt kurz den Ablauf der Diagnostikstunde und sagt den Eltern, dass sie gerne für die Fragen zu Max' allgemeiner und sprachlicher Entwicklung bzw. Informationen zum Thema Stottern und Sprachförderung einen Extra-Termin – möglichst bald – vereinbaren möchte **(klare Aufmerksamkeit)**. Dann führt sie die Untersuchung durch, wobei die Eltern mit Max' Bruder im Wartezimmer warten. In der Untersuchungssituation im Spiel öffnet sich Max und berichtet, dass ihn das „Hängenbleiben" selbst stört und andere aus seiner Klasse ihn schon geärgert haben. Die Therapeutin hört aktiv zu und greift die Äußerung auf. Kindgerecht erklärt sie Max, dass er nun einmal in der Woche kommt, damit ihm das Sprechen leichter falle **(kindgerechtes Sprachniveau)**. Als die Eltern wieder hereinkommen, bleibt Max dabei und zeigt mit der Therapeutin gemeinsam, was er gemacht hat. Die Therapeutin stellt die Untersuchungsergebnisse auf einfache und kindgerechte Art und Weise dar, sodass auch Max es nachvollziehen kann. Dann erklärt sie den Eltern, dass eine Therapie sinnvoll ist. Abschließend spricht sie an, dass sicher jetzt noch viele Fragen offengeblieben sind und vereinbart noch in der gleichen Woche mit den Eltern das Elterngespräch **(Wertschätzung und Empathie)**.

> **Tipp**
>
> **Günstig in der Situation Eltern – Kind – Therapeutin:**
> - Weniger ist mehr
> - Klare Aufmerksamkeit

8

— Einbeziehen des Kindes
— Kindgerechtes Sprachniveau bei Er-
klärungen, die auch das Kind betref-
fen
— Wertschätzung und Empathie für alle
Beteiligten

❯ **Wichtig**

Diagnostikstunde und Elterngespräch
müssen nicht in allen Fällen getrennt
werden. Das kann aber insbesondere bei
Kindern mit Störungsbewusstsein oder
unruhigen Kindern sinnvoll sein (Ochsenkühn et al. 2014; Weinrich und Zehner 2017).

8.2.4 Gespräche, um gemeinsam Entscheidungen zu treffen

In der Sprachtherapie ist es oft nötig, gemeinsam mit dem Kind Entscheidungen
beispielsweise in Hinblick auf den Therapiefortgang, den Therapieverlauf, die Motivation, das Therapieende zu treffen. Wenn
möglich sollte das Kind hierbei mit einbezogen werden. Nur wenn eine Entscheidung
eine Überforderung darstellen würde, z. B.
weil das Kind noch sehr jung ist, kann das
Einbeziehen manchmal nicht möglich sein.

Zunächst ist das Gesprächsziel zu erläutern, damit dem Kind klar ist, um was
es geht. Dabei ist bei den Formulierungen darauf zu achten, dass hier nicht versteckte Hinweise auf eine erwünschte Entscheidung gegeben werden. Die Gründe, die
für oder gegen eine Entscheidung sprechen,
sollten ebenso deutlich werden wie die eigene Meinung und die damit verbundenen
Emotionen (Delfos 2015a). Zudem sollte
sich die Therapeutin bereits im Vorfeld darüber Gedanken machen, wie sie damit umgeht, wenn die Entscheidung des Kindes
den eigenen Vorstellungen widerspricht.

▶ **Beispiel: Lieber Judo**

Der 9-jährige Nick ist wegen einer Artikula-
tionsstörung und myofunktionellen Störung
in sprachtherapeutischer Behandlung. Seit
einiger Zeit hat die Therapeutin den Eindruck, Nick habe das Interesse an der Therapie verloren und die Stunden gestalten sich
„zäh". ◀

■ ■ **Problematische Gesprächsführung**

Die Therapeutin spricht die Situation an,
beginnt aber gleich Druck aufzubauen, indem sie die Bedeutung der Behandlung für
die kieferorthopädischen Maßnahmen unterstreicht **(die kindliche Sichtweise nicht berücksichtigen, Druck aufbauen)**. Da Nick
nun recht kleinlaut wird, versucht sie ihn zu
trösten, indem sie sagt, dass das ja nicht so
schlimm sei, so ein Motivationstief hätten
alle einmal **(Gesprächsblockade: ablenken)**.
Die Therapeutin fragt ihn, ob er denn keine
Lust mehr habe? **(geschlossene Frage)**. Nick
sagt kurz: „Eigentlich nicht, aber es ist
schon wichtig, deshalb mach` ich weiter!"

Tipp

**Ungünstig in Situationen der gemeinsa-
men Entscheidungsfindung:**
— Nichtberücksichtigen der kindlichen
Sichtweise
— Druck aufbauen
— Gesprächsblockaden
— Geschlossene Fragen

■ ■ **Gelungene Gesprächsführung**

Die Therapeutin hat die abnehmende Motivation bemerkt und schneidet das Thema
in einer entspannten Atmosphäre an, indem sie äußert, dass sie den Eindruck habe,
dass Nick die Therapie weniger Spaß mache und sie deshalb etwas ratlos sei **(Beobachtung mitteilen, eigene Emotionen verbalisieren)**. Sie fragt, ob er ihr erzählen möge,
ob und was sich verändert habe **(offene**

Frage). Nick zögert zunächst. Die Therapeutin unterstützt seinen Mut, sich zu äußern, indem sie ihm verdeutlicht, dass es für sie wichtig ist, um gemeinsam mit ihm die Situation zu besprechen und bittet ihn, ihr zu sagen, wenn ihm etwas nicht gefällt **(Sichtweise des Kindes wertschätzen, ermutigen Bedürfnisse zu äußern)**. Schließlich meint Nick, dass sein bester Freund nun im Judo-Verein sei und er auch große Lust habe, mit ihm dorthin zu gehen, allerdings würde sich das Training mit der Sprachtherapie überschneiden. Deshalb sei er sauer, dass er nur wegen der Sprachtherapie nicht ins Judo könne. Seine Eltern hätten gesagt, die Therapie sei jetzt erst einmal wichtiger. Die Therapeutin antwortet, dass sie ihn nun viel besser verstehen könne **(Bedeutung des Gesagten verdeutlichen)**, und wenn er damit einverstanden sei, würde sie auch mit den Eltern darüber sprechen **(Vertrauen bewahren)**, vielleicht könnten sie zusammen eine Lösung finden **(gemeinsame Lösungsfindung/Einbeziehen in Therapieentscheidungen)**. Nick ist damit einverstanden.

> **Tipp**
>
> **Günstig in Situationen gemeinsamer Entscheidungsfindung:**
> - Beobachtung mitteilen/eigene Emotionen mitteilen (Elemente der gewaltfreien Kommunikation n. Rosenberg 2012)
> - Offene Fragen
> - Sichtweise des Kindes wertschätzen
> - Ermutigen, Bedürfnisse zu äußern
> - Bedeutung des Gesagten verdeutlichen (Delfos 2015a)
> - Vertrauen bewahren
> - Einbeziehen in Therapieentscheidungen
> - Gemeinsame Lösungsfindung

In Kürze
- Die Gesprächsführung mit Kindern erfordert aufgrund der Asymmetrie besondere Achtsamkeit und Feinfühligkeit.
- Zentrale Grundhaltungen im Gespräch sind u. a.: Echtheit, Kongruenz, Empathie, Wärme, Respekt vor der kindlichen Autonomie und Kreativität (vgl. Remsperger-Kehm 2022).
- Wesentliche kommunikative Aspekte sind die innere Beteiligung, das Einlassen auf die kindliche Ebene und die ungeteilte Aufmerksamkeit.
- Bei gemeinsamen Gesprächen mit Eltern und deren Kindern muss die Therapeutin versuchen, allen Beteiligten gerecht zu werden, was mitunter schwierig ist.
- Wenn möglich, sollten Kinder in die Entscheidungsfindung in Bezug auf ihre Sprachtherapie mit einbezogen werden.

8.3 Voreingenommenheit

Eine wesentliche therapeutische Grundhaltung ist die der Akzeptanz, wobei die Therapeutin versucht, dem Patienten möglichst unvoreingenommen zu begegnen. Es kann jedoch in der Therapie zu Situationen kommen, in denen das Gespräch durch **Voreingenommenheit** der Therapeutin wie auch der Patienten erschwert wird.

Es ist natürlich, dass man sich Vorstellungen von einem Gespräch macht und auch bestimmte Erwartungen damit verknüpft. Im Kontext der Sprachtherapie kann dies allerdings zu einer Voreingenommenheit führen, wenn die Vorstellungen der therapeutischen Grundhaltung der Akzeptanz oder den systemischen Grundsätzen der Neutralität und Neugier widersprechen. Für die Gesprächsführung ist es deshalb sehr nützlich, einer solchen Voreingenommenheit bei sich selbst nachzuspüren bzw. mit den Erwartungen der Patienten umgehen zu können.

8.3.1 Antwortinduktionen

Teilweise beeinflusst die Therapeutin mit ihrer Art der Gesprächsführung und ihren Wertvorstellungen, die oft nur indirekt deutlich werden, die Antwort der Patienten (**Antwortinduktionen**). Damit hat sie den Patienten die Antwort bereits vorgegeben und diese reagieren sozusagen „erwartungsgerecht", da Menschen dazu neigen, zu antworten, was sozial erwünscht ist (Bachmair et al. 2014). Außerdem werden dadurch die Annahmen der Therapeutin weiter bestätigt. Allerdings erfährt sie dann wenig über die Sichtweise und Einstellungen des Patienten zu dem Thema.

> **Wichtig**
> **Nonverbale Signale** sind deutliche Zeichen der Haltung der Therapeutin gegenüber den Einstellungen des Klienten. Sie können den Patienten im Gespräch beeinflussen.

▶ **Beispiel: Ordnung und Strenge?**

Herr und Frau S., die Eltern der neunjährigen Anna, die wegen eines lateralen Sigmatismus in logopädischer Behandlung ist, sind zu einem Beratungsgespräch gekommen. Anna ist in der Therapiesituation immer sehr angepasst und bemüht, alles richtig zu machen. Auch bei der gemeinsamen Besprechung der Hausaufgaben mit Annas Mutter am Ende der Therapiestunde gewinnt die Therapeutin den Eindruck, dass Annas Mutter sehr korrekt und streng ist. Sie geht bereits mit der Erwartung in das Elterngespräch, dass die Eltern entsprechende Werte vertreten. Sie hat Eltern zu einem Gespräch eingeladen, da sie mit ihnen über Annas hohes Störungsbewusstsein sprechen möchte. ◀

■■ **Problematische Gesprächsführung**

Bereits vor Beginn des Gesprächs registriert die Therapeutin, dass Herr S. mit Anzug und Krawatte gekommen ist und bewertet das als Zeichen von großer Korrektheit (**wertende Haltung**). Es entspricht nicht ihren Vorstellungen eines lockeren Gespräches. Darüber hinaus sind die Eltern 10 min zu früh gekommen und warten bereits angespannt im Wartezimmer, als die Therapeutin sie hereinbittet. Nachdem die Therapeutin geäußert hat, sie freue sich, dass beide Eltern gekommen seien, fragt sie die Eltern zunächst, ob sie ein Gesprächsanliegen haben. Da die Eltern von Anna verneinen, schildert die Therapeutin ihren Wunsch, über Annas Störungsbewusstsein und Leistungsdruck zu sprechen. Sie fragt: „Sie haben doch sicher bemerkt, dass Anna sich wegen des Lispelns sprachlich wenig zutraut (**Suggestivfrage**)?" Die Eltern sagen, ja, ihnen sei das auch bereits aufgefallen. Für sich hat die Therapeutin bereits das Erklärungsmodell aufgestellt: Der Druck und Anspruch der Eltern erzeuge bei Anna den hohen Leistungsdruck und das Störungsbewusstsein (**vorgefasste Hypothesen werden nicht hinterfragt**). Als die Eltern erklären, sie übten deshalb mit ihr viel zu Hause, um den Sigmatismus „in den Griff" zu bekommen, wertet sie diese Aussage entsprechend ihrer Hypothese. Sie signalisiert körpersprachlich (angespannt-kritisch), dass sie diesen Weg für nicht richtig hält (**implizite Zeichen der Bewertung**). Die Eltern bemerken die Anspannung und reagieren, indem sie versichern, sie übten natürlich nur, wenn Anna Lust dazu habe.

Tipp

Ungünstiges Verhalten der Therapeutin:
- Wertende Haltung
- Suggestivfragen
- Vorgefasste Hypothesen werden nicht hinterfragt
- Implizite Zeichen der Bewertung (Körpersprache!)

▪▪ Gelungene Gesprächsführung

Die Therapeutin versucht, eine möglichst neutrale Position den Eltern gegenüber einzunehmen (**Neutralität**). Sie macht sich vor dem Gespräch nochmals bewusst, mehr über Anna und deren Eltern erfahren zu wollen (**Neugier**). Die Tatsache, dass Annas Vater im Anzug gekommen ist, registriert sie, aber beachtet es nicht weiter, er könnte auch direkt von der Arbeit gekommen sein oder ihm könnte dieser Termin sehr wichtig sein (**Wertfreiheit**). Sie begrüßt die Eltern freundlich und hebt hervor, wie gut sie es findet, dass beiden Eltern die Therapie von Anna so wichtig sei (**Komplimente**). Als die Eltern kein Anliegen formulieren, fragt sie: „Welchen Eindruck haben Sie, wie es Anna mit dem Lispeln geht?" (**offene Frage**). Die Eltern überlegen und sagen, sie hätten das Gefühl, Anna traue sich besonders in der Schule gar nicht, etwas zu sagen oder sich zu melden, weil es ihr peinlich sei. Die Lehrerin habe am Elternsprechtag Ähnliches geäußert. Die Therapeutin hebt wieder hervor, dass sich die Eltern wirklich Gedanken um Annas Schwierigkeiten machen. Daraufhin sagen die Eltern, sie würden deshalb sehr viel mit Anna zu Hause üben, damit sie das Lispeln „in den Griff bekomme". Die Therapeutin fragt, woran sie denn erkennen würden, ob Anna das Lispeln im Griff habe (**gemeinsame Hypothesen und Lösungsfindung**). Die Eltern meinen, wenn Anna mal wieder einfach ungezwungen etwas erzählen würde, was sie schon lange nicht mehr gemacht habe. An dieser Stelle ist es für die Therapeutin möglich, ihr eigentliches Gesprächsziel konstruktiv einzubringen und bei den Eltern auf offene Ohren zu stoßen.

Tipp

Günstiges Verhalten der Therapeutin:
- Neutralität/Neugier/Wertfreiheit
- Komplimente und Wertschätzung
- Offene Fragen

- Gemeinsame Hypothesenbildung und Lösungsfindung

8.3.2 Belastende Erwartungen des Patienten

Umgekehrt können Erwartungen des Patienten hinsichtlich der Therapie oder der Kompetenz die Therapeutin sehr unter Druck setzen und die Beziehung belasten. Daraus ergeben sich problematische Gesprächssituationen. Solch eine Situation kann z. B. ausgelöst werden, wenn ein Patient von anderen, wirksameren Methoden berichtet oder die Kompetenz der Therapeutin infrage stellt, indem er z. B. Vergleiche zu früheren Therapeutinnen zieht. Weitere belastende Erwartungen können die Forderung einer genauen Prognose oder der Wunsch nach mehr oder weniger Zeit für die Therapie sein (Warnke 1989).

▶ Beispiel: Die „alte" Therapeutin

Da aus dem Therapeutinnen-Team eine Kollegin schwanger wurde, musste Herr F., ein Stimmpatient, zu einer anderen Logopädin wechseln. Die „neue" Therapeutin hört immer wieder von Herrn F., er habe bei der alten Logopädin die Übungen viel besser gekonnt. Außerdem habe sie ihm viel mehr Tipps und Stimmübungen für zu Hause mitgegeben, was er sehr gut gefunden habe. Die Therapeutin gerät unter Druck. ◀

▪▪ Problematische Gesprächsführung

Die Therapeutin gerät unter Druck und die Vorbereitungen gerade für diese Stunden dauern sehr lange. Sie überlegt, welche Stimmübungen für Herrn F. geeignet sind (**in das „Spiel" einsteigen/Konflikt nicht wahrnehmen,** ▶ Abschn. 6.6.1, „Konflikte wahrnehmen"). Als Herr F. in einer Stunde wieder äußert, er halte die Methode der anderen Logopädin für besser, erklärt sie ausführlich ihren Ansatz und warum sie diese Übungen ausgewählt hat **(Rechtfertigung)**. Herr F. sagt, die anderen Übungen waren trotzdem „besser". Die Logopädin antwortet, nicht alle Therapeutinnen hätten die gleichen Therapiemethoden, aber man könne auf verschiedenen Wegen zum Ziel gelangen **(Diskussion)**.

> **Tipp**
>
> **Ungünstig bei belastenden Erwartungen der Patienten:**
> - In das Spiel einsteigen
> - Konflikte bleiben unbemerkt oder unausgesprochen
> - Diskutieren
> - Rechtfertigen

8

▪▪ Gelungene Gesprächsführung

Die Therapeutin spürt den Druck, der von der Erwartung und dem Vergleich mit der Kollegin ausgeht. Sie hört sich diese Kritik an und paraphrasiert: „Ich höre da heraus, dass sie mit der Therapieform meiner Kollegin besser zurechtgekommen sind" **(Kritik annehmen und paraphrasieren)**. Als der Patient dieses bejaht, sagt sie, sie möchte gerne mit ihm darüber sprechen, um trotz des Therapeutinnenwechsels gut weiterarbeiten zu können **(Absprachen und ggf. neues Arbeitsbündnis)**. Der Patient ist einverstanden und sagt, er habe gut gefunden, dass die Therapeutin ihm mehr Stimmübungen für zu Hause mitgegeben habe, was er effektiver fand. Die Logopädin bekräftigt sein Engagement für die Therapie und erklärt, das stimme schon, sie gebe weniger Übungen mit **(anerkennenswerte Aspekte annehmen/ eigenes Verhalten transparent machen)**. Sie fragt ihn, was er sich für die Stimmübungen zu Hause wünsche **(Arbeitsbündnis)**. Auf diese Art und Weise kommen sie miteinander ins Gespräch und der Patient äußert hierbei nochmals sein Bedauern, weil er sich bei der anderen Logopädin wirklich gut

aufgehoben gefühlt habe **(unbewusste Konflikte werden angesprochen: „Verlassen worden")**. Die Logopädin verbalisiert dieses Gefühl: „Es ist ja auch wirklich schade und gar nicht so leicht, wenn man sich dann wieder an jemanden Neuen gewöhnen muss."

> **Tipp**
>
> **Günstig bei belastenden Erwartungen des Patienten:**
> - Kritik anhören und paraphrasieren
> - Anerkennenswerte Aspekte annehmen
> - Eigenes Verhalten transparent machen.
> - Absprachen treffen/ggf. neues Arbeitsbündnis aushandeln
> - Konflikte wahrnehmen und ggf. ansprechen

In Kürze

- **Voreingenommen sein** beeinträchtigt den Kontakt zwischen den Patienten und der Therapeutin: vorgefertigte Meinungen und Annahmen verbauen den Weg zur Erfahrungswelt des anderen und verhindern somit eine lebendige Auseinandersetzung.
- Sowohl die Therapeutin als auch die Patienten können **belastenden Erwartungen** und Vorstellungen unterliegen.
- Es ist wichtig, dass die Therapeutin ihr **Gesprächsverhalten** und **ihre therapeutische Haltung reflektiert** und auf **Kritik des Patienten** entsprechend professionell reagiert.

8.4 Gefühlsausbrüche

Die therapeutische Beziehung und das einfühlsame und verstehende Gespräch können bei Patienten dazu führen, dass sie ihre Gefühle wahrnehmen und ausdrücken – auch mit Gefühlsausbrüchen wie **heftiges**

Weinen. Außerdem können aufgrund von Übertragung und Gegenübertragung Konflikte entstehen, die zu **Wutausbrüchen und Kontaktabbrüchen** führen. Darüber hinaus kommt es auch vor, dass Patienten aus verschiedenen Gründen in **überschwängliches Lob** für die Therapeutin ausbrechen und sich **(privaten) Kontakt** mit ihr wünschen. Sieht sich die Therapeutin mit solchen z. T. heftigen Gefühlsreaktionen konfrontiert, sind das sicherlich besonders schwierige Situationen der Gesprächsführung. Es ist deshalb gut, bereits im Vorfeld Handlungsstrategien zu durchdenken.

8.4.1 Traurigkeit und Weinen

Zunächst ist es wichtig, sich bewusst zu machen, dass Weinen eine durchaus wichtige Reaktion des Patienten und „erlaubt" ist, denn das Ausdrücken der Emotionen kann dazu führen, dass neue Kräfte freigesetzt werden, die der Patient bislang zur Abwehr der Gefühle verwandt hat (Rogers 2012). Weinen hat eine erleichternde und stressreduzierende Wirkung.

> ► **Beispiel: Traurigkeit**
>
> Herr B., ein Patient mit einer Broca-Aphasie, fängt nach einer Übung, bei der er an seine sprachlichen Grenzen gestoßen ist und mit seinen sprachlichen Schwierigkeiten konfrontiert wurde, an zu weinen. Zuvor zeigte er sich in den Therapiestunden häufig sehr ruhig und gefasst, und es hatte den Anschein, er meistere souverän sein Schicksal. ◄

■ ■ **Problematische Gesprächsführung**
Die Therapeutin fühlt sich zunächst hilflos und versucht sofort, Herrn B. zu trösten **(keine Pause)**, indem sie sagt, diese Übung sei sehr schwierig gewesen **(beschwichtigen)**. Herr B. kann das nicht annehmen und auch nicht ausdrücken, was er stattdessen meint und reißt sich zusammen. Die Therapeutin gibt sich viel Mühe, Herrn B. aufzumuntern **(ablenken)** und meint, die folgenden Übungen würden ihm sicher wesentlich leichter fallen **(schnell zur Sachebene wechseln)**. Herr B. ist noch sehr aufgewühlt, aber beginnt schon wieder eifrig mit der Bearbeitung der Aufgaben.

> **Tipp**
>
> **Ungünstig bei Traurigkeit und Weinen:**
> ▬ Keinen Raum/keine Pausen lassen
> ▬ Trösten, um zu beschwichtigen
> ▬ Ablenken
> ▬ Schnell zur „Tagesordnung übergehen"

■ ■ **Gelungene Gesprächsführung**
Die Therapeutin kann sich gut vorstellen, wie Herrn B. zu Mute ist **(Empathie)**, sagt zunächst nichts und lässt Herrn B. weinen. Sie hält diese schwierige Pause aus, aber signalisiert durch die Körperhaltung, dass sie Herrn B. zugewandt und sein Weinen erlaubt ist. Sie wartet noch einige Zeit ab **(Pause aushalten)**, bevor sie sagt: „Es ist sicher immer wieder schwer zu sehen, was nicht mehr geht" **(verbalisieren emotionaler Erlebnisinhalte)**. Herr B. nickt und wieder steigen ihm Tränen in die Augen. Die Therapeutin sagt: „Ich kann gut verstehen, dass sie das sehr traurig macht" **(annehmender Trost)**. Herr B. hat nach einiger Zeit aufgehört zu weinen und erzählt davon, wie sehr er darunter leide, nicht mehr mit seinen Enkeln telefonieren zu können und wenn ihn die Leute im Geschäft für „dumm" hielten. Für den Rest der Stunde bietet die Therapeutin keine weiteren linguistischen Übungen mehr an, sondern unterhält sich weiter mit Herrn B. über dessen Lebenssituation mit der Aphasie **(emotionalem Thema Raum geben)**.

8

> **Tipp**
>
> **Günstig bei Traurigkeit und Weinen:**
> - Empathie
> - Pausen aushalten
> - Verbalisieren emotionaler Erlebnisinhalte
> - Annehmender Trost
> - Dem emotionalen Thema Raum geben/es zulassen

❯ Wichtig

Gefühlsausbrüche von Patienten erfordern viel **therapeutisches Feingefühl**. Es gibt keine Patentrezepte und die Therapeutin muss sich auf ihre Wahrnehmung und ihr Gefühl verlassen, welche Reaktion in der jeweiligen Situation angebracht ist.

8.4.2 Wut und Ärger

In ▶ Abschn. 7.6, „Baustein: Konflikte meistern", wurde bereits ausführlich auf den Umgang mit Konflikten eingegangen. Prozesse der **Übertragung und Gegenübertragung** können teilweise zu heftigen Gefühlsreaktionen führen. In der psychotherapeutischen Beratung werden solche Prozesse erwartet und therapeutisch genutzt. Da aber die Logopädin in der Regel keine psychotherapeutische Ausbildung hat, treffen sie solche Wut- und Ärgerreaktionen teilweise unerwartet. Wenn sie in den Konflikt mit dem Patienten verwickelt ist und sich Kritik, Schuldzuweisungen oder Vorwürfen gegenübersieht, zweifelt sie vielleicht an sich und ihren eigenen Fähigkeiten. Weil sich etwas an der Beziehung zwischen Patient und Therapeutin verändert hat, ist es wesentlich, die Beziehung zu klären (Bachmair et al. 2014).

Je nach persönlicher Geschichte der Therapeutin, sprechen Äußerungen des Patienten vielleicht **schmerzhafte Punkte ihrer** eigenen **Biografie** an (Kölln und Pallasch 2020). Es werden evtl. Themen wie Selbstwertgefühl, Egoismus zeigen oder Grenzen setzen, berührt.

> **▶ Beispiel: Wut**
>
> Als die Therapeutin Herrn A., der aufgrund seines starken Stotterns in logopädischer Therapie ist, mit 10 Minuten „Verspätung" ins Zimmer bittet, da sie noch einen wichtigen Telefonanruf entgegennehmen musste, wirkt er sehr verstimmt. Die Therapeutin kommt gar nicht dazu, über den Grund der Verspätung zu sprechen, denn Herr A. sagt sofort sehr aufgebracht: „Das ist schon wirklich unverschämt, mich hier so lange warten zu lassen! – Das muss ich mir nicht bieten lassen!" ◀

■■ **Problematische Gesprächsführung**

Die Therapeutin ist sofort persönlich getroffen und fühlt sich schuldig, die Therapiezeit nicht eingehalten zu haben **(unbewusst auf Übertragung reagieren)**. Sie ist zunächst wortlos und versucht ihn dann zu beschwichtigen, indem sie ihm ausführlich erklärt, wie wichtig das Telefongespräch war und sie es nicht so einfach abbrechen konnte **(Rechtfertigen)**. Herr A. hört eigentlich gar nicht richtig zu, sondern macht seiner ganzen Wut Luft, indem er nochmals wiederholt, so etwas sei keine Art, da er sich ja auch abhetzen müsse, um pünktlich zur Therapie zu kommen. Die Therapeutin sagt, sie hätten ja auch das eine oder andere Mal 10 Minuten überzogen **(Scheinargumente)**, und es ginge nun mal nicht immer ganz so genau zu **(Diskussion)**. Herr A. ist empört und meint, es sei unverschämt, ihm hier die Minuten vorzuhalten, die er länger bräuchte, um seine Schuhe nach der Therapie wieder anzuziehen. Dann würde er dann doch lieber ganz auf die Therapie verzichten. Die Therapeutin ist völlig perplex und will Herrn A. überreden, sich das noch einmal ganz in Ruhe zu überlegen. Aber wütend knallt Herr A. die Tür zu und erscheint zur nächsten Stunde nicht mehr.

■■ **Gelungene Gesprächsführung**

Die Therapeutin ist auch getroffen, kennt jedoch diese Schuldgefühle bei sich, da das persönliche Thema: „Mach es allen recht und strenge dich an!" bereits häufig in der Supervision angeschnitten wurde (**Übertragung ist bewusst**). Es gelingt ihr deshalb mit Mühe, sich etwas zurückzunehmen und nicht gleich zu Beschwichtigungen überzugehen, sondern die Wut von Herrn A. aufzugreifen (**Emotionen ansprechen**): „Ich kann verstehen, dass sie sich ärgern, weil ich zu spät mit der Therapie anfange – es tut mir leid!" Lässt es so stehen und fügt keine Erklärungen hinzu. Herr A. ist immer noch wütend und sagt: „Na, das will ich aber auch hoffen, ich muss mich nämlich auch immer abhetzen, um pünktlich hier zu sein." Die Therapeutin erwidert: „Ja ich sehe, die Therapie ist ihnen sehr wichtig und dazu gehört, pünktlich anzufangen" (**Bedürfnisse des anderen akzeptieren**). Herr A. wird erneut wütend und antwortet: „Allerdings scheinen Sie es ja mit der Pünktlichkeit nicht so genau zu nehmen, dann wird Ihnen die Therapie auch nicht so wichtig sein." Die Therapeutin sagt, sie schätze grundsätzlich Pünktlichkeit sehr, aber könne sie nicht immer hundertprozentig garantieren (**unterschiedliche Positionen deutlich machen**). Daraufhin meint Herr A.: „Das gehört doch wohl zu einem höflichen Umgang einfach dazu, wenn das so ist, bin ich nicht bereit, weiter zur Therapie zu kommen." Die Therapeutin sagt, in dieser emotional geladenen Situation wolle sie keine Entscheidungen treffen und bietet ihm an, in der nächsten Stunde nochmals

über die Situation und den Therapiefortgang zu sprechen (**Metaebene einnehmen**). Aber zur nächsten Stunde kommt Herr A. nicht mehr.

> **Wichtig**
> Auch bei gelungener Gesprächsführung und bewusstem Umgang mit Konflikten kann es zu Kontaktabbrüchen kommen. Die Therapeutin kann sich jedoch durch klare Abgrenzung und Konfliktmanagement vor Berufsunzufriedenheit, Selbstvorwürfen und Stresssymptomen schützen.

8.4.3 Überschwängliches Lob für die Therapeutin und Kontaktangebote

Durch die Zuwendung, die der Patient in der Therapie erfährt und den offenen und akzeptierenden Kontakt, kann in Einzelfällen der Patient beginnen, die Therapeutin zu idealisieren. Es kann auch sein, dass die entstandene Nähe in dem Patienten den Wunsch nach einer anderen, freundschaftlichen Beziehung weckt – es ist auch möglich, dass er sich verliebt. Diese Situationen bringen die Therapeutin in Schwierigkeiten, die nötige Distanz zu dem Patienten zu wahren.

> **Wichtig**
> **Professionelle Distanz** ist wichtig, um beziehungsdynamische Zusammenhänge zu

erkennen und nicht in emotionale Verstrickungen mit dem Klienten zu geraten. Sie hilft der Therapeutin, eindeutig in ihrem Verhalten dem Klienten gegenüber zu bleiben.

▶ **Beispiel: Es ist alles so toll**

Frau V., eine junge Stimmpatientin, die aufgrund einer hyperfunktionellen Dysphonie in logopädischer Therapie ist, war von Anfang an gegenüber den Inhalten der Stimmtherapie sehr aufgeschlossen. Gerade als die Therapeutin den Zusammenhang zwischen ihrer leisen und hohen Stimme und „Raum für sich nehmen" ansprechen möchte, sagt die Patientin, wie bereits in vorangegangen Stunden, ihr gefalle die Therapie so gut und sie sei sehr froh darüber, ausgerechnet bei dieser Therapeutin „angekommen" zu sein. ◀

•• **Problematische Gesprächsführung**

Die Therapeutin fühlt sich geschmeichelt und möchte gerne etwas „zurückgeben". Sie sagt, auch ihr mache die Therapie mit der Patientin sehr viel Spaß und die Patientin sei wirklich ausgesprochen offen für die Stimmtherapie. Die Patientin ist sichtlich erfreut und gibt erneut ein Kompliment zurück, nämlich, die Therapeutin sei sehr einfühlsam und ihr würden die Übungen riesigen Spaß machen **„(Komplimente-Ping-Pong")**. Die Therapeutin freut sich, aber sie bemerkt, wie sie sich von dem Thema der Patientin entfernen **(sich von Themen „wegloben" lassen)** und geht zunächst auf die Übungsebene zurück. Nach der Übung sagt die Patientin erneut, wie gut ihr die Übungen tun und die Therapeutin bekräftigt, diese Übung sei besonders geeignet, um am Stimmvolumen zu arbeiten **(Sachebene statt Beziehungsebene)**. Am Ende der Stunde fragt die Patientin die Therapeutin, ob sie nicht mal zusammen einen Kaffee trinken gehen wollen, da ihr Interesse am Beruf der Logopädin geweckt sei, und sie sich gerne mit ihr darüber unterhalten wolle. Die Therapeutin hat den Grundsatz

im Kopf: „Privat und Beruf trennen", traut sich nach dieser „harmonischen" Stunde" jedoch nicht, der Patientin direkt abzusagen. Deshalb antwortet sie ausweichend: „Bei mir geht es nach ihrer Stunde gleich weiter, ich habe leider danach keine Zeit mehr!" **(unklare Grenze/ausweichen)**.

Tipp

Ungünstig bei überschwänglichem Lob oder Kontaktangeboten:
- Komplimente-Ping-Pong
- Sich von Themen wegloben lassen
- Sachebene statt Beziehungsebene ansprechen
- Ausweichende Antwort auf Kontaktangebot/unklare Grenze

🛑 **Cave**

Es gilt zu hinterfragen: Ist das Lob des Patienten angemessen oder habe ich das Gefühl, von einem Thema „weggelobt" zu werden: „Wenn ich dir etwas Nettes sage, sagst du mir auch etwas Nettes und nichts Schlimmes".

•• **Gelungene Gesprächsführung**

Die Therapeutin freut sich über die Aussage der Patientin, sie sagt: „Es freut mich, dass sie sich so wohl fühlen" **(Lob annehmen)**. Lässt es damit aber gut sein und beginnt mit der Übung zum Stimmvolumen. Als sie die Übung reflektieren will, um den Zusammenhang zwischen „Lautstärke und Tonhöhe" und „Raum für sich beanspruchen" anzusprechen, sagt die Patientin erneut, wie gut ihr die Übungen tun. Die Therapeutin verbalisiert: „Mit Ihrer Stimme zu experimentieren macht Ihnen Spaß" **(verbales Spiegeln)**. Die Patientin nickt und sagt, sie habe nie gedacht, dass ihre Stimme so klingen könne. Die Therapeutin fragt: „Was meinen Sie, was war jetzt anders an der Stimme im Vergleich zu dem Stimmklang beim Sprechen?" und danach weiter: „Was bedeutet das für Sie?" **(Gesprächsziel im Auge behalten).** Damit ist sie bei dem Thema, das sie ursprünglich ansprechen wollte. Als die Patientin sie zwischen Tür und Angel zu einem Kaffee einladen möchte, sagt sie: „Es tut mir leid, mir ist es ganz wichtig, Beruf und Privates zu trennen, um in der Therapie wirklich völlig unbefangen sein zu können." Die Patientin ist enttäuscht und sagt, sie könne schon verstehen, wenn die Therapeutin nicht auch noch am Feierabend Patienten sehen wolle. Die Therapeutin widersteht dem Impuls, sich zu rechtfertigen und verabschiedet sich mit den Worten: „Ich habe den Eindruck, sie sind jetzt enttäuscht. Weil nicht mehr genug Zeit dazu ist, würde ich gerne in der nächsten Stunde darüber sprechen" **(Ansprechen der Beziehungsebene).**

> **Tipp**
>
> **Günstig bei überschwänglichem Lob und Kontaktangeboten:**
> - Echtes Lob annehmen
> - Verbales Spiegeln
> - Gesprächsziel im Auge behalten
> - Ansprechen der Beziehungsebene

> **Wichtig**
>
> Grundsätzlich sind Beruf und Privatkontakte im Rahmen einer Therapie zu trennen. Entsteht dennoch einmal der Wunsch, diesen Grundsatz zu durchbrechen, lässt die Therapeutin die Gefühle zu und hinterfragt sie, um professionell damit umgehen zu können. Falls Gespräche mit Kolleginnen oder Supervision keine Klärung bringen, ist ein Therapeutenwechsel bzw. die Beendigung der Therapie eine professionelle Lösung.

> **Tipp Literatur**
>
> Beratungssituationen werden in folgenden Werken aus verschiedenen Perspektiven und in unterschiedlicher Tiefe näher betrachtet, eine Auseinandersetzung mit diesen Grundlagen ist für die Entwicklung von Beratungskompetenzen gewinnbringend:
> - Rogers C (2001) Die nicht-direktive Beratung. Fischer, Frankfurt
> - Kölln D und Pallasch W (2020) Pädagogisches Gesprächstraining. Lern- und Trainingsprogramm zur Vermittlung pädagogisch-therapeutischer Gesprächs- und Beratungskompetenzen. Beltz Juventa, Weinheim
> - Bachmair S et al. (2014) Beraten will gelernt sein. Ein praktisches Lehrbuch für Anfänger und Fortgeschrittene. Beltz, Weinheim.

In Kürze
- **Gefühlsausbrüche** kommen im therapeutischen Alltag immer wieder vor. Sie stellen eine große Herausforderung in Bezug auf die Beratungskompetenz der Therapeutin dar.
- Auch wenn die Therapeutin ein hohes Maß an Gesprächsführungskompetenz besitzt, können **massive Emotionen des Patienten** sie an ihre Grenzen führen und z. B. Befangenheit oder Hilflosigkeit auslösen.
- Wird sich die Therapeutin eigener Anteile an der Situation bewusst und nimmt bislang „blinde Flecken" wahr, ist es sinnvoll, dies in der **Supervision** oder in **kollegialen Gesprächen** zu thematisieren.

8.5 Elternberatung

Die Beratung der Eltern ist ein wichtiger Bereich in der logopädischen Therapie (◨ Abb. 8.1). Meist sind es die **Mütter** (s. Exkurs „Belastete Mütter"), die ihre Kinder in die Therapie begleiten. Neben

8

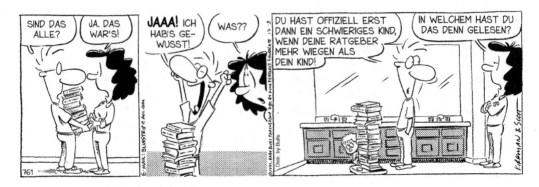

◘ Abb. 8.1   Elternberatung (aus Kirkman und Scott 2003)

der **zeitlichen und organisatorischen Belastung** sind es vor allem **Sorgen aufgrund der Sprachstörung** des Kindes, die Mütter als beeinträchtigend erleben.

Wegen der Belastungen der Familien, wenn ein Kind aufgrund von Sprachstörungen eine Therapie besucht, empfehlen Limm und Suchodoletz (1998) folgende **Hilfen für Eltern im Rahmen der therapeutischen Arbeit:**

- Suche nach Entlastungsmöglichkeiten und Ressourcen für die Mütter,
- Raum für die Besprechung von Sorgen der Eltern in der logopädischen Therapie,
- Beratung der Eltern hinsichtlich problemorientierter Bewältigungsstrategien,
- Gespräche über familiäre Konflikte (zwischen Geschwistern, Ehepartnern).

In diesem Zusammenhang soll besonders auf die **Bedeutung des Vaters** hingewiesen werden. Er nimmt nicht nur für die **Entlastung der Mutter** eine wichtige Position ein, auch für die **Entwicklung des Kindes** im Sinne der Loslösung von der Mutter ist der Vater von großer Bedeutung: Er befreit das Kind von einer allzu großen Abhängigkeit von der Mutter, indem er als **eigenständiger und präsenter Vater** die Allmacht der Mutter relativiert. Er hat keine in dem Maße symbiotische Beziehung zum Kind wie die Mutter und bietet sich besonders in Konfliktsituationen zwischen Mutter und Kind als neutraler, sicherer Hafen für das Kind an. Bei Ochsenkühn et al. 2014 finden sich zu diesem Thema vielfältige Anregungen, u. a. auch praktische Vorschläge, wie die Väter in die Therapie eingebunden werden können.

Exkurs: Belastete Mütter

In einer **empirischen Studie** (Limm und Suchodoletz 1998) wurden 100 Fragebögen ausgewertet, in denen Mütter von sprachentwicklungsgestörten Kindern nach ihren Belastungen gefragt wurden. 43 % der Mütter bezeichneten die sprachlichen Auffälligkeiten des Kindes als Stressfaktor, vor allem aufgrund von Belastung durch unerledigte Arbeiten und Mangel an eigener Freizeit

und Erholung. Der Stress vergrößert sich bei schwerer und komplexer auffälligen Kindern. Die emotionale Situation in der Familie wird von den Müttern folgendermaßen beschrieben:

- depressive Reaktionen (in 40 % der Fälle),
- aggressive Reaktionen (20 %),
- familiäre Konflikte (41 %),
- Ehekonflikte (26 %).

Berücksichtigt man die Bedeutung des Vaters, wird deutlich, dass sein Fehlen bei dem Großteil logopädischer Elternberatung eine **deutliche Lücke** hinterlässt. Welche Gründe führen dazu, dass so wenige Väter in den Therapien mitarbeiten? Auf jeden Fall fördert die **klassische Rollenverteilung** (de facto und in den Köpfen) nach wie vor die Trennung zwischen Kind und Haushalt (Frau) und Beruf (Mann). Beispielsweise kann immer noch festgestellt werden, dass nach der Geburt von Kindern häufig eine traditionelle Aufgabenteilung in der Partnerschaft stattfindet (Schneewind 2018, S. 69) und Frauen oft die wesentliche Fürsorge-Arbeit (Stichwort: „mental load") leisten (Boll et al. 2022).

> **Tipp**
>
> ▶ https://equalcareday.de/fachgruppe-mental-load/

Aber vielleicht tragen Therapeutinnen selbst auch einen Teil dazu bei, dass Männer eher selten in Beratungsgesprächen auftauchen?

> **Tipp**
>
> **Anregungen zur Selbstreflexion:**
> — Bin ich wirklich engagiert in dem Versuch, Väter in die Behandlung einzubinden?
> — Behandle ich Väter wie Ausnahmefälle? Hofiere ich sie, behandle ich sie besonders distanziert oder zerbrechlich wie rohe Eier?

8.5.1 Expertenerwartung der Eltern

Viele Eltern, die noch keine Erfahrung mit Sprachtherapie gemacht haben, kommen mit einem bestimmten Verständnis von Therapie zur Logopädin. Sie erwarten eine Art **Sprechunterricht** und sehen die Therapeutin als eine Lehrerin, die dem Kind das richtige Sprechen beibringt. Oft sind sie enttäuscht, wenn sie die spielerische Art und Weise der logopädischen Arbeit erleben. Sie bezweifeln vielleicht insgeheim die Kompetenz der Therapeutin und die Wirksamkeit des Ansatzes.

Hinter einer solchen Haltung der Eltern steht häufig ein Verständnis von Pädagogik, dass auf **festen, leistungsorientierten Erziehungsgrundsätzen** aufbaut und nach Wegen sucht, wie diese den Kindern nahegebracht werden können. Darin besteht die Expertenerwartung an die Logopädin: „Sagen Sie mir doch, was ich tun soll!" Sollte die Therapeutin auf diese Anfrage einsteigen und **Tipps und Ratschläge** geben, droht schnell die Entwertung („schlechte Therapeutin!"), wenn die Ratschläge der Expertin nicht den gewünschten Erfolg bringen.

> ▶ **Beispiel: Ungeduld**
>
> Frau G. wird von der Therapeutin im ersten Beratungsgespräch über die Inhalte und die Übungen der Therapie mit ihrer Tochter Anja, deren Sprachentwicklung verzögert ist, informiert. Sie wirkt skeptisch und fragt, wie lange die Therapie wohl dauern wird und ob auch andere Formen von Übungen eingesetzt werden. Außerdem möchte sie von der Therapeutin Tipps, wie sie zu Hause die Sprechfreude fördern kann. ◀

▪▪ Problematische Gesprächsführung
Die Logopädin spürt die Skepsis der Mutter und erklärt ausführlich die durchschnittliche Länge der Therapie unter Rückgriff auf ihre vielfältigen Erfahrungen als Therapeutin **(Demonstration der Expertenkompetenz)** und erläutert, welche Übungen welchem Zweck dienen **(fachliche Argumentation)**. Sie erklärt der Mutter, dass es nicht gut sei, Sprechdruck auszuüben, und deswegen empfehle sie grundsätzlich keine Übungen für zu Hause. Sie macht der

Mutter noch einmal deutlich, wie wichtig es sei, Anja nicht zum Nachsprechen aufzufordern und, dass sie darauf achten solle, keinen Sprechdruck auszuüben (**belehrende Haltung**).

Tipp

Ungünstig bei Expertenerwartung:
- Demonstration der Expertenkompetenz
- Fachliche Argumentation
- Belehrende Haltung gegenüber den Eltern

■■ Gelungene Gesprächsführung

Die Therapeutin spürt die Skepsis der Mutter und spricht diese an: „Sie wirken etwas skeptisch…" (**klientenzentrierte Haltung: Emotionen verbalisieren**). Sollte die Mutter auf diese Rückmeldung nicht reagieren oder ausweichend antworten, könnte die Therapeutin interessiert nachfragen, wie die Mutter selbst die Sprachentwicklung ihrer Tochter einschätzt (**Haltung der Neugier**). Auf die Frage nach den Möglichkeiten der Sprachförderung ist es sinnvoll, die Frage zurückzugeben und die Mutter nach Situationen zu fragen, in denen Anja gerne und viel redet (**lösungsorientiertes Vorgehen**). Daraus entstehen vielleicht bereits Ideen, was die Sprechfreude fördern könnte. Grundsätzlich ist es wichtig, Eltern die Einfühlung in die Welt des Kindes zu erleichtern: „Wie geht es wohl Anja in solchen Situationen, was macht sie redefreudig?" (**Perspektivenwechsel fördern**).

Tipp

Günstig bei Expertenerwartung:
- Klientenzentrierte Haltung: Emotionen verbalisieren
- Haltung der Neugier: Fragen stellen
- Lösungsorientiertes Vorgehen
- Perspektivenwechsel fördern

Anregung zur Selbstreflexion:
- Inwiefern bin ich selbst abhängig von Regeln oder Expertenratschlägen?
- Fühle ich mich wohl in der Rolle der Expertin? Warum?

8.5.2 Distanzierte Eltern

Viele Eltern bringen ihr Kind mit einer Art „**Reparaturerwartung**" in die Therapie: Die Sprachproblematik des Kindes soll behoben werden, ohne dass sie ihr Verhalten als Eltern ändern. Das ist verständlich, denn Veränderungen können anstrengend sein, Unsicherheit hervorrufen und sind deswegen unbequem oder machen sogar Angst.

Da Sprachstörungen jedoch häufig im Zusammenhang mit **der familiären Beziehungsdynamik** stehen, ist aus systemischer Perspektive eine Veränderung des Familiensystems untrennbar mit einer Behandlung der Sprachproblematik verbunden. Eine **Erweiterung der sprachlichen und emotionalen Spielräume des Kindes** verändert auch die Dynamik des Familiensystems.

Manche Systeme sind jedoch eher starr und nehmen Veränderungen als etwas Feindliches wahr. So kann die distanzierte Haltung der Eltern ein Ausdruck des **Widerstandes des Familiensystems** gegen allzu große Veränderung sein. Therapeutinnen sollten die Haltung der Eltern respektieren: Zu schnelle und zu starke Veränderungen können Familiensysteme tatsächlich überlasten. Das kann zum **Abbruch der Therapie** oder zur **massiven Konflikten** im Familiensystem führen.

Es gilt also, ein Tempo und ein Ausmaß an Veränderung zu finden, das die Eltern mittragen. Das ist nicht einfach, denn zunächst kommen die Eltern mit einem unlösbaren Auftrag: „Heilen Sie das Kind, aber verändern sie nichts!" Manchmal wird mit diesem Auftrag der Bedarf an Erziehungsberatung, Eheberatung oder

Familientherapie über das Kind als Symptomträger an die Logopädin delegiert. Häufig finden sich in solchen Familien **verfestigte Beziehungsmuster zwischen Eltern und Kind** als eine Folge von unbearbeiteten Konflikten, verdrängten Ängsten, Aggressionen oder Wünschen der Eltern. Für diese Eltern von Therapiekindern sind die Gespräche über ihr Erziehungsverhalten eine große Herausforderung, sie selbst durchleben einen **Erkenntnis- und Veränderungsprozess** im Rahmen der Therapie, der denen ihrer Kinder in nichts nachsteht. Sie brauchen Verständnis, um gemeinsam mit ihrem Kind notwendige Entwicklungsschritte gehen zu können.

Wenn die Eltern das Gefühl haben, in ihren Ängsten und Nöten, die hinter dem Widerstand gegen Veränderung stehen, verstanden zu werden, wird die Therapie mit dem Kind von den Eltern begleitet und getragen. Nicht selten ergibt sich im Laufe der Therapie eine **vertrauensvolle Ebene mit der Therapeutin,** und die Erziehungsprobleme, die Eheprobleme oder Geschwisterkonflikte werden angesprochen. So kann eine Elternberatung in der Sprachtherapie den Anstoß geben, andere Beratungsstellen aufzusuchen.

> ► **Beispiel: Distanz durch Ablenkung**
>
> Im Beratungsgespräch konnte die Mutter, Frau T., nicht wie vereinbart alleine kommen, da sie für ihren Sohn Tom keine Betreuungsmöglichkeit gefunden hat. Die Therapeutin fragt Frau T. nach Veränderungen, die sie bei Tom beobachtet hat. Die Mutter ist nicht ganz bei der Sache. Sie gibt sich sehr interessiert, aber ist ständig mit den Blicken bei Tom, der gerade mit einem Spiel beschäftigt ist, das ihm die Therapeutin zu Beginn der Stunde als Beschäftigungsmöglichkeit gezeigt hat. Tom läuft zu seiner Mutter. Frau T. sagt, er solle sich allein beschäftigen, lässt ihn aber nicht aus den Augen. Die Therapeutin versucht immer wieder, an das Gespräch anzuknüpfen. Tom stört auch aus

größerer Entfernung das Gespräch zwischen Frau T. und Therapeutin. Frau T. zeigt nach außen hin nach wie vor Interesse, indem sie nickt, der Therapeutin zuhört und ihre Fragen beantwortet. ◄

▪▪ Problematische Gesprächsführung

Die Therapeutin ärgert sich darüber, dass die Mutter Tom zum Gespräch mitbringt. Sie überspielt diesen Ärger aber durch betonte Freundlichkeit: „Es sei kein Problem, dass Tom mit dabei ist" **(unechte Freundlichkeit)**. Trotz der Anwesenheit von Tom hält sie an ihrer ursprünglichen Planung für das Gespräch fest **(Festhalten an gewohnten Routinen)**. Sie spürt zwar, dass die Mutter nicht bei der Sache ist und reagiert darauf mit unterschwelligem Druck, indem sie die Mutter immer wieder fragt und sie bedrängt genau wahrzunehmen **(Druck ausüben)**.

> **Tipp**
>
> **Ungünstig bei distanzierten Eltern:**
> - ▬ Unechte Freundlichkeit
> - ▬ Festhalten an gewohnten Routinen
> - ▬ Druck ausüben

▪▪ Gelungene Gesprächsführung

Die Therapeutin äußert ihr Bedauern darüber, nicht mit der Mutter ungestört und in Ruhe sprechen zu können. Sie äußert ihr Interesse an den Sichtweisen der Mutter zu einigen wichtigen Themen der Therapie **(Wertschätzung der Mutter, Haltung der Neugier)**. Die Therapeutin passt ihren Plan für das Elterngespräch an und bespricht Themen, die Tom betreffen, indem sie Tom mit einbezieht **(Anpassen der Gesprächsinhalte an die Situation)**. Außerdem versucht sie, die Selbstwahrnehmung von Frau T. zu stärken, indem sie die unruhige Situation thematisiert **(Metaebene)** und sie fragt, ob sie es auch so anstrengend fände **(Selbstöffnung)**. Davon ausgehend kann sich ein Gespräch darüber entwickeln, wie häufig solche Situationen auftreten, wie wenig Zeit Frau T. für sich alleine hat **(Problembeschreibung)**, was sie dafür tun könnte, um das zu ändern **(Ziele und Lösungen formulieren)**.

Tipp

Günstig bei distanzierten Eltern:
- Wertschätzung
- Haltung der Neugier
- Schwierige Gesprächssituation auf Metaebene ansprechen
- Selbstöffnung als Modell
- Ziele mit den Eltern erarbeiten

Anregung zur Selbstreflexion:
- Wie gehe ich mit den Sorgen und Ängsten der Eltern um?
- Neige ich dazu, Eltern als Co-Therapeuten in der Sprachtherapie einzusetzen? Werde ich ihnen dadurch gerecht?
- Vermeide ich die „wunden" Punkte im Gespräche mit den Eltern?

8.5.3 Schuldgefühle bei Eltern

Viele Eltern, machen sich **Vorwürfe,** etwas falsch gemacht zu haben, wenn ihr Kind eine Sprachstörung hat. Sie suchen die Ursachen der Störung im eigenen Verhalten dem Kind gegenüber. Verstärkt werden diese Selbstvorwürfe durch den allgegenwärtigen **gesellschaftlichen Leistungsdruck,** der die optimale Förderung der Kinder für Eltern zur Pflicht macht.

Die Schuldgefühle der Eltern äußern sich in der Therapie in bohrenden Fragen nach der Ursache der Sprachprobleme, in Selbstanklagen, oder auch in der oben beschriebenen distanzierten Haltung der Eltern. Die Distanz dient in diesem Fall der **Abwehr eigener Schuldgefühle** und soll den befürchteten Vorwürfen der Therapeutin vorbeugen.

In der Arbeit mit Eltern, die Schuldgefühle haben, gerät die Logopädin häufig in die Rolle
- der **Trösterin** („Ihr Kind hat doch auch sehr nette und kompetente Seiten"),
- der **Expertin** („Ich erkläre Ihnen jetzt, wie sie das Kind optimal fördern können") oder
- der **Konkurrentin** (insgeheim: „Ich kann mit dem Kind viel besser umgehen als die Mutter").

Besonders die letzte Rolle der Konkurrentin ist schwer zu durchschauen: Die Therapeutin identifiziert sich mit dem Kind. Gefühle und Beziehungserfahrungen aus der eigenen Kindheit werden aktiviert und auf das Kind projiziert. Dadurch wird der Prozess der **projektiven Identifizierung** ausgelöst: Die Therapeutin meint zu wissen, wie sich das Kind fühlt. Es sind jedoch die Gefühle, die sie selbst anstelle des Kindes hätte, die sie wahrnimmt. Folge dieser projektiven Identifikation mit dem Kind ist ein Verlust der Wahrnehmungssensibilität dem Kind gegenüber. Vor allem verbündet sich die Therapeutin mit dem Kind gegen die Eltern, die nun aus der Sicht der Therapeutin die „Schuldigen" sind.

Versteckte Vorwürfe der Therapeutin, Schwierigkeiten die richtigen Worte zu finden bei Hinweisen zur Sprachförderung und Verhaltenskorrekturen für die Eltern können Folgen dieser (unbewussten) **Schuldzuweisung an die Eltern** sein.

▶ Beispiel: Schlechtes Gewissen

Frau R., die Mutter von Paul, der wegen einer Sprachentwicklungsverzögerung in Therapie ist, hat für das Elterngespräch vor allem ein Anliegen: Sie möchte wissen, wie es denn zu der Sprachentwicklungsverzögerung gekommen ist und was sie tun kann, um Paul zu fördern. Im Gespräch mit der Therapeutin zeigt sich, dass sich Frau R. fragt, ob es gut gewesen ist, Paul in eine Kinderkrippe zu geben, um halbtags arbeiten zu können. Da sie alleinerziehend ist, sei ihr aber nichts anderes übriggeblieben. Jetzt wolle sie aber alles tun, damit Paul optimal gefördert wird. Sie überlege sich, ob sie nicht eine andere Arbeit suchen solle, die sie auch von zu Hause aus machen kann. Allerdings würden ihr dann die Kolleginnen fehlen. ◄

▪▪ Problematische Gesprächsführung
Die Therapeutin nimmt die Belastung von Frau R. wahr und versucht, sie zu entlasten. Sie meint, Frau R. brauche sich nicht so viele Sorgen zu machen, mit der Therapie könnten Pauls sprachliche Schwierigkeiten gut behandelt werden **(Gefühle übergehen).** Sie freut sich über das Interesse von Frau R. an den Störungsursachen und Fördermöglichkeiten und gibt ihr eine ausführliche Erklärung und viele Hinweise dazu **(Experteninformationen geben).** Auf den Konflikt der Mutter in Bezug auf die Arbeit, meint die Therapeutin, sie denke schon, dass Paul die Mutter fehle, es wäre sicher gut, mehr Zeit mit ihm zu verbringen **(versteckter Vorwurf).**

> **Tipp**
>
> **Ungünstig bei Schuldgefühlen:**
> - Gefühle übergehen
> - Experteninformationen geben
> - Versteckte Vorwürfe

▪▪ Gelungene Gesprächsführung
Im Sinne des klientenzentrierten Vorgehens paraphrasiert die Therapeutin die Äußerungen: „Sie machen sich viele Gedanken darüber, wo die Störung ihre Ursachen hat und wie sie Paul helfen können" **(Paraphrasieren).** Stimmt die Mutter zu, kann die Therapeutin einen Schritt weitergehen und die Belastung und die Sorge der Mutter verbalisieren **(Emotionen verbalisieren).** Nach-

dem die Therapeutin ihre Achtung vor dem Engagement der Mutter ausgedrückt hat **(Wertschätzung der Sorge der Eltern),** unterstützt sie die Mutter im Sinne des lösungsorientierten Vorgehens in der Suche nach einer Möglichkeit, den Wunsch nach mehr Zeit mit Paul und nach Kontakt mit Kolleginnen in Einklang zu bringen **(positive Ziele in der Gegenwart und Zukunft anstreben).**

> **Tipp**
>
> **Günstig bei Schuldgefühlen:**
> - Paraphrasieren und Emotionen verbalisieren
> - Wertschätzung der Sorge der Eltern
> - Positive Ziele in der Gegenwart und Zukunft anstreben
>
> **Anregung zur Selbstreflexion:**
> - Welches Bild von fürsorglicher Elternschaft und Familienleben habe ich? Wie wirkt es sich auf meine Erwartungen an eine Kooperation mit den Eltern und ihrem Engagement in der Therapie aus?
> - Kann ich die Perspektive der Eltern von "Problemkindern" einnehmen und auch ihre Belastung wahrnehmen?
> - Nehme ich die Väter in Verantwortung?

8.5.4 Konflikte zwischen Eltern

Konflikte in Paarbeziehungen sind eine Selbstverständlichkeit. Jedes Elternpaar durchlebt **Krisenphasen in der Beziehung,** häufig in Zusammenhang mit der Betreuung der Kinder. Für viele Paare ist die Frage der **Aufteilung der Hausarbeit und der Kindererziehung** ein heikles Thema. Konflikte entzünden sich in Bezug auf die **fehlende Anerkennung der eigenen Leistung** in Hausarbeit und Erziehung durch den Partner oder die Partnerin und in dem Streit um die Zeit, die jeder für sich selbst beanspruchen kann. Dabei spielen auch alte **Verletzungen aus der Paarbeziehung** und **unterschiedliche Erziehungsvorstellungen** eine Rolle.

Wenn ein Kind in logopädischer Behandlung ist und die Therapeutin beide Eltern in die Therapie mit einbinden möchte, ist sie mit diesen Konflikten, die manchmal recht offen, meist aber versteckt auftauchen, konfrontiert. Versteckte Vorwürfe, kleine Sticheleien, Übergehen oder Abwerten der Äußerungen des Partners sind **Anzeichen für einen Konflikt.**

> **Wichtig**
> Man unterscheidet zwei Grundmuster von Konflikten:
> — **Komplementäre Konflikte** sind charakterisiert durch unterschiedliche, sich ergänzende Kommunikationsmuster (z. B. eine anklagende, dominante Frau und ein unsicherer, zurückhaltender Mann).
> — In **symmetrischen Konflikten** treffen zwei gleiche Kommunikationsmuster aufeinander (z. B. ein Paar, das sich gegenseitig heftige Vorwürfe macht)

Symmetrische Konflikte wirken destruktiver, aber auch komplementäre Konflikte neigen zur **Eskalation:** Je mehr sich ein Partner zurückzieht, desto übergriffiger wird der andere. Wie soll man mit solchen Paaren in der Beratung umgehen?

Der Mann und die Frau sind von der **Richtigkeit ihrer Position** und der „Schuld" oder den „Fehlern" des anderen überzeugt. Jeder der beiden Elternteile wird versuchen, **die Therapeutin auf seine Seite zu ziehen.** Sie soll als Expertin sagen, wer Recht hat. Gelingt es einem der beiden Konfliktpartner, die Therapeutin auf seine/ihre Seite zu ziehen, dann verliert diese das Vertrauen des anderen und damit die Arbeitsbasis mit dem Elternpaar.

> **Wichtig**
> Die wichtigste therapeutische Regel in konflikthaften Situationen ist **Neutralität.**

> ▶ **Beispiel: Klagende Ehefrau**
>
> Herr und Frau S. sind zu einem Beratungsgespräch in Bezug auf die Sprachentwicklungsverzögerung ihrer Tochter Nina eingeladen. Frau S. redet sehr viel und schnell, ihr Mann kommt kaum zu Wort und sitzt eher still neben ihr. In den Erzählungen betont Frau S., wie viel Mühe sie sich mit Nina gebe, dass sie immer für sie da sei und noch für den älteren Bruder und den Haushalt sorgen müsse. Ihr Mann komme spät nach Hause und sei zweimal am Abend im Sportverein, da bleibe alles an ihr hängen. ◀

■■ **Problematische Gesprächsführung**

Die Therapeutin merkt zwar die ungleiche Aufteilung der Gesprächsanteile, hofft aber, wenn sie Frau S. die Gelegenheit gebe sich auszusprechen, sei etwas Druck aus der Situation genommen **(fehlende Strukturierung).** Als sie merkt, dass Frau S. nicht von sich aus aufhört und Herr S. sich immer mehr zurückzieht, hat sie das Gefühl, sie müsse ihn verteidigen **(Verletzung der Neutralität)** und meint: „Nina erzählt aber sehr viel von gemeinsamen Spielen mit ihrem Vater! Sie übersehen da vielleicht auch das Positive!" **(Deutung und Wertung).**

> **Tipp**
>
> **Ungünstig bei Paarkonflikten:**
> — Fehlende Strukturierung der Gesprächsanteile und -inhalte
> — Verletzung der Neutralität
> — Deutung und Wertung der Äußerungen der Klienten

■■ **Gelungene Gesprächsführung**

Die Therapeutin merkt bereits zu Beginn des Gesprächs eine gewisse Spannung zwischen dem Elternpaar und achtet schon bei der Einführung in das Gespräch besonders auf eine deutliche Zielbestimmung und eine klare Gesprächsstruktur **(Gesprächsverlauf klar strukturieren)**. Als Frau S. von der Gesprächsthematik abweicht, erinnert sie die Therapeutin daran: „Frau S., mir ist heute vor allem wichtig, darüber zu reden, wie Gespräche mit Nina sprachförderlich sein können und was Sie und Ihr Mann dabei berücksichtigen sollten." **(Thema fokussieren)**. Außerdem achtet sie darauf, immer wieder direkt Herrn S. anzusprechen und ihn nach seiner Wahrnehmung zu fragen **(für ausgewogene Gesprächsanteile sorgen)**. Als Unterschiede in den Beobachtungen von Herrn und Frau S. auftauchen, greift die Therapeutin diese auf und verdeutlicht sie: „Ihr Mann sieht die selbstständigen Seiten, und Sie haben den Blick auf die Bedürfnisse von Nina gerichtet. Ich finde beide Sichtweisen sehr wichtig" **(Unterschiede verdeutlichen und wertschätzen)**. Neben den Unterschieden achtet die Therapeutin auch auf Gemeinsamkeiten und verbalisiert diese: „Sie machen sich beide Sorgen um die Einschulung ihrer Tochter" **(gemeinsame Ziele herausarbeiten)**.

> **Tipp**
>
> Günstig bei Paarkonflikten:
> - Gesprächsverlauf klar strukturieren
> - Auf das Thema fokussieren
> - Auf Einhaltung ausgewogener Gesprächsanteile achten
> - Unterschiede verdeutlichen und wertschätzen
> - Gemeinsame Ziele herausarbeiten

8.5.5 Vermittlung von Diagnosen

Das Durchführen von **Anamnesegesprächen** und von **Diagnoseverfahren** zur Erfassung von Sprachstörungen ist ein wichtiger Teil logopädischer Professionalität. Ebenso wichtig wie das Erarbeiten einer gut begründeten Diagnose ist ihre Vermittlung im Gespräch mit den Eltern.

Eltern wünschen sich von dem Gespräch **genaue Informationen** über die Fähigkeiten und Probleme ihres Kindes. Sie befinden sich jedoch in einem **Zwiespalt:** Zum einen möchten sie Klarheit darüber, welche Probleme das Kind hat, zum anderen wünschen sie, dass keine gravierenden Störungen diagnostiziert wurden. Dieses Dilemma ist nicht auflösbar, man kann es jedoch umgehen, indem an der **Motivation der Eltern, das Kind optimal zu fördern,** angesetzt wird. Um über Fördermöglichkeiten zu entscheiden, brauchen Eltern genaue, verständliche Informationen über individuelle Stärken und Probleme ihres Kindes. Die Therapeutin soll sich also nicht scheuen, die Ergebnisse der Diagnose klar und deutlich zu benennen.

> ⟩ **Wichtig**
> - Bei der Diagnose wird ein **Vergleichsurteil** gefällt: Tests messen das Ausmaß an Abweichung vom Durchschnitt.
> - Hilfreich für die Therapie und damit auch für das Kind und die Eltern sind aber nicht das Ausmaß an Abweichung, sondern die **individuellen Kompetenzen** und Probleme des Kindes und dessen **individueller Förderbedarf**. Die Therapeutin sollte also in ihren Formulierungen darauf achten, Begriffe zu vermeiden, die auf Vergleiche mit der Norm abzielen. Stattdessen sind Formulierungen sinnvoll, die **individuelle Fähigkeiten und Probleme** beschreiben (Ochsenkühn et al. 2014).

> **Tipp**
>
> Ungünstige Formulierungen in Diagnosegesprächen:
> - „normal"
> - „zurückgeblieben"

8

- „Entwicklungsrückstand"
- „überdurchschnittlich"
- „altersgemäß"

Günstige Formulierungen:
- „Stärken von Tom sind..."
- „Tom fällt es schwer..."
- „Tom braucht spezielle Förderung im..."

Die **Vermittlung von ernsten und potenziell erschütternden Diagnoseergebnissen** ist auch für die Therapeutin nicht einfach. Sie ist direkt mit der emotionalen Reaktion der Eltern konfrontiert und als **Überbringerin der schlechten Nachricht** vielleicht auch Ziel von **aggressiven Reaktionen der Eltern**. Das führt dazu, dass manchen Therapeutinnen selbst „mulmig" vor diesen Gesprächen ist. Fachlich-distanzierte Sprache, Beschönigen und Verschweigen können Reaktionen sein, mit denen die Therapeutin sich vor unangenehmen Reaktionen der Eltern schützen möchte.

> ▶ **Beispiel: Sprachentwicklungsverzögerung**
>
> Die Mutter von Gina erwartet angespannt das Ergebnis der Untersuchungen der Logopädin. Als sie das Ergebnis von der Therapeutin mitgeteilt bekommt, ist sie erst einmal sprachlos. Sie hat den Eindruck bekommen, ihre Tochter habe massive Sprachstörungen und ist hin- und hergerissen zwischen Ärger auf die Therapeutin, die ihr das mitgeteilt hat, und Sorgen in Bezug auf die Schulreife ihrer Tochter. ◀

▪▪ Problematische Gesprächsführung
Die Logopädin interpretiert die Sprachlosigkeit der Mutter als Unverständnis oder Unglauben, und erklärt nochmals die Ergebnisse und gibt fachliche Gründe zum Beleg ihrer Diagnose **(fachlich-distanzierte Sprache)**. Als die Mutter von ihren Sorgen erzählt und mit heftigen Vorwürfen gegen-

über dem Kinderarzt reagiert, der das doch viel früher hätte bemerken können, erklärt die Therapeutin der Mutter, dass der Befund nicht so problematisch sei **(Beschönigen)** und meint, dass die Therapie bis zur Einschulung erfolgreich beendet sein werde **(unrealistische Versprechungen)**.

> **Tipp**
>
> **Ungünstig in Diagnosegesprächen:**
> - Fachlich-distanzierte Sprache
> - Beschönigen oder Verschweigen von Problemen des Kindes
> - Unrealistische Versprechungen

▪▪ Gelungene Gesprächsführung
Bei der Erläuterung der Untersuchungsergebnisse achtet die Therapeutin auf eine der Mutter **verständliche Sprache** und gibt ihr eine vollständige und klare Rückmeldung zu dem sprachlichen Entwicklungsstand der Tochter. Die Therapeutin macht im Laufe der Erläuterungen immer wieder Pausen, eröffnet der Mutter **Möglichkeiten, Fragen zu stellen** und **fragt aktiv nach ihren Beobachtungen**. Die Therapeutin greift Gemeinsamkeiten auf und macht Unterschiede zwischen den Beobachtungen der Mutter und ihrem Diagnoseergebnis deutlich. Dadurch fühlt sich die Mutter ernst genommen und beteiligt. Als die Mutter sprachlos da sitzt, fragt die Therapeutin die Mutter nach ihrer **Meinung zu der Diagnose.** Sie geht akzeptierend und einfühlsam mit der emotionalen Reaktion der Mutter um.

> **Tipp**
>
> **Günstig in Diagnosegesprächen:**
> - Klare, den Eltern verständliche Sprache
> - Raum für Fragen der Eltern vorsehen
> - Eltern zu eigenen Beobachtungen und Einschätzungen fragen

8.5.6 Eltern mit behinderten Kindern

Nicht alle kindlichen Entwicklungsstörungen sind therapierbar. Teilweise erwächst der Verdacht auf eine **Behinderung** im Laufe der logopädischen Therapie, sodass die Logopädin den Anstoß zu einer genaueren entwicklungspsychologischen oder ärztlichen Diagnostik gibt. In diesen Fällen begleiten die Logopädinnen in Gesprächen mit den Eltern diese in ihrem **Bewältigungsprozess.**

Wenn die Eltern zum ersten Mal mit der Diagnose einer Behinderung konfrontiert sind, werden sie von **heftigen Emotionen** bedrängt: Unsicherheit, Angst, Trauer und Hilflosigkeit, aber auch Wut auf das Schicksal („Warum unser Kind?"). Die Aufgabe der Therapeutin besteht darin, die Eltern mithilfe der **klientenzentrierten Gesprächsführung** in diesem Prozess zu begleiten. Wichtig ist, die Bewältigungsform der Eltern zu respektieren. Auch wenn sie die Diagnose (zunächst) ablehnen, sollte diese Haltung akzeptiert werden, als ein Versuch mit der emotional belastenden Situation umzugehen.

Erst, wenn sich die ersten Emotionen gelegt haben, ist es sinnvoll, mit den Eltern **Perspektiven zu entwickeln,** sie in ihren elterlichen Kompetenzen zu stärken und **Förderungsmöglichkeiten** zu erarbeiten. Eine lösungsorientierte Haltung, wie sie in ▶ Abschn. 7.5, „Baustein: Lösungen finden" dargelegt wurde, fokussiert dazu auf die **Stärken und Fähigkeiten des Kindes** und die Ressourcen der Eltern. Bevor also nur von den Defiziten und deren Behandlung die Rede ist, stehen die positiven Fähigkeiten und Kompetenzen der Kinder sowie der Eltern im Mittelpunkt. Daran anknüpfend gilt es, die Entwicklungsbereiche zu fördern, in denen das Kind Probleme hat.

Tipp

Manche Eltern reagieren auf die Diagnose mit **übertriebenem Aktionismus** und bringen ihr Kind nun zu allen möglichen Therapeuten, Ärzten und Förderstellen. Das kann eine mögliche Form der **Bewältigung elterlicher Hilflosigkeit, Trauer oder Schuldgefühle** sein. Die Therapeutin sollte dies zunächst anerkennen, und die elterliche Sorge spiegeln. Im Anschluss daran sollte die Therapeutin die Eltern darauf aufmerksam machen, dass es sinnvoller ist, Schritt für Schritt vorzugehen und darauf zu achten, das **Kind nicht zu überfordern.**

▶ **Beispiel: Empfehlung genauerer Diagnostik**

Im Verlauf der ersten Therapiestunden wird der Therapeutin deutlich, dass Tom nicht nur sprachliche Probleme hat, sondern auch allgemein sehr langsam reagiert und feinmotorisch ungeschickt ist. Sie lädt die Eltern zu einem Gespräch ein, um ihnen (in Absprache mit dem behandelnden Arzt) eine genauere Diagnostik der kognitiven und motorischen Leistungen von Tom vorzuschlagen. Als sie den Eltern ihre Beobachtungen erzählt, rechtfertigen sie sich, dass sie die entsprechenden feinmotorischen Handlungen zu Hause nie geübt hätten, es sei kein Wunder, dass Tom sie nicht könne. Außerdem sei Tom häufig zu dem Termin der Therapie sehr müde, zu Hause sei er sehr viel lebendiger. ◀

▪▪ Problematische Gesprächsführung

Gegenüber den Rechtfertigungen der Eltern führt die Therapeutin wiederum Argumente für ihre Position an. Sie erzählt weitere Situationen, in denen Tom auffälliges Verhalten gezeigt hat **(Defizitorientierung).** Die Therapeutin merkt, dass ihre Empfehlung auf Widerstand stößt und deswegen erklärt sie ausführlich den normalen Entwicklungsstand eines Kindes in Toms Alter (**Überfluten mit Informationen**). Als die Eltern weiterhin bei ihrer reservierten ablehnenden Haltung bleiben, macht die Therapeutin deutlich, dass Tom, wenn eine Diagnostik ausbliebe, nicht die richtige Förderung erhalten würde. Das müssten dann aber die Eltern verantworten (**Druck ausüben**).

> **Tipp**
>
> **Ungünstig bei Verdacht auf Behinderung:**
> - Defizitorientierung
> - Überfluten mit Informationen
> - Druck ausüben

▪▪ Gelungene Gesprächsführung

Die Therapeutin akzeptiert die Haltung der Eltern (**Akzeptanz**), nimmt die Aussagen der Eltern ernst und fragt sie genauer nach ihren Beobachtungen: „Wo sehen Sie die Stärken ihres Kindes, wo sehen Sie noch Entwicklungsbedarf? (**Interesse für die Sichtweisen der Eltern**). Sie fasst die Äußerungen der Eltern zusammen und vergleicht sie mit ihren Beobachtungen (**Unterschiede und Gemeinsamkeiten zwischen den Sichtweisen der Eltern und den eigenen verdeutlichen**). Aufgrund der deutlich gewordenen Unterschiede und Gemeinsamkeiten bieten sich der Therapeutin zwei Möglichkeiten, je nachdem wie überzeugt sie von der Notwendigkeit einer diagnostischen Klärung ist (**Überprüfung der eigenen Sichtweise**) und wie sie die momentane Bereitschaft der Eltern zu einer solchen einschätzt (**Empathie für die Lage der Eltern**). So kann sie erläutern, dass es umso wichtiger ist, eine diagnostische Klärung vorzunehmen, um unabhängig von der Situation und den Beobachtern die Fähigkeiten und den Entwicklungsbedarf von Tom festzustellen. Oder sie kann mit den Eltern vereinbaren,

im nächsten Monat auf Toms Verhalten zu achten und dann noch einmal zu einem Gespräch zusammenzukommen (**Druck reduzieren und Zeit für Bewältigung lassen**).

> **Tipp**
>
> **Günstig bei Verdacht auf Behinderung:**
> - Akzeptanz der Haltung der Eltern
> - Interesse für die Sichtweise der Eltern
> - Unterschiede und Gemeinsamkeiten der Sicht der Eltern und der Einschätzung der Therapeutin verdeutlichen
> - Überprüfung der eigenen Sichtweise
> - Empathie für die Lage der Eltern
> - Druck reduzieren und Zeit für Bewältigung lassen

8.6 Grenzen der logopädischen Therapie

In diesem Kapitel geht es um Bereiche der Therapie, in denen die **logopädische Fachlichkeit an ihre Grenzen** stößt. Manchmal arbeiten Sprachtherapeutinnen mit schwer kranken oder vom Tode bedrohten Patienten oder mit Klienten, die psychische Probleme haben. In beiden Fällen ist eine logopädische Therapie hilfreich und wichtig, aber ein wesentlicher Aspekt der Beziehung zwischen Therapeutin und Klient reicht über diese hinaus. In diesem Zusammenhang ist es wichtig, dass die Logopädin die Grenzen des Therapieauftrages und die Grenzen der eigenen Kompetenzen kennt.

8.6.1 Umgang mit Krankheit und Tod

Im logopädischen Alltag kann die Therapeutin auch mit den Themen Leid und Tod konfrontiert werden. Einige Krankheiten, bei denen die Patienten unter anderem logopädisch betreut werden, können tödlich verlaufen. Die Behandlung dieser Patienten, z. B. Aids-Kranken, Patienten mit Krebs, neurodegenerativen Erkrankungen u. a., geht der Therapeutin häufig sehr nahe und macht eine Auseinandersetzung und das Überdenken der inneren Einstellung zu diesen Themen nötig. Die Gefahr in der Arbeit mit Patienten, die schwer krank sind, besteht in der **gemeinsamen Vermeidung der emotionalen Auseinandersetzung** mit der Krankheit. Die Therapeutin unterstützt unbewusst, aufgrund **eigener Ängste vor Krankheit und Tod,** die Abwehr des Patienten. In der Arbeit mit schwer kranken Patienten lässt sich häufig das Phänomen der **Aufspaltung der Ambivalenzen** erkennen. Die Therapeutin gerät in Versuchung, übertrieben optimistisch zu reagieren, wenn der Patient frustriert und depressiv ist. Die Therapeutin sollte, wenn sie merkt, dass sie für eine Seite der ambivalenten Gefühle Partei ergreift, auf ihre neutrale Haltung achten. Mithilfe von **zirkulären Fragen** kann sie über Personen aus dem sozialen Kontext des Klienten **andere Sichtweisen** einbringen: So könnte sie den Patienten fragen, wer in seiner Verwandtschaft eine optimistische Haltung vertritt und was denjenigen zu dieser optimistischen Haltung veranlasst.

Darüber hinaus ist die **Akzeptanz der Abwehrprozesse des Patienten,** (vgl. ▶ Abschn. 3.2, „Psychodynamik der Krankheitsverarbeitung"), als notwendiger, aber vorübergehender Schutz eine wichtige Grundhaltung der Therapeutin. Das bedeutet auch Toleranz gegenüber aggressiven oder depressiven emotionalen Reaktionen des Patienten. Die **depressiven Phasen** des Patienten sind jedoch zu unterscheiden von **Trauer,** die häufig hinter dem depressiven Gefühl von Leere und Antriebslosigkeit steht. Mithilfe der **klientenzentrierten Gesprächsführung** kann die Logopädin dem Klienten helfen, diese Gefühle wahrzunehmen.

> ▶ **Beispiel: Noch zwei Jahre**

Herr T. (55 Jahre) ist aufgrund einer Dysarthrie in logopädischer Therapie. In der zweiten Stunde meint er, von seinem Arzt habe er als Diagnose noch zwei Jahre zu leben bekommen, er wolle möglichst lange gut sprechen können, um seiner Frau nicht zur Last zu fallen. In dem weiteren Verlauf der Therapie ist Herr T. sehr engagiert und bemüht. Die Therapeutin muss ihn des Öfteren zu einer Pause überreden, wenn sie merkt, dass er an seine physischen Grenzen stößt. Die Therapien mit Herrn T. hinterlassen bei der Therapeutin ein Gefühl von Traurigkeit. ◀

■■ **Problematische Gesprächsführung**
Die Therapeutin ist ziemlich erschrocken über die Diagnose, lässt sich das aber nicht anmerken **(Überspielen von Unsicherheit).** Auf die Äußerung der Sorge, seiner Frau zur Last zu fallen, reagiert die Therapeutin mit der Betonung der Selbstständigkeit und des Engagements von Herrn T. und dass sie sich nicht vorstellen könne, dass er jemand zur Last fallen könnte **(Aufspalten von Ambivalenzen).** Anschließend geht sie schnell zur nächsten Übung über und erläutert Sinn und Zweck ihrer Vorgehensweise **(Ablenken durch Aktivität).** Das Gefühl von Traurigkeit zum Schluss der Therapiestunde versucht sie durch einen besonders fröhlichen und optimistischen Händedruck zu verscheuchen.

> **Tipp**
>
> **Ungünstig im Umgang mit Krankheit und Tod:**
> ▬ Überspielen von Unsicherheit
> ▬ Aufspalten von Ambivalenzen
> ▬ Ablenken durch Aktivität und Fröhlichkeit

▪▪ Gelungene Gesprächsführung

Die Therapeutin zeigt ihre Betroffenheit in Bezug auf die Diagnose: „Ich kann mir vorstellen, dass es nicht einfach war, diese Diagnose zu hören" (**eigene Betroffenheit ausdrücken**). Sie merkt, dass es dem Patienten schwerfällt, auf diese Äußerung einzugehen. Sie hakt nicht weiter nach, weil sie den Eindruck hat, das könnte zu viel sein für Herrn T. (**Abwehr respektieren**). Nachdem die Therapeutin mehrmals bei sich dieses diffuse Gefühl der Traurigkeit bemerkt hat (**eigene Gefühle wahrnehmen**) vermutet sie, dass sie ein abgewehrtes Gefühl von Herrn T. wahrnimmt. Sie entschließt sich, Herrn T. öfters die Möglichkeit zu geben, über seine Gefühle zu sprechen (**Räume für Gespräche anbieten**). Sie sagt zu ihm, als er wieder erschöpft ist, aber weitermachen will: „Es ist gar nicht so einfach für sie, mal Pause zu machen." Herr T. antwortet: „Es bleibt mir ja nicht mehr viel Zeit." Die Therapeutin spürt die Traurigkeit in der Stimme von Herrn T. (**Empathie**) und verbalisiert diese: „Das macht sie traurig..." (**Verbalisieren von Gefühlen**).

Tipp

Günstig im Umgang mit Krankheit und Tod:
- Eigene Betroffenheit ausdrücken
- Abwehr des Klienten respektieren
- Eigene Gefühle wahrnehmen
- Raum für Gespräche anbieten
- Empathisches Einfühlen und Verbalisieren von Gefühlen

❯ Wichtig

In der Arbeit mit schwer kranken Patienten gilt es, sehr **behutsam vorzugehen.** Fragen zu emotional belastenden Themen sollten nicht direkt gestellt werden, sondern lediglich **Angebote gemacht werden,** über Gefühle zu sprechen. Der Pati-

ent **kann so selbst entscheiden,** wann und in welchem Tempo er über seine Gefühle spricht.

8.6.2 Anregung von Psychotherapie oder Beratungsangeboten

Häufig wird Klienten in der logopädischen Therapie ein Rahmen geboten, in denen sie sich vielleicht zum ersten Mal in ihrem Leben mit sich selbst oder mit ihrer Beziehung zu anderen auseinandersetzen. Durch die verständnisvolle Haltung der Therapeutin entsteht ein Kontakt mit schwierigen Gefühlen, tauchen **alte Verletzungen** wieder auf und werden **Wünsche nach Gesprächen und nach Entlastung** aktiviert. Viele dieser Wünsche sind aufgrund ihrer Thematik oder ihrer Intensität im Rahmen der logopädischen Therapie nicht zu bearbeiten. Der Therapeutin bleibt die Aufgabe, diese Bedürfnisse ernst zu nehmen und gleichzeitig auf die **Grenzen der Logopädie** hinzuweisen.

Gegenüber diesen Klienten, die von sich aus großen Bedarf an weiterführenden Gesprächen äußern und die Anregung für eine Psychotherapie oder eine Beratung von der Logopädin gerne annehmen, ist die Gesprächsführung nicht schwierig. Es gilt lediglich darauf zu achten, dass sich die Klienten **nicht abgeschoben fühlen,** das gelingt am besten, indem die Empfehlung mit den fachlichen Grenzen der logopädischen Therapie begründet wird. Außerdem sollte die Logopädin Basiswissen über Beratungs- und Psychotherapieangebote besitzen, um den Klienten gute Anregungen zu geben.

Schwierige Situationen in der Gesprächsführung tauchen dann auf, wenn nicht der Klient, sondern die Logopädin im Laufe der Therapie zu der Meinung gekommen ist, der Klient benötige beratende oder psychotherapeutische Hilfen. Hier gibt es grundsätzlich zwei Möglichkeiten, die sich die Therapeutin vor dem Gespräch mit dem Klienten klar machen sollte:

- Macht die logopädische Therapie auch weiterhin Sinn, falls der Klient die Anregung zu einer Beratung/Therapie nicht annimmt?
- Oder ist eine logopädische Therapie ohne begleitende Beratung/Therapie zum Scheitern verurteilt, weil psychische oder soziale Probleme so massiv sind, dass eine sinnvolle logopädische Arbeit unmöglich wird?

> **▶ Beispiel: Sozialangst**

Herr B., ein 20-jähriger Klient, der wegen seines Stotterns in logopädischer Therapie ist, hat trotz mehrmaligen Anläufen keine der In-vivo-Übungen gemacht. In den Reflexionsgesprächen darüber findet er immer wieder Ausreden, warum er nicht gesprochen hat. Die Therapie stagniert, weil ohne In-vivo-Übung ein wichtiger Schritt in der Therapie nicht möglich ist. Da der Klient neben der Beziehung zu seiner Familie kaum soziale Kontakte hat, kommt die Therapeutin zu dem Entschluss, eine Psychotherapie anzuregen, damit der Klient dort seine Ängste in Beziehungen bearbeiten kann. Als die Logopädin das Thema Psychotherapie anspricht, reagiert der Klient ablehnend. ◀

■ ■ **Problematische Gesprächsführung**

Die Therapeutin reagiert auf das ausweichende Verhalten, indem sie dem Klienten noch einmal seine Kontaktprobleme verdeutlicht **(Defizitorientierung)** und meint, aus ihrer Sicht sei das eine tiefer gehende Problematik, die psychotherapeutisch bearbeitet werden müsste **(Pathologisierung)** und zwar am besten durch eine Verhaltenstherapie **(eindeutige Empfehlungen)**. Wenn er keine Therapie mache, dann müsse sie die logopädische Behandlung beenden **(unter Druck setzen)**.

> **Tipp**
>
> **Ungünstig bei Anregung von Beratung oder Psychotherapie:**
> - Defizitorientierung
> - Pathologisierung
> - Eindeutige Empfehlungen
> - Unter Druck setzen

■ ■ **Gelungene Gesprächsführung**

Die Therapeutin respektiert die ablehnende Reaktion des Klienten **(Akzeptanz)**. Sie überlegt sich, dass sie vielleicht etwas unvermittelt diesen Vorschlag gemacht hat und fragt nach, wie der Klient eigentlich die Fortschritte in der logopädischen Therapie beurteilt **(Metaebene: Zwischenbilanz der logopädischen Therapie)**. Als dieser meint, er könne mit den In-vivo-Arbeiten nichts anfangen, fragt die Therapeutin, was daran so schwierig für ihn ist **(Interesse an der Sichtweise des Klienten)**. Der Klient erläutert alle möglichen Gründe, warum es schwierig ist. Die Therapeutin, die schon oft versucht hat, lösungsorientiert an diesen Punkten zu arbeiten, meint, sie wisse an der Stelle nicht weiter **(Echtheit)**, ihre Möglichkeiten seien erschöpft. Sie merke zwar, wie schwer Herrn B. die In-vivo-Übungen fallen **(empathische Rückmeldung)**, aber sie könne ihm da nicht weiterhelfen. Für die logopädische Therapie seien jedoch die In-vivo-Übungen notwendig **(Deutlichmachen der fachlichen Grenzen)**. Der Klient ist überrascht und aufgefordert eigene Lösungsvorschläge zu bringen.

> **Tipp**
>
> **Günstig bei Anregung von Beratung oder Psychotherapie:**
> - Akzeptanz der Reaktion des Klienten
> - Zwischenbilanz der Beratung ziehen
> - Interesse an der Sichtweise des Klienten

- Echtheit und empathische Rückmeldung
- Deutlichmachen der fachlichen Grenzen

In Kürze

- Im Umgang **mit schwer kranken und vom Tode bedrohten Klienten** ist es sinnvoll, die eigene Betroffenheit auszudrücken, die Abwehr des Klienten zu respektieren und Raum für Gespräche anzubieten
- Mehren sich in der Sprachtherapie Hinweise auf **gravierende psychische Probleme,** ist es notwendig, die fachlichen Grenzen der Logopädie zu verdeutlichen und auf psychologische Beratungs- oder Therapieangebote hinzuweisen.

8.7 Therapieende

In diesem Kapitel geht es um die verschiedenen Themen, die mit dem Beenden der Therapie zusammenhängen. Zu **allen möglichen Variationen des Endes** sollen Hinweise gegeben werden. Eine Ausnahme machen die Therapieabbrüche, die bereits an anderer Stelle besprochen wurden.

8.7.1 Bilanz ziehen

In gewissen Abständen einer längeren logopädischen Therapie ist es sinnvoll, Bilanz zu ziehen:

- Was wurde bisher in der Therapie erreicht?
- Was sind weitere Ziele für die nächsten Termine?

Diese Fragen bieten sich auch in folgenden Situationen an:

- Der Klient möchte die Therapie beenden.

- Die Therapeutin ist der Meinung, das Therapieziel sei erreicht.
- Die Finanzierung der Therapie durch die Krankenkasse läuft aus.

> **Wichtig**
> Die Bilanzierung sollte rechtzeitig, d. h. einige Stunden vor dem Ende stattfinden, um noch Zeit zu haben, bestimmte offene Themen, die sich ergeben haben, zu bearbeiten.

▪▪ Bilanzierung der Veränderungen
Was hat sich seit Beginn der Therapie verändert? Um einen möglichst stimmigen Eindruck von der subjektiven Einschätzung des Klienten zu bekommen, bietet sich die Methodik der Skalierung an.

> **▶ Beispiel**
> „Angenommen, die Ziffer 1 steht dafür, wie ihre Stimme geklungen hat, als wir uns das erste Mal gesehen haben, und die Ziffer 10 steht dafür, wie es aussehen sollte am Ende der logopädischen Therapie, wo stehen Sie dann heute?" ◀

Fällt es dem Klienten schwer, eine klare Zahl zu benennen, ist es hilfreich, sich gemeinsam mit ihm an den Beginn der Therapie zu erinnern. Es sollten möglichst bildhafte Episoden vom Beginn der Therapie in Erinnerung gerufen werden („Erinnern sie sich noch an die Übung mit…"). Eventuell kann es auch hilfreich sein, nach Beobachtungen aus dem sozialen Umfeld des Klienten zu fragen.

> **▶ Beispiel**
> „Wenn ich Ihre Frau fragen würde, welche Veränderungen sie seit Beginn der Therapie bemerkt hat, was würde sie wohl sagen?" ◀

Nachdem der Klient seine Einschätzung abgegeben hat, gibt auch die Therapeutin eine Rückmeldung in Bezug auf das Erreichen des Therapieziels. Sie sollte jedoch ihre professionelle Aussage nicht in einem Punktwert auf einer Skala ausdrücken, weil sie sonst in Konflikt mit der Einschätzung des Klienten kommen kann.

▪▪ Ergebnisse der Bilanzierung

Im Folgenden sollen die **drei möglichen Ergebnisse** der Bilanzierung beschrieben und sinnvolle Möglichkeiten des Umgangs damit vorgeschlagen werden:

- Wenn der Klient sich für eine Zahl zwischen 8 und 10 entscheidet, kann man davon ausgehen, dass er mit dem Erreichten zufrieden ist. Wenn Therapeutin und Klient übereinstimmend die Therapieziele erreicht sehen, gilt es, ein Ende der Therapie einzuleiten und ein **Ziel für die verbleibenden letzten Termine zu formulieren.**
- Wenn der Klient sich noch weit von seinem Ziel entfernt sieht, aber die Therapeutin der Meinung ist, die Therapieziele seien erreicht, gilt es, mit dem Klienten über ein Ende zu verhandeln und mit den möglichen Widerständen gegen das Therapieende zu arbeiten.
- Wenn der Klient die Therapieziele als erreicht betrachtet, aber die Therapeutin noch Therapiebedarf sieht, ist es sinnvoll, die **Skala weiter zu differenzieren.** Die Therapeutin zerlegt das **Therapieziel in mehrere Teilziele** (entsprechend den verschiedenen therapierelevanten Aspekten der Sprachstörung), erläutert diese dem Klienten und fragt ihn, ob er noch weitere Teilziele ergänzen möchte. Zu jedem Teilziel malt sie eine Skala auf ein Blatt Papier und lässt den Klienten **für jeden einzelnen Aspekt einschätzen,** wo er sich zwischen 1 und 10 befindet. Eventuell ergibt sich so doch noch ein Therapieziel für den Klienten. Wenn nicht, sollte die Therapeutin die Entscheidung des Klienten respektieren. Nun geht es darum, den **Zeitpunkt für einen gemeinsamen Abschiedstermin** zu bestimmen.

▶ **Beispiel: Aufhören oder weitermachen?**

Ein Stimmpatient mit einer hyperfunktionellen Dysphonie hat zunächst eine Verordnung über 10 Therapiestunden vom Arzt erhalten. Nach 8 Stunden ist der Patient bereits sehr zufrieden, da sich seine stimmlichen Beschwerden und der Räusperzwang, der ihn am meisten gestört hat, sehr gebessert haben. Die Therapeutin gewinnt den Eindruck, er wolle die Therapie nach den 10 Stunden beenden. Sie selbst hält die Fortführung aufgrund bestehender hyperfunktioneller Symptome und zur Sicherung des Transfers für sehr wichtig. Deshalb zieht sie nach den 8 Stunden Bilanz, um den weiteren Therapiefortgang zu klären: Sie teilt die Therapieziele auf in:

- Empfundene Beeinträchtigung durch die Stimmproblematik,
- Missempfindungen,
- Stimmklang,
- Wahrgenommene körperliche Anspannung in stimmbelastenden Situationen,
- Transfer der Therapieinhalte in den Alltag.

Die ersten beiden Ziele bewertet der Patient mit jeweils 9 Punkten, er fühlt sich nicht mehr beeinträchtigt und es treten kaum noch Missempfindungen auf. Den Stimmklang bewertet er jedoch mit 6 (er nimmt selbst die gepressten und knarrenden Anteile wahr), die Anspannung benennt er mit 7 (manchmal treten noch Situationen mit deutlicher Anspannung auf) und den Transfer beurteilt er mit 5 (er kann die Inhalte teilweise in den Alltag integrieren). Daraus ergibt sich auch für den Patienten die Notwendigkeit der Fortführung der Stimmtherapie. ◀

8.7.2 Abschied

Der Abschied selbst ist für den Klienten auch ein Neubeginn. Er ist wieder für sich und seine Stimme, sein Sprechen oder

Schlucken allein verantwortlich. Abschiede können:

- verunsichernd wirken („Ich weiß nicht so recht, wie es ohne Therapie weitergeht!"),
- Angst machen („Vielleicht bekomme ich einen Rückfall"),
- Selbstbewusstsein und Zuversicht wecken („Jetzt habe ich es geschafft und kann mich wieder selbst um mich kümmern und mich anderen Dingen zuwenden").

Welche **Stimmung beim Abschied** vorherrscht, hängt natürlich hauptsächlich vom Klienten ab, aber auch von der **Haltung der Therapeutin.** Im Sinne des lösungs- und ressourcenorientierten Vorgehens empfehlen sich **zuversichtliche, stärkende Abschiedskommentare.**

> ▶ Beispiel

- „Ich möchte Ihnen zu Ihren Fortschritten gratulieren. Mich hat beeindruckt, wie sie Ihren eigenen Weg gegangen sind und wie motiviert und effektiv sie gearbeitet haben. Das wird Sie sicher auch in Zukunft stark machen."
- „Unsere Therapie geht zu Ende, aber ich bin sicher, dass Sie für sich einen Raum schaffen, in dem sie sich mit den Übungen, die wir hier gemacht haben, beschäftigen und für sich selbst und Ihre Ausdrucksfähigkeit, Ihre Stimme, usw. sorgen." ◀

Dabei ist weniger die Formulierung, sondern eher die Haltung der Therapeutin entscheidend. Wenn sie der Überzeugung ist, der **Klient findet seinen Weg** auch ohne ihre Unterstützung, dann wird der Klient das spüren. Natürlich ist es auch wichtig, auf eventuelle Zweifel, die der Klient äußert, einzugehen.

> ▶ Beispiel

„Angenommen, die Stimme wird wieder schlechter (oder: Sie vermeiden wieder mehr das Sprechen usw.), was können Sie dann tun?" ◀

Auch hier überträgt die Therapeutin dem Klienten die Kompetenz für sich zu entscheiden, was gut für ihn ist. Auf Wunsch kann sie ihm anbieten, jederzeit wieder einen Termin zu vereinbaren. Wenn es dem Klienten Sicherheit gibt, kann sie auch bereits zum Abschied einen **Kontrolltermin** in einiger Zeit (z. B. in 6 Monaten) ausmachen.

> **Tipp**
>
> Besonders deutlich wird die Emotionalität des Abschiedes in der **Therapie mit Kindern.** Das Therapieende sollte frühzeitig angekündigt werden. Bei kleinen Kindern kann man zur kindgerechten Gestaltung einen Bildkalender nutzen, in dem die **verbleibenden Therapietage** symbolisiert sind und nach und nach ausgemalt werden. Am letzten Termin darf das Kind dann den Kalender mitnehmen. Alternativ dazu ist auch ein gemeinsam gebastelter Gegenstand aus der letzten Therapiestunde zum Mitnehmen geeignet.

Die letzte Therapiestunde sollte bei Kindern wie Erwachsenen keine „normale" Stunde sein, sondern zum **Rückblick auf die Therapie** einladen. Auch bei Erwachsenen ist es sinnvoll, eine **symbolische Erinnerung an die Therapie** mitzugeben. Das kann eine Liste von Übungen sein oder, etwas persönlicher, eine Postkarte mit einem Sinnspruch, der zu Schlüsselszenen aus der Therapie passt.

> ▶ Beispiel: Therapieende
>
> Eine jugendliche Patientin mit einem Sigmatismus lateralis kommt zur letzten Therapiestunde. Das Ende der Therapie haben Patientin und Therapeutin bereits vor 4 Therapiestunden vereinbart. Zunächst hören sie nochmals die Tonaufnahme vom Therapiebeginn, dann eine aktuelle Aufnahme an. Die Therapeutin fasst nochmals die Fort-

schritte und den Erfolg der Therapie zusammen. Auch wenn die Patientin noch nicht bei allen Lauten das korrekte Lautbildungsmuster anwendet, und deshalb etwas unsicher ist, macht die Therapeutin deutlich, dass dies für den Transfer ausreicht und sie sicher ist, dass die Patientin nun die Übernahme in die Spontansprache gut eigenverantwortlich übernehmen kann. Sie hebt hervor, wie engagiert die Patientin in der Therapie war und gibt ihr zum Abschied eine Textsammlung mit, weil sie die Texte mit verteilten Rollen gemeinsam gelesen und dabei viel gelacht haben. ◄

8.7.3 Widerstände gegen das Ende der Therapie

Es gibt Therapien, die kommen nicht zum Ende, weil entweder die Therapeutin oder der Klient keinen Anlass sehen, die Therapie zu beenden.

■■ **Widerstände aufseiten der Therapeutin**
Manche Therapien scheinen kein Ende zu finden. Solange von außen keine Grenzen gesetzt werden, z. B. indem der Klient abbricht oder die Krankenkasse nicht mehr zahlt, lässt die Therapeutin die Therapie weiterlaufen.

> **Tipp**
>
> Wichtigste **Reflexionsfragen für die Therapeutin** sind in solchen „Endlostherapien":
> - Erfülle ich noch einen logopädischen Auftrag?
> - Oder sind es andere Faktoren, die mich dazu bringen die Therapie fortzuführen?

Diese **Faktoren** können sein:
- eine angenehme, wenig anstrengende Therapie mit einem sympathischen Klienten,

- ein Kind, dass in schwierigen sozialen Verhältnissen lebt oder dessen Mutter wenig liebevoll ist, dem die Logopädin wenigstens eine schöne Stunde in der Woche geben möchte,
- Therapeutischer Perfektionismus, der auch noch den letzten Schritt von 9 auf 10 in der Therapieziel-Skala schaffen möchte,
- Angst vor der Reaktion des Klienten oder ein Schuldgefühl gegenüber dem Klienten, wenn man die Therapie beendet.

> **Tipp**
>
> **Anregung zur Selbstreflexion:**
> - Habe ich so **anstrengende Therapien,** dass ich Stunden zum Ausruhen brauche und dazu Klienten länger als nötig halte?
> - Neige ich zur **Konkurrenz mit Müttern** oder habe ich Beschützerimpulse gegenüber Kindern in der Therapie?
> - Bin ich sehr **ehrgeizig** in Bezug auf meine Therapieziele?
> - Habe ich ein **schlechtes Gewissen,** wenn ich mit einem Klienten das Ende der Therapie anspreche?

Die Therapeutin ist nicht für die vollständige Heilung und auch nicht für die restlose Symptomfreiheit des Klienten verantwortlich. Sie bietet professionelle Informationen und Hilfestellungen an, die der Klient auf seine Art und Weise nutzt. Sehr wohl bezieht sich die professionelle Verantwortung jedoch darauf, den Klienten nicht länger als nötig in Abhängigkeit der Therapie zu halten. Mögliche **Hintergründe** für die „Verzögerungstaktik" der Therapeutin in Bezug auf das Beenden der Therapie werden im ► Kap. 10, „Selbstsorge der Therapeutin", thematisiert und diese Problematik sollte auch im Rahmen von Inter- bzw. Supervision aufgegriffen werden.

8

> **Wichtig**
>
> Im Sinne der **Ressourcenorientierung** und der Stärkung der **Selbstheilungskräfte** des Klienten sollte die Therapie nur so lange stattfinden, wie sie **sprachtherapeutisch begründet** ist. Manchmal scheint es der Therapeutin verantwortungslos, eine Therapie zu beenden, wenn der **Klient in großem Maße bedürftig** ist, jedoch nicht im Sinne einer logopädischen Behandlung, sondern z. B. weil er sehr einsam ist und wenig soziale Kontakte außer der Logopädin hat (häufig bei älteren Klienten), oder weil sich im Rahmen der Logopädie eine Art „Psychotherapie-Ersatz" oder ein „Erziehungsberatungsersatz" etabliert hat. In solchen Fällen ist es ratsam, diese Ersatzfunktion der logopädischen Therapie offen anzusprechen und mit den Klienten **Alternativen zur logopädischen Therapie** zu entwickeln.

■ ■ **Widerstände aufseiten des Klienten**

Es gibt auch **Situationen, in denen der Klient die Therapie nicht beenden möchte,** obwohl die Therapeutin der Meinung ist, fachlich gäbe es keine Indikation mehr für eine Therapie. Dann ist es sinnvoll, den Klienten nach seinen **konkreten Zielen** zu fragen. Neben der bereits oben beschriebenen Skalierung bieten sich auch Fragen nach dem **hypothetischen Ende der Therapie** an:

> ▶ **Beispiel**
>
> — „Wie oft müssten wir uns noch treffen, bis Sie das Gefühl haben ohne Logopädie auszukommen? Was ist dann anders als heute?"
> — „Angenommen aus irgendeinem Grund wäre das heute unsere letzte Stunde. Was würden Sie tun, um die logopädische Therapie zu ersetzen?" ◀

Mithilfe dieser Fragen ist es möglich, die **Motivation des Klienten** zu verstehen und gegebenenfalls die Therapie mit neuem Ziel fortzusetzen oder dem Klienten Anregungen

zu alternativen Möglichkeiten (Psychotherapie, Beratung, Selbsthilfegruppe) zu geben.

> ▶ **Beispiel: Eine unendliche Geschichte**
>
> Eine ältere Stimmpatientin mit einer beidseitigen Rekurrensparese kommt bereits sehr lange zur logopädischen Therapie. Die Patientin ist sehr einsam und die Stimmtherapie inzwischen zum festen Bestandteil ihrer wöchentlichen Aktivitäten geworden. Der Stimmklang hat sich zwar soweit gebessert, dass die Patientin wieder einkaufen, telefonieren und sich mit Bekannten unterhalten kann, ist aber immer noch sehr heiser und bereits nach kurzer Zeit empfindet die Patientin eine starke Belastung. Diese Symptome besserten sich auch nach intensiver Therapie nicht mehr wesentlich. Gleichzeitig begründet sie mit der verbleibenden Restsymptomatik ihren weiteren Therapiebedarf, da sie die Logopädiestunden, in denen sie Zuwendung erfährt, nicht missen möchte. Viele Gespräche, in denen die Therapeutin erklärt, dass eine weitere Verbesserung des Stimmklanges und der Stimmsymptomatik durch die Therapie nicht mehr anzunehmen sind, wehrt die Patientin ab. Sie sagt, dass wisse sie, aber sie brauche wöchentliches Training, damit der Stand, wie er jetzt ist, erhalten bliebe. Dieses Training könne sie nicht selbst und ohne Anleitung durchführen. ◀

■ ■ **Gelungene Gesprächsführung**

Die Therapeutin ist sich darüber im Klaren, dass die Therapie so nicht mehr ihrem logopädischen Auftrag entspricht, und mit dieser innerlich eindeutigen Haltung spricht sie das Thema nochmals an **(klare eigene Position).** Sie fragt die Patientin, was sie statt der Therapie tun würde, wenn diese aus irgendeinem Grund beendet wäre **(hypothetische Frage zum Ende der Therapie).** Die Patientin antwortet, sie würde die Therapie durch nichts ersetzen, dann würde sie eben einen weiteren Nachmittag alleine zu Hause verbringen und keiner würde sich dafür interessieren. Die Therapeutin greift die Äußerung auf, sie kann gut verstehen, dass die Therapie dann sehr wichtig wird, weil sie dort auch einen sozialen Kontakt hat **(Empathie)**. Daran anschließend versucht sie mithilfe des lösungsorientierten Vorgehens aus der Klage um die Einsamkeit ein positives Ziel mit der Klientin zu erarbeiten **(lösungsorientiertes Vorgehen)** und Perspektiven für die ersten Schritte zum Ziel zu entwickeln, z. B. die Anregung von Seniorengymnastik, als Kontaktort und Entspannungsmöglichkeit im Sinne der Stimmhygiene **(Alternativen zur Therapie entwickeln)**.

> **Tipp**
>
> **Günstig bei Widerständen gegen das Therapieende:**
> - Klarheit in eigener Position
> - Hypothetische Frage zum Ende der Therapie
> - Empathie
> - Lösungsorientiertes Vorgehen
> - Alternativen zur Sprachtherapie entwickeln

In Kürze
- Wenn die Frage nach dem Ende der Therapie auftaucht, ist es sinnvoll, **Bilanz** zu **ziehen:**
- Was hat sich seit Beginn der Therapie verändert?
- Gibt es aktuell noch Therapieziele?
- Zum Abschied formuliert die Therapeutin einen **zuversichtlichen, ressourcenorientierten Abschlusskommentar** und gibt dem Klienten eine **symbolische Erinnerung** an die Therapie mit auf den Weg.
- Wichtig bei Verzögerung des Abschiedes und bei „Endlostherapien" ist die **Klärung des logopädischen Auftrages** und gegebenenfalls die **Befreiung des Klienten aus der Abhängigkeit** von der logopädischen Therapie.

Literatur

Bachmair S, Faber I, Henning C, Kolb R, Willig W (2014) Beraten will gelernt sein. Ein praktisches Lehrbuch für Anfänger und Fortgeschrittene. Beltz, Weinheim

Boll C, Müller D und Schüller S (2022) Zementiertes Rollenverhalten in der Fürsorge für Kinder, trotz Pandemie – Eine Herausforderung für die Familien- und Gleichstellungspolitik, ifo Schnelldienst 10, 75. Jahrgang

Buschmann (2017) Das Heidelberger Elterntraining zur frühen Sprachförderung. Trainermanual, 3. Aufl. Elsevier, München

Delfos MF (2015a) "Sag mir mal" Gesprächsführung mit Kindern. 4–12 Jahre, 10 Aufl. Beltz, Weinheim

Delfos MF (2015b) „Wie meinst du das?" Gesprächsführung mit Jugendlichen. 13–18 Jahre, 6. Aufl. Beltz, Weinheim

Dietz SA, Gaymann S (2022) Ich bin Mari. arsEdition, München

Gordon T (2022) Familienkonferenz. Die Lösung von Konflikten zwischen Eltern und Kind. Heyne, München

Hammer S (2022) Stimmtherapie mit Erwachsenen. Therapie und Praxis für Ausbildung, Studium und Lehre. 7. Aufl. In: Wanke M, Weber S (Hrsg) Praxiswissen Logopädie. Springer, Heidelberg, New York

Hering J (2017) Kindheit im Bilderbuch. Eine Zeitreise. In: Bonacker M, Hering J (Hrsg) Huckepack. Wie Bilderbücher stark machen. Das Netz, Weimar

Holler I (2016) Trainingsbuch Gewaltfreie Kommunikation. Abwechslungsreiche Übungen für Selbststudium und Seminare. 8. überarb. u erw. Aufl. Junfermann, Paderborn

Hout van M (2012) Heute bin ich. Aracari, Zürich

Kirkman R, Scott J (2003) Baby Blues- Tage des Terrors, 2. Aufl. Achterbahn GmbH, Kiel

Kitzing von C (2017) Ich bin jetzt… glücklich, wütend, stark. Carlsen, Hamburg

Kölln D, Pallasch W (2020) Pädagogisches Gesprächstraining. Lern- und Trainingsprogramm zur Vermittlungpädagogisch-therapeutischer Gesprächs- und Beratungskompetenzen, 10. Aufl., Beltz Juventa in der Verlagsgruppe Beltz, Weinheim, Basel

Labor Ateliergemeinschaft (2022) Ich so Du so. Alles super normal. Beltz & Gelberg, Weinheim, Basel

Leitner B (2011) Mit Kindern reden – Verbindliche Kommunikation mit den Jüngsten. ▶ https://www.kita-fachtexte.de/fileadmin/Redaktion/Publikationen/FT_leitner_2011.pdf. Zugegriffen: 23. März 2023

Limm H, Suchodoletz W (1998) Belastungserleben von Müttern sprachentwicklungsgestörter Kinder. Prax Kinderpsychol Kinderpsychiatr 47:541–551

8

Mille M, Bohnstedt A (2019) Echte Freunde. Herder, Freiburg i. Breisgau

Möller D, Spreen-Rauscher M (2009) Frühe Sprachintervention mit Eltern: Schritte in den Dialog. In: Schrey-Dern D, Springer L (Hrsg) Forum Logopädie. Thieme, Stuttgart, New York

Most N, Kunstreich P (2022) Wenn die Ziege schwimmen lernt. Beltz & Gelberg, Weinheim, Basel

Ochsenkühn C, Frauer C, Thiel MM (2014) Stottern bei Kindern und Jugendlichen. Bausteine einer mehrdimensionalen Therapie. In: Thiel MM, Frauer C, Weber S (Hrsg) Praxiswissen Logopädie. Springer, Heidelberg, New York

Remsperger (2011) Sensitive Responsivität. Zur Qualität pädagogischen Handelns im Kindergarten. VS, Wiesbaden

Remsperger-Kehm (2022) Beziehungen und Interaktionen gestalten. In: Neuß N, Kähler S (Hrsg) Grundwissen Kindheitspädagogik. Eine Einführung in Perspektiven, Begriffe und Handlungsfelder. Verlag an der Ruhr, Mülheim

Rogers, (2001) Die nicht-direktive Beratung, 10. Aufl. Fischer, Frankfurt/Main

Rogers, (2012) Die klientenzentrierte Gesprächspsychotherapie, 22. Aufl. Fischer, Frankfurt/Main

Rosenberg MB (2012) Konflikte lösen durch Gewaltfreie Kommunikation. Ein Gespräch mit Gabriele Seils, 5. Aufl. Herder, Freiburg

Rosenberg MB (2015) Kinder einfühlend ins Leben begleiten. Elternschaft im Licht der Gewaltfreien Kommunikation. Junfermann, Paderborn

Schmidt D, Schmidt B (2009) Kamfu mir helfen? Antje Kunstmann, München

Schneewind KA (2018) Familienpsychologie 4, überarb. Kohlhammer, Stuttgart

Schneider P, Schartmann G (2009) Was ist ein U-U-Uhu? Natke, Neuss

Schopf S, Tophoven M (2011) Mit dem spielen wir nicht! Annette Beltz, Wien

Schubert I, Schubert D (2019) Irma hat so große Füße. Sauerländer, Mannheim

Scott J, Smith S (2021) Ich bin wie der Fluss. Aladin, Stuttgart

Stelter M (2014) Fritzi und Wolle. Demosthenes, Köln

Thurmair M, Nagl M (2010) Praxis der Frühförderung. Einführung in ein interdisziplinäres Arbeitsfeld. Reinhardt, München Basel

Warnke A (1989) Das Gespräch zwischen Therapeut und Eltern in der Frühförderung des behinderten Kindes. In: Speck O, Warnke A (Hrsg) Frühförderung mit den Eltern. Reinhardt, München, Basel

Wedewardt L (2022) Wörterzauber statt Sprachgewalt. Achtsam sprechen mit Kindern. Herder, Freiburg

Weinrich M, Zehner H (2017) Phonetische und phonologische Störungen bei Kindern. Aussprachetherapie in Bewegung. In: Thiel MM, Frauer C, Weber S, Wanke M (Hrsg) Praxiswissen Logopädie. Springer, Heidelberg, New York

Weniger B, Tharlet E (2008) Einer für alle- Alle für Einen. Michael Neugebauer Edition, Kiel

Beratung und Gesprächsführung in Gruppen

Inhaltsverzeichnis

Gruppen leiten ist eine Fertigkeit, die nur selten in der logopädischen Ausbildung gelernt wird. So besteht die Anleitung von Gruppen im Rahmen der Sprachtherapie meist aus einem „Learning by doing" für die Therapeutinnen. Dieser intuitiven Form der Aneignung von Kompetenzen zur Gruppenleitung sollen in diesem Kapitel die theoretischen und praktischen Grundlagen für das Leiten und Moderieren von themenbezogenen Gruppen zur Seite gestellt werden.

9.1 Grundlagen der Gruppenarbeit

Nach einer kurzen Einführung in die TZI werden Hinweise gegeben, auf was Leiter und Leiterinnen von Gruppen achten müssen. Mögliche Konflikte und Lösungen werden skizziert.

9.1.1 Themenzentrierte Interaktion (TZI)

Das Konzept der themenzentrierten Interaktion (TZI) geht zurück auf die Psychoanalytikerin Ruth Cohn (2008). Sie war unzufrieden mit dem Setting der Einzeltherapie und arbeitete mit Gruppenpsychotherapie und Gruppenselbsterfahrung und entwickelte den Begriff „Themenzentrierung". Er weist darauf hin, dass in den Selbsterfahrungsgruppen der erste zentrale Schritt in der Aufgabe besteht, ein **gemeinsames Thema** zu finden.

Der Ansatz der TZI ist auch für **angeleitete Gruppen im logopädischen Kontext** von Bedeutung. Hier ist zwar ein Thema vorgegeben, z. B. „Verbesserung der Kommunikationsfähigkeit" oder „Umgang mit der Stottersymptomatik", aber die Art und Weise, wie dieses Thema von den Gruppenmitgliedern aufgegriffen und gestaltet wird, bestimmt der **Gruppenprozess**. Neben dem THEMA spielen die Begriffe ICH, WIR

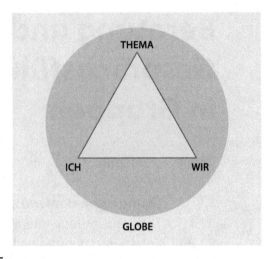

▣ **Abb. 9.1**   Themenzentrierte Interaktion

und GLOBE eine wichtige Rolle in dem Gruppenprozess nach TZI (▣ Abb. 9.1).

- **THEMA** symbolisiert die Gesprächsinhalte, über die gesprochen wird. Bei Arbeitsgruppen (z. B. Team einer Logopädiepraxis) ist die Arbeitsaufgabe das THEMA der Gruppe.
- **ICH** symbolisiert die einzelnen Individuen, die Gruppenteilnehmer mit ihren unterschiedlichen Wünschen, Fähigkeiten und Grenzen.
- **WIR** steht für die Dynamik in der Interaktion der einzelnen Individuen; also die Art und Weise, wie die einzelnen Teilnehmer ihre Beziehungen gestalten (z. B. distanziert, konkurrierend oder unterstützend).
- **GLOBE** steht für die Rahmenbedingungen, in denen die Gruppe stattfindet (z. B. die Organisation der Institution, die Räume, das Wetter usw.).

> **Wichtig**
> Idealerweise sind die **drei Faktoren** (ICH, WIR, THEMA) **in einer Balance:** Im Gruppenprozess werden alle drei Faktoren gleichermaßen berücksichtigt.

Wenn eine Seite des Dreiecks **vernachlässigt wird, gerät die** Balance durcheinander, es entsteht eine **Störung im Gruppenprozess.** Beispielsweise kann es passieren, dass die Mehrheit der Gruppe voller Eifer an einem Thema arbeitet, aber ein Teil der Gruppe sich nicht beteiligt, weil er mit etwas anderem beschäftigt ist.

Das „aus der Balance geraten" ist wichtig für **lebendige Entwicklung und Veränderung.** Es gehört zum Gruppenprozess dazu. Die entscheidende Frage ist, wie die Gruppe mit solchen Störungen umgeht. Folgt sie dem **TZI-Leitsatz: „Jeder Einzelne sollte sich im Thema wiederfinden",** dann wird sich eine Diskussion über das Thema entwickeln, bis das Thema für alle wieder stimmig ist und sich alle daran beteiligen. Damit ist die Störung behoben, die Balance wiederhergestellt.

> **Wichtig**
> - Eine Gruppe ist dann **arbeitsfähig,** wenn die Balance zwischen den Bedürfnissen der Einzelnen (ICH), der Ebene der gemeinsamen Gruppeninteraktion (WIR) und der Aufgabe der Gruppe (THEMA) gewährleistet ist.
> - Zu **Störungen** kommt es, wenn ein Aspekt vernachlässigt wird oder übermäßig viel Gewicht bekommt.

9.1.2 Kommunikationsregeln in Gruppen

Im Folgenden sollen einige Regeln für die Kommunikation in Gruppen beschrieben werden, die sich aus der Sicht der TZI bewährt haben und zur **Arbeitsfähigkeit der Gruppe** beitragen. Diese Kommunikationsregeln haben zum Ziel, das **Bewusstsein der Teilnehmer** für ihr eigenes Erleben, ihre eigenen Bedürfnisse zu stärken, denn allzu häufig ist diese eigene **Spontanität und Lebendigkeit** unter moralischen oder normativen Haltungen verborgen („Pflicht geht vor Lust", „Sei nicht so egoistisch", „Was sollen die Anderen denken").

> **Tipp**
>
> **Regel 1: Sei dein eigener Sprecher.**
> Schau nach innen, schau nach außen und entscheide dich dann.

Jeder Teilnehmer einer Gruppe ist für sich selbst verantwortlich. Er kann nicht erwarten, dass andere seine Bedürfnisse erraten oder andere seine Position vertreten. Es ist also wichtig, **die eigenen Bedürfnisse** (ICH) wahrzunehmen („Schau nach innen"). Diese Bedürfnisse sollen jedoch nicht sofort „hinausposaunt", sondern **angemessen an die momentane Situation** der Gruppe (WIR) formuliert werden („Schau nach außen"). Von den Teilnehmern wird also ein **bewusstes Steuern zwischen Eigenständigkeit und Verbundenheit,** zwischen Ich und Du, zwischen Gefühl und Verstand gewünscht.

> **Tipp**
>
> **Regel 2: Störungen haben Vorrang.**
> Unterbrich das Geschehen, wenn Du nicht wirklich teilnehmen kannst, wenn du gelangweilt, ärgerlich oder in einer anderen Form unkonzentriert und abgelenkt bist.

Ursachen für Störungen können Langeweile sein, ein zu schnelles Tempo, dem man nicht folgen kann (THEMA) oder auch eine konkurrierende Atmosphäre in der Gruppe, die sich darin auswirkt, dass keiner etwas Falsches sagen möchte (WIR) oder auch Kopfschmerzen wegen Übermüdung und zu wenig Pausen (ICH).

Die Erkenntnis der TZI ist, dass sich Störungen von Einzelnen, wenn sie übergangen werden, auf alle auswirken. Beispielsweise werden bald auch andere Kopfschmerzen bekommen oder aus dem Prozess aussteigen, wenn keine Pause gemacht wird. Das **Aussprechen von Störungen fördert den Prozess** und macht die Gruppe wieder arbeitsfähig. Es ist wichtig, Unzufriedenheiten möglichst schnell auszusprechen, ansonsten werden sie weiter wachsen.

> **Tipp**
>
> **Regel 3: Beachte die Signale deines Körpers!**

Störungen wirken sich zunächst körperlich aus. Teilnehmer fühlen sich müde, verkrampfen sich, bekommen Kopfschmerzen oder werden unruhig. Das alles sind Signale für Störungen, die ernst genommen werden sollen.

> **Tipp**
>
> **Regel 4: Vertrete dich selbst in deinen Aussagen.**
> Sprich per „Ich" und nicht per „Wir" oder „man".

Man/Wir-Sätze haben etwas Verallgemeinerndes und Abstraktes und oft auch etwas Vereinnahmendes: Sie suggerieren, dass nicht nur der Sprecher dieser Meinung ist, sondern alle Teilnehmer. Ich-Sätze sind konkreter und lebendiger, dadurch zeigen die Teilnehmer etwas von sich.

■■ Feedback-Regeln

Für eine gute Zusammenarbeit in Gruppen ist es darüber hinaus notwendig, sich gegenseitig Rückmeldung zu geben.

> ❯ **Wichtig**
> **Feedback** hilft, die **Selbstwahrnehmung** der einzelnen Gruppenmitglieder mit

der **Wahrnehmung der anderen** zu vergleichen.

Daraus kann man lernen und „blinde Flecken" in der Selbstwahrnehmung werden seltener. Feedback stützt und fördert **positive Verhaltensweisen in der Gruppe,** da diese anerkannt werden und durch das Feedback bestätigt werden. Feedback korrigiert problematische Verhaltensweisen und verbessert das **Gruppenklima,** weil es das gegenseitige Verständnis fördert. Es sind **einige Kriterien zu beachten,** die ein Feedback erfüllen sollte:

- **beschreibend** und wertschätzend (also nicht bewerten, interpretieren oder Motive suchen),
- **konkret** (möglichst genau und nicht allgemein),
- **brauchbar** (die Bedürfnisse der anderen Person sollen berücksichtigt werden, Feedback soll sich auf Verhaltensweisen beziehen, die veränderbar sind),
- **aktuell** (Feedback soll sich auf eine aktuelle Situation beziehen).

Der **Empfänger,** der Feedback erhält, hört genau zu und fragt nach, wenn er etwas nicht versteht.

> ❯ **Wichtig**
> Es ist sinnvoll, sich für die Rückmeldung zu **bedanken.**

Ist es ein **kritisches Feedback,** hält sich der Empfänger mit Gegenargumenten und Erklärungen zurück. Es gilt, das Feedback erst mal **auf sich wirken zu lassen** und ggf. später noch einmal darüber zu sprechen.

9.1.3 Die Rolle der Gruppenleiterin

Die Leiterin hat eine zweifache Aufgabe. Sie unterstützt die **Gruppe in ihrer Entwicklung,** also in ihrer Balance von ICH und

WIR und in der **Arbeit an der Aufgabe,** dem THEMA. Leitung hat also eine gruppendynamische und eine inhaltliche Funktion.

Darüber hinaus ist die Leiterin ein wichtiges **Modell für das Verhalten der Gruppenteilnehmer.** In dem Maße, wie sie ihre Gedanken und Gefühle der Gruppe mitteilt, werden sich auch die Gruppenteilnehmer öffnen. Wichtig ist, dass die Leiterin nicht nur „gute" Gedanken und Gefühle äußert, sondern auch mal ihre Langeweile anspricht, wenn die Gruppe energielos ist, oder ihre gereizte Stimmung, wenn sie kurz vor Beginn der Gruppe ein schwieriges Gespräch hatte und dieses immer noch nachwirkt. Diese **ausgewählte Offenheit** orientiert sich daran, was gerade für den Prozess, das Thema oder die Teilnehmer förderlich ist. Die Leiterin ist also verantwortlich für:

- die Klärung der inhaltlichen **Lernziele** (THEMA) der Gruppe, für das Erreichen in der vorhandenen Zeit und dafür, dass die Gruppe aktiv ihre Lernziele anstrebt,
- den einzelnen **Teilnehmer** (ICH) und dessen Entwicklung in der Gruppe, in dem Maße, wie er dazu selber noch nicht imstande ist,
- die **Dynamik des Gruppengeschehens** (WIR), um offene Interaktion und Kommunikation zu ermöglichen,
- die Berücksichtigung der Realität der Umwelt (GLOBE),
- sich selbst und ihre Fähigkeiten und Grenzen.

Wie kann die Leiterin dieser Verantwortung gerecht werden? Im Folgenden sollen einige Beispiele für **hilfreiches Leiterverhalten** skizziert werden.

▪▪ Hilfreiches Leiterverhalten
Struktur anbieten
Offene Gruppenprozesse verunsichern und machen Angst. Deswegen ist es notwendig, dass die Leiterin den Gruppenprozess strukturiert. Das kann erfolgen durch:

- Information über den Ablauf (Flipchart),
- strukturierende Interventionen („Gibt es noch Fragen?" „Wir kommen jetzt zum nächsten Thema"),
- klare Zeitbegrenzung und Pausenregelungen.

Gruppenatmosphäre verbalisieren
Wenn „etwas in der Luft liegt", aber nicht ausgesprochen wird, kann das die Lebendigkeit und Offenheit der Gruppe blockieren. Die Leiterin kann in einer solchen Situation die Stimmung, die sie wahrnimmt, verbalisieren:

- „Ich habe den Eindruck, es ist gerade sehr zäh. Geht es Ihnen auch so?"
- „Einige von Ihnen sind sehr still, was beschäftigt Sie denn?"

Wichtig ist, dabei **keinen Druck auszuüben,** sondern die eigene Neugier und **echtes Interesse** in Bezug auf die Wahrnehmung der Teilnehmer spürbar zu machen.

Übertragungsmuster durchbrechen
In Gruppen gibt es das Phänomen der unbewussten Übertragung eigener Erfahrungen mit Autoritäten (Eltern, Lehrer usw.) auf die Leiterin. Vor allem negative Übertragungen (z. B. „strenge Mutter/Vater") und die damit verbundenen Gefühle (z. B. „Angst wegen Fehlern ausgeschimpft zu werden") können die reale aktuelle Beziehung soweit überlagern, dass die Leiterin nicht mehr als hilfreich wahrgenommen wird. Die Leiterin kann Übertragungen auf sich vermeiden oder abbauen, indem sie **sich als Person zeigt,** bei einzelnen Übungen mitmacht, ihre Gefühle und Gedanken äußert.

Unterschiede wertschätzen
Konflikte zwischen Teilnehmern entstehen häufig durch fehlende Akzeptanz verschiedener Wertmaßstäbe und durch unterschiedliche Wahrnehmungen und emotionale Reaktionen. Meist herrscht in

Gruppen ein **starker Harmoniedruck,** es entwickeln sich **unausgesprochene Gruppennormen.** Die Aufgabe der Leiterin ist es deutlich zu machen, dass es Unterschiede gibt, die sich nicht verändern lassen und ihre **Produktivität für die Gruppe** hervorzuheben.

> **Wichtig**
> Durch die Vielzahl unterschiedlicher Sichtweisen und Fertigkeiten gewinnt die Gruppe an Kompetenz.

Neben diesen hilfreichen Verhaltensweisen gibt es aber auch Gefahren und Fallen in der Leitung von Gruppen, im Folgenden einige Beispiele für problematisches Leiterverhalten.

▪▪ Problematisches Leiterverhalten
Narzisstischer Missbrauch
Leiterinnen von Gruppen sind mehr noch als Therapeutinnen in einer Einzelsituation gefährdet, die Gruppenteilnehmer als **Spiegel für ihre Geltungsbedürfnisse** zu missbrauchen. Die Position der Gruppenleiterin fühlt sich mächtig an und kann durch Übertragungsmuster (Leiter/in als „gute Mutter" oder „strenger Vater") der Teilnehmer stark aufgeladen sein.

Harmonisieren von Konflikten
Häufig neigen Gruppen dazu, interne Konflikte zu überdecken, indem ein **„Feind" im Außen** gesucht wird. Der Kampf gegen den äußeren „Feind" dient dann dem **internen Zusammenhalt.** Eine ähnliche Funktion kann auch ein „Sündenbock" oder „Außenseiter" in der Gruppe einnehmen. Die Leiterin muss gegenüber solchen Tendenzen neutral bleiben. Sie muss der Versuchung widerstehen, sich der Gruppenideologie anzuschließen, auch mit der Gefahr, dass sie zeitweise selbst zum „Feind" gemacht wird.

Einsames Arbeiten
Die Problematik der Leiterin, die alleine arbeitet, besteht darin, dass es **wenig Korrek-**

turmöglichkeiten in Bezug auf die eigene Haltung gibt, blinde Flecken bleiben blind. Leiterinnen sollten sich deshalb regelmäßig von den Gruppenteilnehmern ein **Feedback einholen.**

Außerdem sind kollegiale Gespräche oder Supervision zu den Gruppenprozessen hilfreich. Am besten ist es natürlich, wenn die Gruppe zu zweit geleitet wird.

> **Tipp**
>
> **Selbstsorge als Leiterin.** Auch für die Leiterin gelten die **Kommunikationsregeln** (▶ Abschn. 9.1.2, „Kommunikationsregeln in Gruppen"), auch sie sollte auf ihre Körpersignale achten usw. In diesem Zusammenhang ist es hilfreich, sich hin und wieder selbst in die Position eines Gruppenteilnehmers zu begeben, z. B. in Fortbildungen und in Supervisionsgruppen. Dadurch ergibt sich die Möglichkeit, Gruppenprozesse auch immer wieder aus der **Teilnehmerperspektive** zu erleben und diese Erfahrungen wiederum in die Arbeit als Leiterin einfließen zu lassen.

In Kürze
- Der Gruppenprozess in der themenzentrierten Interaktion wird durch die Faktoren **THEMA-ICH-WIR** bestimmt. Wenn einer dieser Faktoren vernachlässigt wird, kommt es zu einer Störung.
- **Kommunikationsregeln** erleichtern die Arbeit als Leiterin von Gruppen. Die wichtigsten lauten:
  - „Störungen haben Vorrang".
  - „Sei Dein eigener Sprecher".
- Aufgabe von Gruppenleiterinnen ist es, ausreichend **Struktur anzubieten** und **Unterschiede in der Gruppe wertzuschätzen.** Sie sollten auf falsche Harmonisierungen und narzisstischen Missbrauch achten.

9.2 Gruppenarbeit mit Angehörigen

Die Therapie oder Beratung in der Gruppe stellt bei der Behandlung vieler sprachtherapeutischer Störungsbilder eine **bereichernde Ergänzung des therapeutischen Angebotes** dar. Die Gruppe soll die Einzelbehandlung nicht ersetzen, aber in bestimmten Phasen der Therapie und für die Angehörigen kann eine Gruppe von großem Nutzen sein. In diesem Kapitel wird die **Gruppenarbeit mit Angehörigen** exemplarisch beschrieben. Im Wesentlichen geht es darum, Verständnis für die Kommunikationsstörung des Patienten zu entwickeln und die allgemeinen **Kommunikationsbedingungen zu verbessern.** Auf die Therapie spezifischer Störungsbilder in der Gruppe wird nicht eingegangen. Besondere Aspekte der Gesprächsführung und Gruppendynamik sind jedoch auch für das Moderieren einer Therapiegruppe von Belang.

Die Angehörigen- oder Elterngruppen finden häufig parallel zur Einzeltherapie des Patienten statt, sodass die Therapeutin und die Angehörigen bereits miteinander bekannt sind, die Therapeutin das individuelle Störungsbild des Patienten kennt und das Gruppenangebot so gestalten kann, dass die Angehörigen gegenseitig voneinander profitieren. Allgemein werden Angehörigengruppen als sinnvolle Ergänzung der Therapie bei **kindlichem Stottern, Sprachentwicklungsstörungen, Aphasie/bzw. Dysarthrie und Laryngektomie** anerkannt und lassen sich gut in die verschiedenen Therapiekonzepte integrieren. Die Inhalte unterscheiden sich je nach Störungsbild.

Inhaltlich geht es überwiegend um eine Veränderung des kommunikativen Umfelds des Patienten, um damit die Kommunikationsbedingungen zu verbessern. Da sowohl der Patient als auch dessen Angehörige Akteure und Gestalter der Kommunikationssituation sind, betrifft die Störung alle Beteiligten.

Deshalb ist es sinnvoll, die Interaktion der Kommunikationspartner und die sich aus der Sprach-, Sprech- oder Stimmstörung heraus ergebenden Probleme zu thematisieren. Da Angehörige häufig ähnliche Erfahrungen in dieser Hinsicht gemacht haben, ist das in Gruppen sehr gut möglich.

9.2.1 Ziele der Gruppenarbeit

Den Angehörigen soll in einem therapeutischen Rahmen die Möglichkeit gegeben werden, sich mit anderen auszutauschen und so von deren Erfahrungen zu profitieren. Möglichkeiten, die die Betroffenen entwickelt haben, um ihre Situation zu verarbeiten und bewältigen bezeichnet man auch als **Coping-Strategien** (Lazarus 1995). Die Vermittlung gelungener Coping-Strategien, die ggf. auch erst gemeinsam erarbeitet werden, ist ein wesentliches Ziel in der Gruppe. Darüber hinaus ist die Gruppe ein **Forum für den Erfahrungsaustausch.** Dadurch, dass die Angehörigen die Einsicht gewinnen, es geht anderen ähnlich, können z. B. **Scham- und Schuldgefühle gemildert** werden.

Wie bereits erwähnt, werden **spezifische Inhalte** in Bezug auf die Kommunikationsstörungen vermittelt. Dabei macht sich die Therapeutin gruppendynamische Prozesse zunutze, z. B. ist solch ein **Rahmen für die Vermittlung von Informationen durch Selbsterfahrung** günstig, da hier nicht nur der Einzelne gefragt ist, sondern durch viele Teilnehmer auch **viele verschiedene Ideen** zusammengetragen werden, deren Anwendbarkeit ebenfalls im Forum diskutiert werden kann. Dadurch wird die Informationsvermittlung lebendiger und vielgestaltiger.

Angehörigengruppen können **Netzwerke** herstellen, die zur **Entlastung und Unterstützung der Betroffenen** beitragen und die **soziale Integration fördern** (Thurmair und Naggl 2010).

Ziele der Gruppenarbeit
- Forum für Erfahrungsaustausch
- Übernehmen sinnvoller Coping-Strategien
- Übermittlung spezifischer Inhalte
- Milderung von Scham- und Schuldgefühlen
- Aufbau von entlastenden Netzwerken
- Förderung sozialer Integration

9.2.2 Vor- und Nachteile gegenüber der Einzelberatung

Grundsätzlich sollte nicht eine Form der Beratung favorisiert werden, vielmehr ist es sinnvoll, die jeweiligen Vor- und Nachteile zu kennen und individuell auswählen zu können.

▪▪ Vorteile

Vorteile der Gruppenberatung sind der **Kontakt zu anderen Betroffenen** und die Ideenvielfalt, die die unterschiedlichen Teilnehmer der Gruppe einbringen. Das eröffnet neue Perspektiven, unabhängig von der Fachautorität der Therapeutin und erleichtert eine Annahme von günstigeren Verhaltensweisen, da andere bereits Erfahrungen damit gemacht haben. Außerdem können sich unsichere Betroffene zunächst zurückhalten und sind nicht direkt angesprochen wie in einem individuellen Beratungsgespräch.

▪▪ Nachteile

In der Gruppe werden eher **Themen von allgemeinem Interesse** angesprochen. Um auf sehr persönliche Probleme oder Fragestellungen im Umgang mit der Kommunikationsstörung einzugehen, bedarf es entweder einer gewachsenen oder homogenen Gruppe oder eines individuellen Beratungstermins.

Außerdem kann es sein, dass die Angehörigen nicht zu sehr mit den **Schwierigkeiten anderer konfrontiert** und dadurch belastet werden wollen. Deshalb müssen das Angebot und die Möglichkeiten in der Gruppe möglichst klar umrissen sein.

❯ Wichtig

Im Vorfeld muss auch für das Gruppenangebot ein **eindeutiger Beratungsauftrag** eingeholt werden.

Schließlich kann es **durch die Gruppendynamik auch zu Hindernissen** bei der Übermittlung wichtiger Inhalte kommen (zähe Rollenspiele, Unstimmigkeiten untereinander usw.), auf die die Therapeutin gezielt eingehen muss. Dadurch geht **Zeit für inhaltliche und persönliche Auseinandersetzung verloren.** In ◻ Tab. 9.1 werden die Vor- und Nachteile gegenübergestellt.

9.2.3 Modell einer Arbeit mit Angehörigengruppen

Da die Inhalte der Angehörigengruppen stark differieren und Zielsetzungen je nach Angebot variieren (z. B. einmaliger Informationsabend, regelmäßige Beratungsabende), werden **mögliche Teile der Beratungssitzungen als optionale Module** dargestellt. Die Therapeutin kann sich die Module somit **je nach Bedarf zusammenstellen.**

- **Gruppengröße:** Für die Arbeit in Gruppen (keine Vorträge oder Informationsveranstaltungen) ist eine Gruppe von ca. 8–10 Teilnehmern und zwei Gruppenleiterinnen sinnvoll.
- **Zeitlicher Rahmen:** Bevor das Angebot einer Gruppenberatung gemacht wird, sollten die Therapeutinnen überlegen, von welchem zeitlichen Umfang sie für das Angebot ausgehen. Die Anzahl der Sitzungen richtet sich nach den Themenschwerpunkten. Es hat sich bewährt, nach Abschluss der Gruppenbe-

⬛ Tab. 9.1 Vor- und Nachteile der Gruppenberatung

Vorteile der Gruppenberatung	Nachteile der Gruppenberatung
Kontakt zu anderen Betroffenen	Eingehen auf persönliche Probleme nur in geringem Umfang möglich
Lernen durch Austausch zwischen den Betroffenen	Konfrontation mit den Schwierigkeiten der anderen und dadurch Belastung
Eröffnen neuer Sichtweisen	Zeitverlust durch Gruppenprozesse
Gruppe bietet Schonraum/erfordert nicht von allen sofort Aktivität	Teilnehmer ggf. weniger offen (Schwellenangst vor der Gruppe)
Informationen erreichen eine größere Zielgruppe (v. a. in der Prävention wichtig)	Oft schwerer zu organisieren als Einzelberatungstermine

ratung einen weiteren Termin, in einem gewissen zeitlichen Abstand, anzubieten. Das ermöglicht es, gemeinsam zu reflektieren, wie die Umsetzung der Inhalte im Alltag gelungen ist und Erfahrungen darüber auszutauschen.

> **Wichtig**
> Bei der Gruppenberatung sind die grundlegenden therapeutischen Einstellungen (Empathie, Akzeptanz, Kongruenz) von wesentlicher Bedeutung. Die Module sollen nicht rein funktional angewendet werden. Die Teilnehmer sollten das Gefühl haben, auch in der Gruppe als Individuum „gesehen" zu werden.

▪▪ Modul 1: Anfangsphase

Begrüßung Es ist sinnvoll, in der Anfangsphase die Teilnehmer nicht nur zu begrüßen, sondern auch **Prozesse zur Gruppenfindung** einzuplanen, weil die Gruppe über einen gewissen Zeitraum miteinander arbeitet. Da sich die Teilnehmer untereinander zunächst noch nicht kennen, dient diese Phase dem „Beschnuppern" und Einlassen auf die Gruppe. Allem voran steht die Begrüßung durch die Therapeutin oder das Therapeutinnen-Team. Wichtig ist, dass sich alle „Moderatorinnen" vorstellen, damit die Teilnehmer wissen, wer die **Ge-**

sprächsführung übernimmt. Danach werden **das Thema, der zeitliche Rahmen und wichtige „grundlegende Regeln"** (z. B. Formen des Feedbacks und der Beteiligung, Vertraulichkeit, Pausen) kurz dargestellt und visualisiert (Flipchart, Präsentation usw.).

Vorstellung der Gruppenteilnehmer Anschließend stellen sich die Gruppenteilnehmer kurz vor. Hierbei ist je nach **Zielsetzung und Gruppengröße** zu überlegen, ob sich die Teilnehmer jeweils selbst vorstellen, paarweise interviewen und den anderen vorstellen. Die zweite Methode fördert den Kontakt und trägt zu einer lockeren Atmosphäre bei, ist aber wesentlich zeitaufwändiger.

Darstellung der Stundeninhalte Auf die Vorstellungsrunde folgt eine ausführlichere Darstellung der Stundeninhalte, d. h. die Gliederung des Themas und die zu erarbeitenden Unterthemen.

Im Verlauf der Gruppentreffen werden in der Anfangsphase nicht nur Hinweise auf die neuen Stundeninhalte gegeben, sondern auch ein **Rückblick auf die der vergangenen Stunde,** um daran wieder anknüpfen zu können.

Wenn die Gruppe bereits einige Zeit miteinander gearbeitet hat, ändern sich die Anteile der o. g. Teile.

Struktur einer Gruppenstunde (nach Girolametto et al. 1986)

- Anfangsphase (Begrüßung/ggf. Vorstellung/ggf. Gruppenbildung)
- Rückblick (Paar- oder Gruppenarbeit/Präsentation)
- Inhalte der Stunde (Präsentation)
- Neue Informationen (Demonstrationsspiele/Vortrag/Video)
- Anwendung neuer Informationen (Rollenspiele/Videos)
- Schluss (Ergebnisse sichern/Zusammenfassung/Abschied)

■ ■ Modul 2: Sachinformationen

Die Angehörigen erwarten häufig neben dem Austausch mit anderen Betroffenen auch mehr Informationen über das Störungsbild ihres Kindes, Partners usw. Da die Teilnehmer häufig zu Beginn einer Beratungsgruppe noch etwas angespannt und sich noch fremd sind, ist es sinnvoll, mit der **Darstellung von wichtigen Inhalten zu dem jeweiligen Störungsbild** in Form eines interaktiven Vortrags, einer Präsentation oder eines Videos zu beginnen. Welche Aspekte es zu berücksichtigen gilt, um die Informationsaufnahme zu erleichtern, wurde bereits in Abschn. 7.4, „Baustein: Informationen übermitteln", für die Einzelberatung erläutert.

Tipp

Eine gute Möglichkeit zum lockeren Einstieg in die Materie und Anregungen zur Diskussion bieten **Cartoons** zum jeweiligen Thema. Ideen finden sich, z. B. zum Thema Sprachentwicklung in: It Takes Two To Talk: A Practical Guide For Parents of Children With Language Delays. (Pepper und Weitzman 2004):
- ▶ https://www.hanen.org/Home.aspx

■ ■ Modul 3: Demonstrationsspiele

Die beschriebenen Demonstrationsspiele sollen den Teilnehmern auf anschauliche Art und Weise Verhaltensmuster verdeutlichen und dazu anregen, deren Wirksamkeit in der Interaktion zu hinterfragen (Abschn. 7.4.2, „Informationen verständlich darbieten"). Durch die **eigenen Erfahrungen und das Erleben in der Gruppe** sind Inhalte greifbarer und Zusammenhänge werden ohne belehrenden Charakter deutlicher. Zunächst werden die „Spielregeln" in der Gruppe festgelegt s. „Spielregeln für Demonstrations- und Rollenspiele in der Gruppe" (nach Innerhofer und Warnke 1989, S. 171).

„Spielregeln für Demonstrations- und Rollenspiele in der Gruppe" (nach Innerhofer und Warnke 1989, S. 171)

- *„Dort, wo gespielt wird (…), wird nicht diskutiert.*
- *Dort, wo die Gruppe miteinander spricht (…), wird nicht gespielt.*
- Jeder darf jederzeit das Rollenspiel abbrechen.
- Jeder darf sagen, wann er sich eine Pause wünscht.
- *Jeder ist für die Einhaltung der Regeln mit verantwortlich."*
- Die Therapeutin und ausgewählte Teilnehmer demonstrieren eine bestimmte Verhaltensweise und deren Auswirkung auf den Kommunikationsverlauf, die übrigen Teilnehmer beobachten das Spiel unter verschiedenen Gesichtspunkten.

▶ **Beispiel: Hemmendes und förderliches Kommunikationsverhalten**

Die Therapeutin demonstriert die Wirkung von zugewandtem und abwehrendem Verhalten auf die Kommunikation, indem sie einen

Teilnehmer bittet, sich mit ihr zu unterhalten. Sie wählt ein für ihn angenehmes Thema (z. B. Urlaub) und verhält sich zunächst sehr motivierend und zugewandt. Sie zeigt Interesse, fragt nach und sendet positive nonverbale Signale (nicken, lächeln). Im zweiten Teil des Gesprächs setzt sie vermehrt hemmendes Kommunikationsverhalten ein: ablehnende Einwürfe, monologisieren, keine Fragen, negative nonverbale Signale (Gähnen, Arme verschränken). Sie bittet die Zuschauer, die Reaktionen des Gesprächspartners zu beobachten (Wendlandt 2017). ◄

Weitere Inhalte von Informationsspielen, die für die unterschiedlichen Störungsbildgruppen von Interesse sind, können z. B. „Bedeutung unterschiedlicher Frageformen für die Kommunikation", „Gesprächsblockaden" oder „Aktives Zuhören" sein (Abschn. 7.2, „Baustein: Beziehung aufbauen").

■ ■ **Modul 4: Weitere Rollenspiele**

Es gibt eine Reihe von Rollenspielmöglichkeiten, die jeweils unterschiedliche Zielsetzungen verfolgen. Hier werden einige Methoden beispielhaft herausgegriffen, weitere Ideen finden sich u. a. bei:

> **Tipp Literatur**

Schulz von Thun F (2006) Praxisberatung in Gruppen. Erlebnisaktivierende Methoden mit 20 Fallbeispielen. Beltz, Weinheim Basel Berlin.

Methode: Situationen nachspielen/„Helfer" wählen In der Gruppe können Situationen, die von den Kursteilnehmern als problematisch erlebt werden, nachgespielt werden. Dabei können **die Teilnehmer sich selbst spielen, die Therapeutin oder ein weiterer Teilnehmer spielt den Gesprächspartner.** Eine mögliche Variante, die z. B. die Diskussion um hilfreiche Coping-Strategien unterstützt, ist folgende:

Ein Teilnehmer, der eine für ihn problematische Situation spielt, kann einen Helfer wählen bzw. um Hilfe oder Rat bitten. Ein anderer Teilnehmer, der eine ähnliche Situation kennt, spielt diese Situation zu Ende oder bringt alternative Ideen ein (Schulz von Thun 2006).

> ▶ **Beispiel: Wie kann ich dir nur helfen?**

In einer Gruppe mit Angehörigen von Aphasikern wurde das Thema: „Unterstützen wo nötig, lassen, wo möglich!" angesprochen. Ein Teilnehmer spielt mit der Therapeutin einen „typischen" Café-Besuch. Der Teilnehmer bestellt für beide und die Therapeutin (diese spielt den Aphasiker) sagt nichts. Im Anschluss daran bespricht die Gruppe die Situation.

Variante. Ein Teilnehmer unterbricht sein Spiel und fragt, ob jemand anderes an seiner Stelle zu Ende spielen möchte. Ein anderer Teilnehmer steigt in das Spiel ein und fragt den Partner, ob er beim Bestellen Hilfe braucht oder es lieber alleine versuchen möchte. Der „Partner"(Therapeutin) wird so mit einbezogen. Es kommt eine Diskussion über diese hilfreiche Strategie in Gang. ◄

Methode: Rollentausch/Perspektivenwechsel Ein wichtiges Ziel der Gruppenberatung ist es, sich in die Position des Patienten mit der Sprachstörung bzw. des Kindes hineindenken zu können, um entsprechend **verständnisvoller zu reagieren.** Die Fähigkeit, sich in die Situation des anderen hineinversetzen zu können, bezeichnet man auch als **Perspektivenwechsel.** Gelingt das, ist es für die Gesprächspartner ein großer Gewinn und kann zu einer entspannteren Gesprächsatmosphäre beitragen (Mutzeck 2014).

> ▶ **Beispiel: Rollenmuster**

Die Therapeutin veranschaulicht unterschiedliche Rollen, die ein Gesprächspartner einnehmen kann und deren Bedeutung für den Verlauf der Interaktion. Als prototypisch werden beispielsweise die Rolle einer überfürsorglichen, einer belehrenden, einer gestressten/ungeduldigen und einer kommunikationsunterstützenden Bezugsperson in einer bestimmten Situation analysiert (Pepper und Weitzman 2004). Die Therapeutin übernimmt selbst die Rolle der Bezugsperson und ein Teilnehmer die des Patienten (Kind mit einer Sprachentwicklungsstörung, Aphasiker usw.). Die übrigen Teilnehmer beurteilen die Situationen nach den Gesichtspunkten:

— Wie war die Stimmung?
— Wie kamen die beiden miteinander ins Gespräch?
— Wie gelang die Verständigung?
— Was waren die Unterschiede?

Der Teilnehmer, der in die Rolle des Patienten schlüpft, nimmt wahr, wie er die Situation empfindet. ◄

9

> **Wichtig**
> Alle Rollenspiele erfordern von den Teilnehmern ein hohes Maß an Bereitschaft, sich zu zeigen. Eine **entspannte Atmosphäre** zu Beginn und die **Natürlichkeit der Gruppenleiterin,** mit der sie die Rollenspiele anbietet, sind deshalb von großer Bedeutung. Keinesfalls kann ein Rollenspiel erzwungen werden.

■■ **Modul 5: Spielauswertung**
Die oben genannten Rollenspiele können **jeweils auf unterschiedliche Art und Weise ausgewertet** werden. Im Folgenden werden einige Methoden beschrieben.

Methode: Freie Diskussion im Plenum Die Teilnehmer erzählen von ihren Erfahrungen und Wahrnehmungen. Die Therapeutin ist als Moderatorin dafür verantwortlich, dass **die Feedback-Regeln** (▶ Abschn. 9.1.2, „Kommunikationsregeln in Gruppen") eingehalten werden und unterstützt die Diskussion in der Gruppe.

Wichtige Aspekte können von den Teilnehmern auf Moderationskarten notiert, nach bestimmten Gesichtspunkten geordnet und für die Gruppe erläutert werden. Eine zweite Moderatorin kann **die Ergebnisse sammeln** und strukturieren.

Methode: Auswerten von Videoaufnahmen Weiterhin können die Rollenspiele aufgezeichnet, anschließend von den Kursteilnehmern analysiert und nach bestimmten Kriterien ausgewertet werden (Innerhofer 1977). Das Medium Video hat den Vorteil, dass **Sequenzen wiederholt, wichtige Aspekte demonstriert, die Aufzeichnung zur Diskussion unterbrochen und flüchtige Eindrücke abgesichert** werden können. Zuvor sollte in der Gruppe genau abgesprochen werden, unter welchen Gesichtspunkten die Aufnahme betrachtet wird, damit das Ziel deutlich wird. Andere, als problematisch empfundene Verhaltensweisen, werden nicht berücksichtigt bzw. thematisiert, darüber hinaus ist die Einhaltung der Kommunikationsregeln in Gruppen wichtig (Ochsenkühn et al. 2014).

> **Wichtig**
> Das Arbeiten mit **Videoaufnahmen** setzt bei den Teilnehmern eine hohe Offenheit und Fähigkeit voraus, sich mit dem eigenen Verhalten zu konfrontieren. Die Therapeutin sollte dieses effektive, aber auch konfrontative Medium deshalb nur **mit Bedacht einsetzen.**

Methode: Lösungsspiele (Spielen alternativer Handlungsweisen) Wenn problematische Verhaltensmuster der Kommunikation erkannt und Zusammenhänge durch die Demonstrationsspiele erfahren wurden, kann in diesem Schritt gemeinsam mit der gesamten Gruppe nach Handlungsalternativen gesucht oder von den Teilnehmern bereits wahrgenommene Zusammenhänge und **neue Verhaltensmöglichkeiten herausgearbeitet** werden.

Man führt mit der Gruppe eine Ideensammlung durch, wie die angestrebte Veränderung erreicht werden kann. Hierbei bezieht man sich auf konkrete Situationen und **der Fokus richtet sich auf die Lösung,** nicht auf das Problem. Die Vorschläge werden von der gesamten Gruppe hinsichtlich ihrer Tauglichkeit (Lösung, Teillösung, keine Lösung, nicht umsetzbar von den Betroffenen o.Ä.) beurteilt und **in Rollenspielen erprobt.** Diese Lösungsspiele können ebenfalls auf Video aufgezeichnet und ausgewertet werden. Gemeinsam mit den Angehörigen werden Lösungen erarbeitet, die sie für sich als **stimmig bewerten** und **akzeptieren** können. Abschließend sprechen die Teilnehmer darüber, wie sie die neuen Erfahrungen konkret **in den Alltag integrieren** können (Innerhofer und Warnke 1989).

■■ Modul 6: Zusammenfassung und Abschluss

Eine wichtige Aufgabe der Therapeutin ist es, neben der Moderation der Gruppe auch die erarbeiteten Ergebnisse zu sichern und in eine Form zu bringen, die es den Teilnehmern erlaubt, **wesentliche Erkenntnisse „mit nach Hause zu nehmen".**

Methode: Ergebnisse sichern/Ergebnisse präsentieren
Es stehen viele Möglichkeiten zur Verfügung, z. B. aus Knoll 1997:
- Plakatmitschrift (Flipchart),
- Zettelwand,
- Bild gestalten usw.

Wichtige Inhalte werden notiert und visualisiert. Es ist sinnvoll, die gesammelten Ergebnisse den Teilnehmern als **Fotoprotokoll, Handout oder Skript** mitzugeben.

Nachbereitung, Reflexion der Erfahrungen und des Transfers Nachdem die wesentlichen Inhalte in der Gruppe erarbeitet wurde, sollte nach einem gewissen Zeitraum ein Nachtreffen stattfinden (ca. 6–8 Wochen später). Dieses Nachtreffen gibt den Angehörigen die Möglichkeit, über die Umsetzung ihrer Erfahrungen im Alltag zu sprechen: Was ist geglückt? Was konnte noch nicht verändert werden? Außerdem werden bei diesem erneuten Treffen Inhalte aufgefrischt und Kontakte evtl. gefestigt (Innerhofer und Warnke 1989).

Weiteren Austausch und Eigeninitiative unterstützen Ergeben sich über das Beratungsangebot hinausgehende Kontakte der Betroffenen untereinander, ist das ein weiterer positiver Aspekt der Gruppenberatung. Die Therapeutin sollte deshalb am Ende der Gruppentreffen noch ein wenig Zeit einplanen, damit die Teilnehmer abschließend noch „ungezwungen" miteinander sprechen und sich austauschen können, z. B. auf dem Weg nach draußen. Vielleicht erwächst aus der Gruppenberatung sogar die Idee, eine **Selbsthilfegruppe zu gründen.**

Finanzierung In der freien Praxis kann die Finanzierung/Abrechnung der Gruppenberatung schwierig sein. Besonders dann, wenn (Einzel-)Therapie und (Gruppen-)Beratung parallel stattfinden sollen (Angehörigengruppen, Elterngruppen). Beim Heidelberger Elterntraining können die Kosten auf Antrag von der jeweiligen Krankenkasse übernommen werden (► www.heidelberger-elterntraining.eu). Außerdem bedürfen die Gruppentreffen eines relativ hohen Vorbereitungsaufwandes, was den Wirtschaftlichkeitsaspekt für die einzelne Therapeutin reduziert. In Kliniken, Frühförderstellen und anderen Einrichtungen ist die Beratung in Gruppen oft schon fester Bestandteil des Gesamttherapiekonzepts.

9.2.4 Elterngruppen von Late Talkers und Angehörigengruppen von Aphasikern

Beispielhaft werden an dieser Stelle Gruppenkonzepte vorgestellt, die eine Verbesserung der Interaktionen zum Ziel haben: einerseits aus dem Bereich der frühen Intervention bei Sprachentwicklungsverzögerungen und ein anderes Konzept, das im Rahmen der Behandlung von Aphasikern Anwendung findet.

■■ **Elterngruppen von Late Talkers**

Gerade im Bereich der Frühtherapie von Kindern, die sehr spät anfangen zu sprechen **(Late Talkers)** hat sich die Verbesserung der sprachlichen Interaktion und der Kommunikationsmöglichkeiten zwischen Bezugspersonen und dem Kind als eine therapeutische Vorgehensweise etabliert.

Mögliche Konzepte sind:

- das **Heidelberger Elterntraining** (Buschmann 2017),
- **„Schritte in den Dialog"** (Möller und Spreen-Rauscher 2009).

Das Heidelberger Elterntraining zur frühen Sprachförderung Hierbei handelt es sich um ein Trainingsprogramm mit insgesamt 7 Sitzungen und einem Nachschultermin, in denen die **elterlichen Fähigkeiten als Kommunikationspartner des Kindes gestärkt** werden sollen. Dazu erhalten die Eltern Informationen zur Sprachentwicklung und zum sprachförderlichem Verhalten. Darüber hinaus werden **konkrete Handlungsmöglichkeiten im Alltag** erarbeitet, die sich förderlich auf die Sprachentwicklung auswirken. Ein Schwerpunkt liegt auf der Situation des **dialogischen Bilderbuchbetrachtens,** es werden aber auch **Alltags- oder Spielsequenzen** betrachtet. Diese Situationen werden auf Video aufgezeichnet und in der Gruppe besprochen. Die Autorin beschreibt, dass durch die Veränderung des elterlichen Kommunikationsstils und das verbesserte Sprachangebot die Sprechfreude und das Kommunikationsbedürfnis geweckt werden und der Wortschatz rasch ansteige, was wiederum den Einstieg in die grammatische Entwicklung erleichtere (Buschmann 2017). Das Heidelberger Elterntraining ist evaluiert und liegt auch modifiziert für diverse Zielgruppen, z. B. das Interaktionstraining mit Eltern von Kindern mit globalen Entwicklungsstörungen (Buschmann und Jooss 2012) sowie als Adaption für das Anwendungsfeld Frühpädagogik vor: Das „Heidelberger Trainingsprogramm – Ein sprachbasiertes Interaktionstraining für den Frühbereich" (Buschmann et al. 2010).

> **Inhalte des Heidelberger Elterntrainings zur frühen Sprachförderung (nach Buschmann 2017, S. 28 ff.)**
> - Sitzung 1: Einführung – Grundhaltungen sprachförderlicher Kommunikation
> - Sitzung 2: Dialogische Bilderbuchbetrachtung: Grundprinzipien
> - Sitzung 3: Dialogische Bilderbuchbetrachtung: gezielte Sprachlehrstrategien
> - Sitzung 4: Fragen zur Sprachanregung
> - Sitzung 5: Sprachförderung in alltäglichen Situationen
> - Sitzung 6: Gemeinsames Spiel und gezielter Umgang mit Medien
> - Sitzung 7: Mit Sprache spielen
> - Nachschulung: Korrektives Feedback und Dialogisches Lesen
> - Außerdem wurde die 3. Auflage um eine Sitzung für mehrsprachig erziehende Eltern sowie um die Anpassung für ein Angebot mit Kleinstgruppen bzw. für die individuelle Schulung ergänzt (Buschmann 2017).

Frühe Sprachintervention mit Eltern: Schritte in den Dialog Das Programm „Schritte in den Dialog" (Möller und Spreen-Rauscher 2009) versteht sich als indirekte Intervention für **sprachentwicklungsverzögerte Kinder auf der prälinguistischen Entwicklungsstufe.** Es kann in der Einzeltherapie und in Gruppen eingesetzt werden. Es trägt dazu bei, dass die Eltern ihre Kinder beim Übergang von der vorsprachlichen zur sprachlichen Kommunikation unterstützen. Als Vermittlungsformen dienen dabei Elterninformation, Erarbeiten der Interventionsinhalte, Üben im Rollenspiel, Erprobung durch direkte Anwendung, Videoarbeit und Selbsttraining. In einer Evaluation der subjektiven Therapiequalität gaben teilnehmende Eltern eine hohe Zufriedenheit mit den Inhalten, der Durchführung und den Therapieergebnissen an (Möller 2009).

Interventionsschritte des Programms „Schritte in den Dialog" (nach Möller und Spreen-Rauscher 2009)

- Gründe sich mitzuteilen – Lernen, die Kommunikation zu deuten
- Guck mal da! – Gemeinsame Aufmerksamkeit herstellen
- Du bist dran! – Lernen, sich abzuwechseln
- Bring es auf den Punkt! – Das richtige Wort zur richtigen Zeit
- Nutze die Gelegenheit! – Sprechen lernen im Alltag

▪▪ Angehörigengruppen bei Aphasie

Als Möglichkeit, die Transferleistungen von **Patienten mit Aphasie** in ihrem Alltag zu verbessern, sehen Bauer und Auer (2010) eine auf gesprächsanalytischen Methoden basierende Diagnostik und Therapie, die den **Umgang innerhalb kommunikativer Alltagssituationen** in der jeweiligen Familie oder Beziehung in den Mittelpunkt stellt. Als Ziel dieser Therapieform sehen die Autoren, den Betroffenen und ihren Ge-

sprächspartnern **Möglichkeiten zum Umgang** oder zur **Vermeidung alltäglicher Kommunikationshindernisse** aufgrund der Aphasie zu vermitteln.

Dazu führen sie z. B. das folgende Therapiekonzept an: **Supporting Partners of People with Aphasia in Relationships an Conversation** (SPPARC; Lock et al. 2008, zit. in Bauer und Auer 2010).

Hierbei handelt es sich um ein Trainingsprogramm zur **Verbesserung der Kommunikation,** das mit einer Gruppe von Partnern der von Aphasie Betroffenen oder mit Paaren durchgeführt wird. Es beinhaltet Material zum Gesprächsmanagement und Videobeispiele alltäglicher Kommunikationssituationen zwischen Menschen mit Aphasie und ihren Partnern, um sinnvolle Kommunikationsstrategien zu verdeutlichen. Damit die individuellen kommunikativen Bedürfnisse der Paare berücksichtigt und die Strategien in vielfältigen Gesprächssituationen angewendet werden können, basiert die Intervention auf einer entsprechenden gesprächsanalytischen Befunderhebung.

Da die Strategien mit den Betroffenen und deren Kommunikationspartnern erarbeitet, trainiert und evaluiert werden, sprechen die Autoren davon, dass die Grenze zwischen Therapie und Beratung in diesen Ansätzen immer wieder aufgehoben würde.

In Kürze

- Gruppenberatung, z. B. für die Angehörigen, stellt eine sinnvolle **Ergänzung des Therapieangebotes** in der Sprachtherapie dar.
- Die Gruppe gibt den Teilnehmern Gelegenheit, gegenseitig von ihren Erfahrungen zu profitieren.
- Die störungsbildübergreifenden Module ermöglichen es der Therapeutin, die Ideen für dieses Modell ihren **inhaltlichen Anforderungen anzupassen.**
- Gerade im Bereich der **Prävention** (z. B. Förderung der Sprachentwicklung) ist

diese Form der Beratung ein gut umzusetzendes Konzept.

— Wenn die Therapeutin einen **ganzheitlichen Ansatz verfolgt,** bei dem das Einbeziehen des sozialen Umfeldes eine entscheidende Rolle spielt, ist eine Beratung in der Gruppe eine sinnvolle Ergänzung des Therapieangebotes.

Literatur

Bauer A, Auer P (2010) Gesprächsanalyse – Ein Instrument für Aphasieforschung und -therapie. Stimme, Sprache, Gehör 2:92–99

Buschmann A (2017) Das Heidelberger Elterntraining zur frühen Sprachförderung. Trainermanual, 3. Aufl. Elsevier, München

Buschmann A, Joos B (2012) Heidelberger Elterntraining zur Kommunikations- und Sprachanbahnung bei Kindern mit globaler Entwicklungsstörung. Trainermanual. Elsevier bei Urban & Fischer, München

Buschmann A, Jooss B, Simon S, Sl S (2010) Alltagsintegrierte Sprachförderung in Krippe und Kindergarten. Das „Heidelberger Trainingsprogramm", ein sprachbasiertes Interaktionstraining für den Frühbereich. LOGOS Interdisziplinär 2:84–95

Cohn RC (2008) Von der Psychoanalyse zur themenzentrierten Interaktion: Von der Behandlung einzelner zu einer Pädagogik für alle. Klett-Cotta, Stuttgart

Girolametto LE, Greenberg J, Manolson A (1986) Developing dialogue skills: The Hanen early language parent program. Semin Speech Lang 7(4):367–382

Innerhofer P (1977) Das Münchner Trainings-Modell (MTM). Verhaltensänderung – Beobachtung – Interaktionsanalyse. Springer, Heidelberg, New York

Innerhofer P, Warnke A (1989) Die Zusammenarbeit mit Eltern nach dem Münchner Trainings-Modell in der Praxis. In: Speck O, Warnke A (Hrsg) Frühförderung mit den Eltern. Reinhardt, München, Basel

Knoll J (1997) Kleingruppenmethoden. Effektive Gruppenarbeit in Kursen, Seminaren, Trainings und Tagungen. Beltz, Weinheim

Lazarus R (1995) Stress und Stressbewältigung- Ein Paradigma. In: Filip S (Hrsg) Kritische Lebensereignisse. Beltz, Weinheim Basel

Möller D (2009) Schritte in den Dialog – Eltern evaluieren ein Programm für Familien mit sprachentwicklungsverzögerten Kindern. Forum Logopädie 21(1):26–32

Möller D, Spreen-Rauscher M (2009) Frühe Sprachintervention mit Eltern: Schritte in den Dialog. In: Schrey-Dern D, Springer L (Hrsg.) Forum Logopädie. Thieme, Stuttgart New York

Mutzeck W (2014) Kooperative Beratung. Grundlagen, Methoden, Training, Effektivität. 6. überarb. Aufl. Beltz, Weinheim

Ochsenkühn C, Frauer C, Thiel MM, (2014) Stottern bei Kindern und Jugendlichen. In: Thiel MM (Hrsg) Praxiswissen Logopädie. Springer, Berlin Heidelberg

Pepper J, Weitzman E (2004) It takes two to talk: A practical guide for parents of children with language delays. Hanen Centre, Toronto, Ontario

Schulz von Thun F (2006) Praxisberatung in Gruppen. Erlebnisaktivierende Methoden mit 20 Fallbeispielen. 5. Aufl. Beltz, Weinheim

Thurmair M, Nagl M (2010) Praxis der Frühförderung. Reinhardt, München Basel

Wendlandt W (2017) Sprachstörungen im Kindesalter. 8. überarb. und erg. Aufl. In: Springer L, Schrey-Dern D (Hrsg) Forum Logopädie. Thieme, Stuttgart

9

Selbstsorge der Therapeutin

Inhaltsverzeichnis

© Der/die Autor(en), exklusiv lizenziert an Springer-Verlag GmbH, DE, ein Teil von Springer Nature 2024
C. Büttner und R. Quindel, *Gesprächsführung und Beratung in der Therapie*,
Praxiswissen Logopädie, https://doi.org/10.1007/978-3-662-67522-9_10

Eine realistische Einschätzung der eigenen Möglichkeiten und eine fürsorgliche Haltung sich selbst gegenüber ist die Basis, um für andere hilfreich tätig zu sein. Das Wissen in Hinblick auf die eigenen Fähigkeiten und Grenzen ist notwendig, um den herausfordernden Alltag der Sprachtherapie zu bewältigen und sowohl physisch als psychisch gesund zu bleiben. Gefahren wie Burnout werden erläutert und Präventionsmöglichkeiten, beispielsweise die "Kollegiale Fallarbeit" beschrieben.

10.1 Kompetenzen und Grenzen

Das Gefühl, kompetent zu sein und professionell zu arbeiten, hängt eng zusammen mit der Kenntnis der **fachlichen und persönlichen Grenzen**. Indem Therapeutinnen sich dieser Grenzen bewusst sind und darauf achten, sie in ihrer Arbeit einzuhalten, werden sie kompetent handeln.

10.1.1 Kompetenzempfinden der Therapeutin

Wohl eine der wichtigsten Voraussetzungen, ob und in welchem Umfang die Therapeutin Beratungsgespräche durchführt, ist, wie **kompetent** sie sich hierbei erlebt. Fähigkeiten in dem Bereich der Beratung und Gesprächsführung können somit wesentlich zur **Berufszufriedenheit** beitragen, da diese Inhalte in der logopädischen Therapie zunehmend an Bedeutung gewonnen haben.

In einer Studie von Dehnhardt und Ritterfeld (1998) wurde der Frage nachgegangen, in welchem Umfang und welcher Art Beratung von Eltern im Rahmen der logopädischen Therapie stattfindet. Darüber hinaus geben die Autorinnen Erklärungen für die Diskrepanz zwischen dem Anspruch und der tatsächlich geleisteten Form von Beratung: Die Mehrzahl der Therapeutinnen erachtet die Elternberatung als wichtig, praktiziert sie aber eher selten.

> **Wichtig**
> Die **als unzureichend erlebte Kompetenz der Therapeutinnen** gilt als wichtigster Faktor, der Elternberatung verhindert (Dehnhardt und Ritterfeld 1998).

Kompetenzlücken in der Beratung (nach Dehnhardt und Ritterfeld 1998)
- Mangelnde Kenntnisse der Gesprächsführung
- Unsicherheit in Bezug auf die eigene Rolle und Haltung gegenüber den Eltern
- Angst vor schwierigen Situationen, z. B. Diskussion der Familienproblematik
- Unsicherheit bei aktivem Einbeziehen der Eltern in die Therapie

Obwohl in dieser Studie die Beratung im Bereich der logopädischen Therapie von Erwachsenen nicht berücksichtigt wurde, sind viele der o. g. Befürchtungen hinsichtlich einer kompetenten Beratung sicherlich auch hier wirksam. Die **Inhalte dieses Buches** sprechen diese Problemfelder gezielt an und sollen damit zur Überwindung der Hemmschwelle, Beratung durchzuführen, beitragen. Weitere Möglichkeiten, eine Brücke zwischen Realität und Ideal zu schlagen, können **entsprechende Fortbildungen** und die **Auseinandersetzung mit der Therapeutinnenrolle** bereits in der Ausbildung sein.

10.1.2 Persönliche Grenzen der Therapeutin

Das Thema der persönlichen Grenze der Therapeutin ist von großer Bedeutung für ihre Psychohygiene (▶ Abschn. 9.2, „Burnout und Helfersyndrom"). Nur wer die eigenen Grenzen kennt, kann sie dem Gesprächspartner gegenüber entsprechend klar vertreten. Hierbei variieren die Grenzen je nach eigener biographischer Geschichte und persönlichen Wertvorstellungen.

Es gibt unterschiedliche Themen, die in der Beziehung zwischen Therapeutin und Patienten wirksam sind und Grenzen verletzen können.

▪▪ Regelmissachtungen des Klienten

Für die Therapeutin gelten in ihrem Therapiezimmer gewisse Regeln, deren Einhaltung für sie wichtig sind, z. B. dass mit dem Material sorgsam umgegangen und nichts absichtlich beschädigt wird. Wenn Patienten wiederholt Grenzen verletzen, ohne dass die Therapeutin den Konflikt auf der Sach- und/oder Beziehungsebene anspricht, wäre es wichtig zu verstehen, warum die Therapeutin nicht reagiert: Geschieht das aus dem Bedürfnis heraus, nett sein zu müssen, Ärger zu vermeiden, die Grenze gar nicht wahr haben zu wollen?

> ❯ **Wichtig**
>
> Indem die Therapeutin auf der Einhaltung ihrer Grenzen besteht, zeigt sie dem Patienten, dass Grenzen setzen erlaubt ist. Sie ist damit **Vorbild, die eigenen Bedürfnisse zu achten.**

▪▪ Konflikte aus der eigenen Vergangenheit

Möglicherweise überträgt die Therapeutin im Laufe der Therapie unbewusste Konflikte aus ihrer Vergangenheit auf die Zusammenarbeit mit Patienten oder Angehörigen. Sie kann sich z. B. durch das Verhalten des Patienten gekränkt fühlen oder sie hat den Impuls, Partei für ein Therapiekind zu ergreifen. Evtl. folgt die Therapeutin dabei ihrem eigenen unbewussten kindlichen Wunsch nach perfekten Eltern und begibt sich damit in eine unproduktive Konkurrenz zur Mutter des Therapiekinds (Gstach 1996). Dies alles kann dazu führen, dass die Therapeutin Ablehnung gegenüber Patienten oder der Therapiesituation empfindet.

▪▪ Konträre Wertvorstellungen und persönliche Aversionen

Weiterhin kann die Therapeutin die Patienten sehr unsympathisch finden, da diese völlig andere Wertvorstellungen haben oder die Patienten können bei ihr körperliche Abneigung verursachen (z. B. bei sehr ungepflegten Patienten). Das kann sich ebenso erschwerend auf eine Zusammenarbeit auswirken (Bachmair et al. 2014).

In Kürze

- Das persönliche **Kompetenzempfinden der Therapeutin** in Bezug auf Gesprächsführung und Beratung ist die wichtigste Voraussetzung dafür, verschiedene Formen der Beratung (Elterngespräche, spontan aufgetretene Themen vertiefen, Beratung in Gruppen usw.) anzubieten.
- Sicherheit in diesen Bereichen kann zur Stressreduzierung beitragen und die **Zufriedenheit mit dem eigenen Therapeutenverhalten** erhöhen.
- Die **Beachtung der eigenen Grenzen** ist für die psychische Gesundheit der Therapeutin sehr wichtig.
- Indem sie ihre Grenzen wahrt, ist sie dem Patienten sowohl ein klares Gegenüber als auch **Modell, für sich und die Einhaltung persönlicher Bedürfnisse zu sorgen.**
- Eine wichtige Möglichkeit, sich des eigenen problematischen Umgangs mit Grenzen bewusst zu werden und damit umzugehen, ist das **reflektierende Gespräch,** z. B. in einer Supervisionsgruppe.

10.2 Burnout und Helfersyndrom

In diesem Abschnitt werden die **Probleme und die Bedürfnisse der Therapeutinnen** beschrieben. Diese Seite der therapeutischen Arbeit wird häufig ausgeblendet, denn die Probleme und Bedürfnisse der Patienten stehen im Mittelpunkt der Therapie. Auch wenn die Begriffe „Burnout" und „Helfersyndrom" bereits zum Teil der Alltagssprache geworden sind, bleiben sie doch häufig Worthülsen, einer wirklichen Auseinandersetzung mit den Themen gehen die meisten Therapeutinnen aus dem Weg. Verständlicherweise, weil die Begriffe stark defizitär klingen und wenig ressourcen- und zielorientiert scheinen. Trotzdem steht vor der

Lösung die Wahrnehmung des Problems. Zu dieser kritischen Selbstwahrnehmung werden im Folgenden einige Anregungen gegeben.

10.2.1 Burnout in sozialen Berufen

Das Gefühl von Erschöpfung nach einem anstrengenden Arbeitstag kennt wahrscheinlich jeder. **Phasenweise Unlust im Beruf** oder Unzufriedenheit mit der eigenen Tätigkeit ist selbstverständlich und gehört zum Leben dazu. Die meisten Menschen arbeiten nicht aus reiner Freude am Beruf, sondern um Geld zu verdienen.

Wenn **Erschöpfung und Unzufriedenheit jedoch zum Dauerzustand werden,** kann man von Burnout sprechen. Das Phänomen des Burnouts fällt besonders in **sozialen, helfenden Berufen** auf, weil hier der emotionale Kontakt mit den Klienten im Mittelpunkt steht und das Phänomen des „Ausgebranntseins" schwer zu verbergen ist.

▪▪ Wie kommt es zu Burnout?

Das Engagement in sozialen Berufen wird häufig von einem **hohen moralischen Anspruch,** von den Idealen der Mitmenschlichkeit getragen. Viele professionelle Helferinnen scheitern mit diesem Anspruch in ihrem Arbeitsfeld, sie haben viel Energie hineingesteckt („viel Brennmaterial verfeuert"), aber nur **wenig Erfolge wahrnehmen können** und aus ihrer Sicht wenig Dankbarkeit erlebt. Sie bekommen nichts zurück, ihre Energie schwindet, sie „brennen aus". Im Folgenden werden drei typische **Merkmale des Burnout** (Kitze 2022) beschrieben:

- **emotionale Erschöpfung** (Unfähigkeit, abschalten zu können, Reizbarkeit, Depressivität),
- **Depersonalisierung** (Distanzierung, Aggression oder Zynismus gegenüber den Klienten),
- **Gefühl mangelnder persönlicher Leistungsfähigkeit** (Kompetenzprobleme, Hilflosigkeit und Resignation).

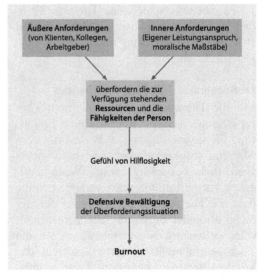

❏ Abb. 10.1   Burnout

Man kann die **Entstehung von Burnout** in Anlehnung an das Coping-Modell von Lazarus (1995) in einem Zusammenwirken äußerer und innerpsychischer Faktoren erklären, wie es ❏ Abb. 10.1 zeigt.

Äußere Faktoren können beispielsweise sein:

- ein großer Erwartungsdruck der Klienten,
- ein wenig unterstützendes kollegiales Umfeld (Teamkonflikte, Mobbing),
- eine Arbeitsstelle, die einen großen Zeitdruck ausübt bzw. unrealistische Effizienzerwartungen an die therapeutische Arbeit hat.

Innerpsychische Faktoren sind der bereits erwähnte hohe moralische Anspruch (im Extremfall Aufopferungsideale) oder ein unrealistischer Leistungsanspruch (im Extremfall Retterphantasien). Zu diesen psychischen Faktoren wird im Abschn. „Helfersyndrom" (▶ Abschn. 10.2.2, „Die hilflosen Helfer") noch mehr zu lesen sein.

Diese Belastungen lösen Stress aus. Wenn die **Ressourcen und die Fähigkeiten der Therapeutin** nicht ausreichen, um den

Stress zu bewältigen, dann entsteht ein Gefühl von Hilflosigkeit. Die Therapeutin hat den Eindruck, nichts an ihrer Situation ändern zu können. So kommt es nicht zu einer aktiven Veränderung, sondern zu einer passiven, **defensiven Bewältigung.** Sie distanziert sich innerlich von ihrer Arbeit und entwickelt die oben beschriebenen Symptome.

> **Wichtig**
> Die auslösenden Faktoren für Burnout sind nicht nur in der Person der Therapeutin zu suchen. Häufig sind es die **belastenden Organisationsstrukturen des Arbeitsplatzes,** die zum Burnout beitragen: Zeit- und Verantwortungsdruck, mangelndes Feedback, unklare Erfolgskriterien oder Abhängigkeit von Entscheidungen anderer kann zu Ohnmachts- und Hilflosigkeitsgefühlen führen.

Belastungen im Arbeitsfeld lassen sich oft nicht vermeiden. Es liegt jedoch in der Hand der Therapeutin, wie sie damit umgeht.

Für die Seite der persönlichen Ansprüche sind **Supervision und Selbsterfahrung** hilfreiche, aktive Bewältigungsstrategien.

Für die Aspekte der Arbeitsorganisation sind **Teamentwicklung und kollegiale Fallarbeit** Konzepte, die das Arbeitsklima verbessern. Eine sinnvolle Möglichkeit bietet eine externe **Teamsupervision.** Diese Möglichkeiten werden im ▶ Abschn. 10.3, „Kollegiale Unterstützung und Supervision", näher erläutert.

10.2.2 Die hilflosen Helfer

Der Begriff „Helfersyndrom" stammt vom Psychoanalytiker Wolfgang Schmidbauer (2008) und wird in seinem Buch „Die hilflosen Helfer: Über die seelische Problematik der helfenden Berufe" ausführlich diskutiert. Schmidbauer beschreibt den **Helferberuf als ideale Nische** für Menschen mit einer Selbstwertproblematik.

Die Regulation des **Selbstwertgefühls** (des Narzissmus) hat seinen Ursprung in der Kindheit und gründet auf der Beziehung zu den Eltern. Wenn die Eltern streng sind und hohe Leistungsansprüche an das Kind stellen, bekommt dieses die tiefe innere Überzeugung, an sich nicht liebenswert zu sein, sondern nur aufgrund der eigenen Leistungen geliebt zu werden (Miller 2022).

Es fehlt dann die Selbstwertbalance durch die **Verinnerlichung eines positiven Ich-Ideals** („Auch wenn mal was schief läuft, ich mag mich so wie ich bin. Ich bin in Ordnung"). Menschen mit Selbstwertproblemen versuchen deswegen Bestätigung von außen zu finden. Sie werden **abhängig von äußerer Anerkennung,** z. B. von Klienten, denen sie geholfen haben.

In helfenden Berufen (Ärztin, Psychologin, Krankenschwester, Sozialpädagogin, Logopädin usw.) finden sie Nischen, in denen sie ihr mangelndes Selbstwertgefühl kompensieren können. Professionelle Helferinnen verwandeln ihre **narzisstische Bedürftigkeit,** das Bedürfnis nach Angenommen sein, in **Hilfsbereitschaft.** Sie geben anderen das, was sie selbst gerne hätten und was ihnen als Kind gefehlt hat.

Warum ist die Tätigkeit als professionelle Helferin so verlockend? Das hängt mit dem **Machtgefälle zwischen Helferin und Klient** zusammen. Die Helferin kann die Erlebnisse aus ihrer Kindheit (unbewusst) kompensieren, indem sie die Seite wechselt: sie ist nicht mehr das hilflose, abhängige, bedürftige Kind, das den mächtigen, selbstständigen Eltern gegenübersteht. Nun ist sie die **mächtige, helfende und selbstständige Therapeutin.** Diese Macht kann sie den Klienten auch spüren lassen, indem sie bestimmt, wann Stunden beendet werden, Ermahnungen ausspricht regelmäßig zu üben usw.

In der Beziehung zwischen Helferin und Klient sind die **Rollen klar definiert:** Der Klient soll seine Bedürfnisse äußern, die Helferin muss ihre Bedürfnisse zurückhalten. Der Klient ist schwach und braucht Hilfe, die Helferin soll eine starke, kompetente Fachkraft sein. **Alle „kindlichen" Eigenschaften** hat der Klient, alle „erwachsenen" die Helferin. Diesem kompetenten Auftreten in der therapeutischen Beziehung steht häufig eine unsichere, **vermeidende Haltung in Alltagsbeziehungen** gegenüber. In gleichberechtigten Beziehungen sind die Ängste groß, dass die alten Verletzungen, die die Eltern einem als Kind zugefügt haben, wieder erlebt werden. So vermeiden die „hilflosen Helfer" Abhängigkeit in Beziehungen. Entweder sie bleiben eher distanziert oder übernehmen auch **außerhalb der Arbeit die Rolle des fürsorglichen Partners.**

Merkmale des Helfersyndroms
- Große (teilweise unbewusste) Bedürftigkeit nach Nähe
- Schwierigkeiten, eigene Gefühle und Bedürfnisse zu spüren und zu äußern
- Eigene Bedürfnisse werden in Hilfsbereitschaft verpackt
- Aufbau einer professionellen, unangreifbaren Fassade im sozialen Bereich
- Indirekte Äußerung von Aggressionen
- Probleme in privaten Beziehungen: Gegenseitigkeit und Intimität werden vermieden

---

Die Analyse Schmidbauers ist auf viel **Widerstand** gestoßen. Niemand lässt sich gerne Selbstwertprobleme oder Störungen in der narzisstischen Entwicklung unterstellen. Da viele der oben beschriebenen Merkmale unbewusst sind, kann sich niemand sicher sein, ob sie auf ihn zutreffen. Auf jeden Fall aber hat Schmidbauer mit dem „Helfersyndrom" eine breite Diskussion angestoßen, die dazu führte, dass sich professionelle Helferinnen nicht nur um die Klienten kümmern, sondern auch um ihr eigenes Wohlergehen. In diesem Sinne sollen auch die folgenden Schlussfolgerungen für eine **Haltung der Selbstsorge** und die entsprechenden Anregungen zur Selbstreflexion verstanden werden.

> **Wichtig**
>
> Es geht nicht um die Frage „Habe ich ein Helfersyndrom oder nicht?", sondern um eine fürsorgliche Haltung der eigenen Person gegenüber.

▪▪ Fehlerfreundlichkeit

Eigene Fehler einzugestehen und wahrzunehmen ist die wichtigste Fähigkeit einer Therapeutin. Die perfekte Therapeutin gibt es nur in der Phantasie. Diese idealen Phantasien lassen sich stets nur durch Verleugnung der Wirklichkeit aufrechterhalten. Dadurch verliert die Therapeutin ihre **Sensibilität in der Wahrnehmung** und den Kontakt mit dem Klienten. Dürfen eigene Fehler nicht wahrgenommen werden, können sie auch nicht korrigiert werden.

> **Tipp**
>
> **Anregung zur Selbstreflexion:**
> - Fällt es mir schwer, mich gegenüber den Bedürfnissen und dem Leiden der Klienten abzugrenzen?
> - Meine ich, für alles eine Lösung finden zu müssen?
> - Überfordere ich mich manchmal in der Arbeit?

▪▪ Infrage stellen des Expertenstatus

Eine professionelle Haltung, die große Kompetenz in Bezug auf das Problem des Klienten beansprucht, und eine Hilfsbereitschaft, die grenzenlos ist, schwächt die **Selbstheilungskräfte des Klienten.** Selbsthilfeversuche und Eigenverantwortlichkeit werden untergraben. Außerdem setzt sich die Therapeutin mit einer solchen Haltung unnötig unter Druck.

> **Tipp**
>
> **Anregung zur Selbstreflexion:**
> - Kann ich mir (professionelle und menschliche) Schwächen eingestehen?

- Muss ich meine Schwächen und Unsicherheiten den Klienten gegenüber verheimlichen?

■■ Eigene Bedürftigkeit anerkennen

Ein Helfer, der nicht egoistisch ist und nicht an sich und seine Bedürfnisse denkt, wird bald auf der Strecke bleiben. Ständig nur zu geben, ohne etwas zu bekommen, ohne für sich zu sorgen, führt zum Burnout. Das eigene Wohlergehen steht nicht im Widerspruch zu dem des Klienten. Nur wenn sich die Therapeutin wohlfühlt und bei sich und ihren Empfindungen ist, kann sie sich auch auf den Klienten einlassen.

> **Tipp**
>
> **Anregung zur Selbstreflexion:**
> - Wann habe ich das letzte Mal eine Therapie abgesagt, weil ich mich nicht wohlgefühlt habe?
> - Wie viel Platz ist in meiner Arbeit für meine eigenen Bedürfnisse?

In Kürze

- **Burnout** äußert sich in emotionaler Erschöpfung, Depersonalisierung und dem Gefühl mangelnder Leistungsfähigkeit.
- Neben **inneren Faktoren** (hoher moralischer Anspruch, Retterphantasien) sind auch **äußere Faktoren** (Teamkonflikte, Arbeitsüberlastung) an der Entstehung von Burnout beteiligt.
- Helfende Berufe bieten für manche Therapeutinnen die Möglichkeit, **Selbstwertprobleme** hinter einer kompetenten Expertenfassade zu verstecken.
- Fehlerfreundlichkeit, Infrage stellen des Expertenstatus und die Anerkennung eigener Bedürfnisse sind wichtige **Maßnahmen gegen Burnout**.

10.3 Kollegiale Unterstützung und Supervision

In der therapeutischen Arbeit mit dem Klienten ist die Logopädin zwar alleine, aber die meisten Therapeutinnen arbeiten mit Kolleginnen in einer Praxis oder einer Klinik, einer Frühförderstelle und anderen Institutionen zusammen. Es bieten sich viele Möglichkeiten der gegenseitigen Unterstützung. Einige Möglichkeiten werden im Folgenden dargestellt.

10.3.1 Kollegiale Fallarbeit

Im Berufsalltag ist die Sprachtherapeutin oft damit konfrontiert, dass Therapiemethoden nicht richtig greifen, schwierige Gespräche als belastend empfunden werden oder Entscheidungen im Therapieverlauf professionell begründet und getroffen werden müssen. Damit diese vielfältigen Anforderungen nicht zu einer Überforderung und hohem beruflichem Stress führen, steht als ein effektives Mittel der Unterstützung die kollegiale Fallarbeit zur Verfügung. Durch die strukturierte Fallbesprechung unter Kolleginnen können die Fähigkeiten der einzelnen Therapeuten genutzt und erweitert werden, sodass alle Teilnehmer von dieser Vorgehensweise profitieren. Somit trägt diese Methode zur Qualitätssicherung bei und ermöglicht es, sowohl die Wirksamkeit der therapeutischen Intervention als auch „Verstrickungen" auf der Beziehungsebene zu hinterfragen und den eigenen Behandlungs- und Beratungsstil kontinuierlich weiterzuentwickeln.

Aufgrund des wertvollen Beitrags für die Psychohygiene, ist es sinnvoll, diese Form der gegenseitigen Unterstützung bereits in der Ausbildung von Sprachtherapeutinnen zu etablieren, um gerade Berufseinsteigerinnen ein effektives Mittel zur therapeutischen Selbstsorge mitzugeben.

Die folgenden Hinweise zur kollegialen Fallarbeit bieten eine Möglichkeit, diesen informellen Gesprächen einen **institutionellen Rahmen** in Form einer kollegialen Fallbesprechung in der Gruppe zu geben. Empfehlenswert ist ein Termin pro Monat, mit einer Dauer von 90 Min in einer Gruppe von 4–8 Teilnehmerinnen. Das folgende Konzept bietet hierfür Orientierungshilfe.

■■ **Grundlegende Haltung**

Es gibt keine „Wahrheit", keine eindeutig richtige Lösung, sondern verschiedene, mehr oder weniger **hilfreiche Konstruktionen von Realität.** Diese systemische Grundannahme ist wichtig, weil sie verhindert, dass sich die Teilnehmerinnen um die richtige Wahrnehmung, die richtige Diagnose und richtige Lösung streiten. Die kollegiale Fallarbeit geht vielmehr davon aus, dass durch das Zusammentragen verschiedener, auch widersprüchlicher Sichtweisen, ein **erweitertes Bild des Falles** entsteht. Gerade die Unterschiede in den Wahrnehmungen, Ideen und Vermutungen machen den Gewinn einer Fallbesprechung in der Gruppe aus. Entscheidend ist außerdem eine ressourcen- und lösungsorientierte Haltung der Teilnehmerinnen.

Zielsetzungen in der kollegialen Fallbesprechung

- Sammlung von alternativen Sichtweisen auf schwierige Interaktionen zwischen Therapeutin und Klienten
- Erarbeiten von konkreten Schritten zur Lösung
- Fachlicher Austausch, Erweiterung von Fallkompetenz
- Stärken des Zusammenhalts, Verbesserung des Arbeitsklimas bei Besprechungen in Teams

---

■■ **Ablauf**

Das ideale Setting ist ein Stuhlkreis in einem möglichst ruhigen Raum und mindes-

tens 90 min Zeit, ohne Störungen. Zu Beginn wird eine **Moderatorin** bestimmt, die verantwortlich ist für die Schrittfolge, den zeitlichen Rahmen und die Einhaltung der Gesprächsregeln.

Aufgaben der Moderatorin (nach Tietze 2008)

- Einstieg in den Intervisionsprozess
- Unterstützen der Falldarstellerin: z. B. Emotionen aufgreifen, aktives Zuhören, Fragetechniken
- Hilfe bei der Formulierung der Schlüsselfrage
- Einhaltung der Zeit- und Prozessstruktur der Fallarbeit
- Ordnen der Beiträge
- Neue Impulse geben, wenn der Prozess stockt ggf. „kreative Methoden" anwenden
- Strukturieren bei Schwierigkeiten: unterbrechen, einen Schritt zurückgehen
- Zusammenfassen/Abschluss

Im Folgenden wird der Ablauf in 9 Schritten (nach Tietze 2008) dargestellt:

1. **Kurze Runde** zur gegenwärtigen Befindlichkeit und Anmeldung des Bedarfes an einer Fallvorstellung.
2. **Einigung** darüber, welcher Fall besprochen werden soll.
3. **Falldarstellung** und Formulierung einer Schlüsselfrage: Die Falldarstellerin erzählt von dem Fall:
   - Was ist geschehen?
   - Was habe ich erlebt?
   - Was ist meine Schlüsselfrage?
4. **Resonanzrunde:** Bevor Sachinhalte besprochen werden, teilt jeder der Zuhörerinnen mit, welche Affekte sie bei sich und der Falldarstellerin wahrgenommen hat. Erst wenn alle Zuhörerinnen sich geäußert haben, reagiert die Falldarstellerin: Wo schließt sie sich an, was findet sie interessant?

5. **Nachfragerunde:** Erst jetzt dürfen die Zuhörerinnen Fragen stellen, wenn ihnen noch Informationen zum Fall fehlen. Die Moderatorin achtet darauf, dass es wirkliche Fragen sind und nicht verkappte Lösungsvorschläge.

6. **Perspektivenwechsel:** Nun schlüpfen die Zuhörerinnen in die Rolle des Klienten und anderer am Fall beteiligter Personen. Sie versuchen, sich mit deren Sicht zu identifizieren und beschreiben deren mögliche Gefühle oder Gedanken „Ich an der Stelle von…" Erst wenn alle Perspektivenübernahmen erschöpft sind, kommentiert die Falldarstellerin: Wo schließt sie sich an, was hat sie überrascht?

7. **Falldiskussion:** Nun darf endlich fachlich diskutiert werden:
   - Was ist die Dynamik?
   - Wo liegt die Ursache?
   - Was muss noch geklärt werden?

   Die **Schlüsselfrage** sollte das Thema der Fallinhaberin in besonderer Weise verdeutlichen und damit den konkreten Klärungsbedarf erfassen. Eine Schlüsselfrage wird konkret, zielorientiert und positiv formuliert (Tietze 2008). Die Zuhörerinnen achten sowohl auf den Inhalt wie auf die Art und Weise der Darstellung (Tonfall, Mimik, Unterbrechungen, Ungereimtheiten). Sie achten auf eigene Gedanken und Affekte, die von der Erzählung ausgelöst werden.

   Die Moderatorin achtet darauf, dass jeweils die Ressourcen berücksichtigt werden:
   - Wo sind günstige Bedingungen für eine Lösung?
   - Wo sind Stärken der Klienten und der Therapeutin?

   Auch hier hat wieder die Falldarstellerin das letzte Wort:
   - Was ist hilfreich?
   - Wo kann sie anknüpfen?

8. **Handlungsplanung:** Nun geht es um die konkrete Umsetzung des Besprochenen:
   - Was sind die Ziele?
   - Was können die nächsten Schritte sein?
   - Wie können vorhandene Ressourcen verbessert werden?
   - Was ist untereinander zu verabreden?

   Auch hier stehen am Ende die Meinung und die Zusammenfassung des Ergebnisses durch die Falldarstellerin.

9. **Reflexionsgespräch:** Zum Schluss wird noch einmal der Prozess reflektiert:
   - Was blieb unklar?
   - Was wurde vermieden?
   - Was haben die Einzelnen selbst aus der Fallbesprechung lernen können?
   - Wie haben wir den Fall bearbeitet?
   - Wie lief der Gruppenprozess?
   - Rückmeldung an die Moderatorin

> **Wichtig**
>
> Eine kollegiale Fallbesprechung verlangt eine **disziplinierte Einhaltung der einzelnen Schritte.** Dafür sollte die Moderatorin durchsetzungsstark sein.

Für die Bereitschaft zur Reflexion und das offene Äußern eigener emotionaler Reaktionen in der Resonanzrunde ist eine **vertrauensvolle, konkurrenzfreie Atmosphäre** notwendig. Einzelne Teilnehmerinnen sollten bereits Erfahrungen in angeleiteter Gruppensupervision mitbringen, um die konzentrierte Atmosphäre einer Supervisionsgruppe in die kollegiale Fallbesprechung übertragen zu können.

Gerät der Diskussionsprozess ins Stocken oder entfernt sich die Diskussion von der Schlüsselfrage, kann die Moderatorin auch Methodenbausteine einsetzen, um wieder neue Impulse zu geben und damit die Ressourcen der Gruppe besser zu nutzen. Je nach Ausgangsfrage bieten sich dabei unterschiedliche Methoden an.

◻ Tab. 10.1 stellt exemplarisch mögliche Methoden für die kollegiale Fallarbeit mit Fragestellung, Ziel und Durchführung dar (in Anlehnung an Tietze 2008):

◻ Tab. 10.1 Mögliche Methoden für die kollegiale Fallarbeit

Bausteine	Fragestellung	Ziele	Durchführung
„Kopf-stand-Brainstor-ming"	Festgefahrene Situationen, Opferrolle, Lösungsversuche sind Teil des Problems	Perspektivwechsel, paradoxe Intervention	Wie kann die Falldarstellerin die Situation verschlimmern?
„Inneres Team"	Entscheidungsprobleme: es fällt schwer, eine klare Position zu einem Thema zu entwickeln	Verschiedene Stimmen wahrnehmen, unterschiedliche Perspektiven verdeutlichen, mögliche Kompromisse formulieren	Welche Stimmen der Falldarstellerin gibt es zu dem Thema?
„Erfolgsmeldung"	Warum hat eine Intervention funktioniert? Reflexion zum Abschluss der Fallbesprechung	Fokus liegt auf dem, was gut ist, gemeinsames Profitieren vom Erfolg, Transfer	Wie hat die Falldarstellerin ihr Ziel erreicht?
„Brainstorming"	Anregungen für die Umsetzung bestimmter Therapieinhalte sammeln	Möglichst umfangreiche Ideen- sammlung (z. B. Spielideen zur Lautanbahnung erarbeiten)	Jeder Teilnehmer nennt z. B. seine „Top 3" zu diesem Thema

(in Anlehnung an Tietze 2008, S. 117)

10

Der Ablauf einer solchen **Fallbesprechung** soll im Folgenden anhand eines Beispiels verdeutlicht werden.

▶ **Beispiel: Fallbesprechung**

Die Falldarstellerin, eine Logopädin, die in einer Praxis arbeitet, erzählt von der Mutter eines Kindes, das aufgrund einer Sprachentwicklungsverzögerung in Therapie ist. Mit der Zeit, das Kind ist schon seit mehreren Monaten in Behandlung, entwickelt sich eine vertrauensvolle Beziehung zwischen Therapeutin und Mutter. Eines Tages ruft die Mutter an, um einen Termin zu verschieben, weil sie ins Krankenhaus muss. Sie erzählt der Logopädin, dass sie bereits einmal wegen Krebs behandelt wurde, und nun wieder von den Ärzten die Diagnose Brustkrebs mitgeteilt bekam. Sie fürchtet sich vor einer Operation. Die Therapeutin bietet an, die Therapie auszusetzen, aber die Mutter möchte, dass die Therapie weiterläuft. Am nächsten Therapietermin ist die Logopädin ganz befangen. Sie kann sich nicht auf die Therapie konzentrieren, weil ihr ständig im Kopf herumgeht, dass die Mutter schwer krank ist und bald sterben könnte. Sie fragt das Kind, wie es ihm ging, als die Mutter im Krankenhaus war. Für das Kind war das offensichtlich nicht schlimm, aber die Therapeutin ist wie betäubt von der Thematik und fühlt eine Art zwanghaften Wunsch, dem Kind die Frage zu stellen, ob es weiß, dass die Mutter sehr krank ist und vielleicht sterben muss. Die Therapeutin stellt die Frage an die Gruppe, wie sie von dieser Fixierung lassen kann und wie sie die Therapie weiterführen soll **(Schlüsselfrage)**.

Resonanzrunde. Mehrere Therapeutinnen erzählen von Bedrücktheitsgefühlen, die sie während der Erzählung gespürt hätten. Sie erleben die Todesdrohung als sehr mächtig im Raum stehend. Eine Kollegin erzählt von ihrer Irritation darüber, dass die Therapeutin das Kind nach den Erfahrungen mit dem Krankenhausaufenthalt der Mutter gefragt hat. Die Falldarstellerin ist erleichtert, dass ihre Kolleginnen das drohende Schicksal der Mutter und die Verlassenheit des Kindes ebenfalls sehr belastend erleben. Auf die

Irritation der Kollegin reagiert sie nachdenklich. Auch sie habe sich gefragt, ob es besser gewesen wäre, das Kind nicht nach dem Krankenhausaufenthalt der Mutter zu fragen.

Nachfragerunde. Die Kolleginnen stellen Fragen zur Krebsdiagnose der Mutter und zum Stand der logopädischen Therapie; außerdem, ob es Anzeichen dafür gibt, dass das Kind unter der Situation leidet, und wie genau das Kind auf die Frage nach dem Krankenhausaufenthalt reagiert hat.

Perspektivenwechsel. Die Kolleginnen übernehmen die Perspektive des Kindes und der Mutter. Aus der Sicht der Mutter wird deutlich, dass sie nicht recht weiß, wie viel sie von ihrer Krebserkrankung erzählen soll. Auf der einen Seite hat sie eine gute Beziehung zur Logopädin und sieht in ihr eine kompetente Gesprächspartnerin. Auf der anderen Seite möchte sie nicht zu viel Raum in der Therapie beanspruchen, es soll dort um ihre Tochter gehen. Sie ist also zwischen der Verantwortung für ihre Tochter und ihrer eigenen Bedürftigkeit hin- und hergerissen. Aus der Sicht der Tochter wird deutlich, dass sie sich vor den Geschehnissen schützt, indem sie den alltäglichen Dingen nachgeht, und dass sie einen recht selbstverständlichen Umgang mit Krankenhausaufenthalten der Mutter hat. Die Falldarstellerin ist überrascht davon, dass die Kolleginnen die Mutter und nicht die Tochter als bedürftig erleben.

Falldiskussion. Die Hypothese wird geäußert, dass die Therapeutin ihre Sorgen, die sie sich um die Zukunft des Kindes macht, auf das Kind projiziert hat. So erscheint es, als ob das Kind Hilfe bräuchte. Aber eigentlich komme das Kind ganz gut zurecht (Ressource). Eine weitere Überlegung zielt darauf, dass die Therapeutin die Sorgen der Mutter übernommen hat und sich nun anstelle der Mutter für das Kind verantwortlich fühlt. Als Ressourcen werden die Offenheit der Mutter beschrieben und die vertrauensvollen und stabilen Beziehungen zwischen allen Beteiligten. Die Moderatorin schlägt vor, die Methode des inneren Teams (Schulz von Thun 2013) auszuprobieren, um den vielen Stimmen in der Therapeutin zum Fortgang der Therapie Ausdruck zu verleihen. Die Teilnehmerinnen machen Vorschläge, welche Stimmen sie bei der Falldarstellung „herausgehört" haben und die Moderatorin notiert diese auf Zetteln, nachdem sie die Fallinhaberin gefragt hat, ob diese Stimme für sie passt. So findet die Gruppe Stimmen wie: Die Fürsorgliche, die gute Zuhörerin, die Überbehütende, die Gelähmte, die eigene Endlichkeit Erkennende… Die einzelnen „Rollen" werden an die Teilnehmerinnen verteilt und durch diese gesprochen. So kann die Falldarstellerin ihre unterschiedlichen Stimmen zu dem Thema mit Distanz wahrnehmen und einerseits Schwerpunkte erspüren oder andererseits evtl. eine bislang nicht wahrgenommene Seite erkennen.

Handlungsplanung. Die wichtigste Folgerung aus der Besprechung ist die deutlichere Abgrenzung gegenüber den Gesprächsanliegen der Mutter in Bezug auf ihre Krankheit. Statt inhaltlich über das Thema zu sprechen, wird die Therapeutin gemeinsam mit der Mutter überlegen, wo diese mit ihrem Bedürfnis zu sprechen, besser aufgehoben ist (einige Kolleginnen geben Hinweise auf Beratungsstellen zu dem Thema Krebserkrankung).

Reflexionsgespräch. Allgemein wird bemerkt, dass die bedrückenden Gefühle nachgelassen haben. Aber alle sind der Meinung, dass es in einem solchen Fall sehr schwer ist, sich auf die logopädische Aufgabe zu konzentrieren und sich nicht mit Projektionen eigener Sorgen und Ängste einzumischen. ◄

> **Wichtig**

Es ist selbstverständlich ebenso gut möglich, **kollegiale Fallbesprechungen stärker auf fachlich sprachtherapeutische Inhalte zu konzentrieren,** wenn diese im Mittelpunkt der Fragestellung der Falldarstellerin stehen.

10.3.2 Supervision

Supervision ist zu unterscheiden von Praxisanleitung in der logopädischen Ausbildung. Supervision hat nicht die Anwendung und Bewertung sprachtherapeutischer Methoden zum Gegenstand.

> **Wichtig**
>
> Supervision besteht in der **freiwilligen Beziehung** zwischen der Supervisorin und den Supervisandinnen. Die Supervisorin ist nicht in den Institutionen beschäftigt, in denen die Supervisandinnen arbeiten, sie kann frei und neutral handeln, es besteht **kein gegenseitiges Abhängigkeitsverhältnis.**

Es gibt verschiedene Formen von Supervision:

- Supervision von Therapeutinnen aus einem Team in Bezug auf die Arbeit mit den Klienten **(Fallsupervision)** oder in Bezug auf die Beziehungen und Konflikte der Teammitglieder **(Teamsupervision).**
- Supervision von Einzelnen **(Einzelsupervision)** oder mehreren Therapeutinnen **(Gruppensupervision),** die nicht an einer gemeinsamen Arbeitsstelle beschäftigt sind.

> **Wichtig**
>
> Thema in der **Fallsupervision** ist die Beziehung zwischen Therapeutin und Klient. Neben der **Selbstwahrnehmung der Therapeutin** und der Person des Klienten kann auch der **institutionelle Kontext der Therapie** und der Beitrag weiterer Beteiligter (Angehörige des Klienten oder andere professionelle Helfer) betrachtet werden.

Bei der Wahl der Supervisorin ist ein wichtiges Kriterium die **Feldkompetenz der Supervisorin.** Das heißt, dass sie mit dem Arbeitsfeld der Logopädie vertraut ist. Es kann aber auch sinnvoll sein, eine Supervisorin ohne Vorerfahrung im sprachtherapeutischen Bereich zu suchen. Sie kann besonders sensibel auf die Beziehungen zwischen den Therapeutinnen und den Klienten achten, da sie unvoreingenommen ist und ihr Blick nicht durch logopädisch-methodische Fragen verstellt ist. Eine Supervisorin aus dem sprachtherapeutischen Feld wird sich naturgemäß näher an fachlich-methodischen Inhalten bewegen, als eine Supervisorin, die eine psychologische Grundausbildung hat.

Ein weiteres wichtiges Kriterium bei der Wahl der Supervisorin liegt in ihrer Person. Die **Haltung der Supervisorin** dient nicht zuletzt auch als Modell für die Haltungen der Therapeutinnen gegenüber ihren Klienten. Insofern ist es wichtig, dass ein Vertrauensverhältnis zur Supervisorin besteht und ihr Arbeitsstil mit dem der Supervisandinnen zusammenpasst. Es gibt aber auch **formale Kriterien,** die die Auswahl erleichtern können. Die Deutsche Gesellschaft für Supervision (DGSV) hat Ausbildungen zertifiziert, die gewisse Standards erfüllen. Alle Supervisorinnen, die eine Ausbildung absolviert haben, die von der DGSV zertifiziert ist, tragen das Kürzel „**DGSV**" in ihrem Titel. Bei ihnen kann man sicher sein, dass sie eine fundierte allgemeine supervisorische Ausbildung haben, die sie grundsätzlich für alle Praxisfelder qualifiziert.

Eine **Fallsupervision in der Gruppe** kann auf eine ähnliche Art und Weise ablaufen, wie in ▶ Abschn. 10.3.1 für die kollegiale Fallarbeit beschrieben. Ein Beispiel erübrigt sich, da der oben beschriebene Fall der krebskranken Mutter ein gutes Beispiel für einen supervisorischen Prozess bietet. Die Rolle der Supervisorin entspricht der der Moderatorin, wobei die Supervisorin sicher weit mehr strukturierend eingreifen wird und weitere **psychodynamische Hintergründe** in Form von Fragen oder Kommentaren beisteuern wird. Die Supervisorin trägt die **Verantwortung für den Prozess** und verfolgt das Ziel, die Verwirrungen, die in der Beziehung entstanden sind, mit **Hilfe der Gruppenteilnehmerinnen** zu klären. Dabei greift sie einzelne Äußerungen auf, verfolgt die verschiedenen Perspektiven, vergleicht sie, achtet darauf, dass nichts Wichtiges untergeht. Sie behält das Ziel der Falldarstellerin im Auge und lenkt den Prozess entsprechend.

> ⟩ **Wichtig**
> – **Supervisionsgruppen** sind eine gute Möglichkeit, schwierige Beziehungen mit Klienten zu reflektieren, mit Kolleginnen Erfahrungen und Lösungen auszutauschen und sich von der Supervisorin **neue Perspektiven** für die eigene Arbeit zu holen.
> – Supervision entlastet, dient der **Qualitätssicherung** der eigenen Arbeit und beugt Burnout vor.

Manche Probleme aus der sprachtherapeutischen Arbeit lassen sich jedoch nicht allein mit Fallbesprechungen lösen, da **organisatorische** oder **gruppendynamische Probleme** dahinterstehen. Eine Möglichkeit, auch diese Ebenen in eine Diskussion und in einen Veränderungsprozess mit einzubeziehen, bietet die Methodik der Zukunftswerkstatt.

10.3.3 Zukunftswerkstatt zur Teamentwicklung

Die Zukunftswerkstatt (Albers und Broux 1999) ist eine Methode, die auf den **Philosophen Ernst Bloch** zurückgeht und erstmals im Kontext der Friedensbewegung der 70er Jahre angewandt wurde. Die Vorgehensweise lässt sich auf Teams übertragen, die in einer **nichthierarchisierten Form** zusammenarbeiten und über die Art und Weise ihrer Zusammenarbeit und den organisatorischen Kontext größtenteils **selbst bestimmen können.** Die Zukunftswerkstatt besteht aus drei voneinander getrennten Phasen:
– Kritikphase,
– Phantasiephase,
– Verwirklichungsphase.

▪▪ Kritikphase
– Was missfällt mir an unserer Zusammenarbeit, an unserer Arbeitsorganisation?
– Was habe ich zu kritisieren?

Jeder äußert sich, Kommentare und Diskussionen sind nicht erlaubt. Es werden alle Aussagen auf Flipchart oder Moderationskarten aufgeschrieben. Daran anschließend werden die Kritikpunkte hervorgehoben, die für alle wichtig erscheinen und die weiterbehandelt werden sollen.

▪▪ Phantasiephase
– Wie wünsche ich mir unsere Zusammenarbeit?
– Welche Veränderungen möchte ich in der Arbeitsorganisation?
– Wie sieht mein Idealteam aus?

Hier ist Spinnen und Schwärmen erlaubt. Es ist wichtig, sich außerhalb der alltäglichen Grenzen und Schwierigkeiten zu phantasieren und verrückte oder unmögliche Wünsche zu äußern. Kritik und Bewertung sind verboten! Auch hier werden alle Aussagen auf Flipchart oder Moderationskarten aufgeschrieben. Daran anschließend werden die wichtigsten Ideen ausgewählt.

▪▪ Verwirklichungsphase
– Was bedeuten für die Gruppe die ausgewählten Vorschläge konkret?
– Welche Hindernisse gibt es?
– Welchen Vorschlag greifen wir auf?
– Wie fangen wir an?
– Welche ersten Verwirklichungsschritte sind zu unternehmen?

Nun kann gemeinsam über die Ideen diskutiert werden und konkrete erste Schritte vereinbart werden.

Je nach Größe der Teams kann es sinnvoll sein, eine **Moderatorin** zu bestimmen, die für das Einhalten der Regeln verantwortlich ist. Die Entscheidung, welche Themen jeweils weiterverfolgt werden, kann formalisiert werden, indem jede Beteiligte 5 Punkte zu vergeben hat. Die Themen mit den meisten **Punktzahlen** werden dann weiterverfolgt.

In Kürze

- Im letzten Abschnitt dieses Buches wurden Möglichkeiten vorgestellt, die eigene **therapeutische Kompetenz** zu erweitern und die **Zusammenarbeit** mit Kolleginnen zu optimieren.
- **Kollegiale Fallarbeit** ermöglicht durch das Zusammentragen verschiedener Perspektiven und einer lösungs- und ressourcenorientierten Vorgehensweise eine Erweiterung der Sichtweisen und konkrete Hilfen in Bezug auf schwierige therapeutische Prozesse.
- **Supervision** nutzt die Vorzüge der kollegialen Fallarbeit unter der Leitung einer externen, unabhängigen Supervisorin. Dadurch werden vermehrt Aspekte der Beziehungsdynamik und des institutionellen Arbeitskontextes berücksichtigt.

- Die **Zukunftswerkstatt** bietet Möglichkeiten, die Organisation und die Beziehungskultur in Teams zu verbessern.

Literatur

Albers O, Broux A (1999) Zukunftswerkstatt und Szenariotechnik: ein Methodenbuch für Schule und Hochschule. Beltz, Weinheim

Bachmair S, Faber I, Hennig C, Kolb R, Willig W (2014) Beraten will gelernt sein. Ein praktisches Lehrbuch für Anfänger und Fortgeschrittene. Beltz, Weinheim

Dehnhardt C, Ritterfeld U (1998) Elternarbeit in der Sprachtherapie. Kindheit und Entwicklung 7(3):163–172

Gstach J (1996) Die innere Welt der Eltern und die Lebenswelt des Säuglings. Frühförderung interdisziplinär 15(3):111–116

Kitze K (2022) Burnout: Grundlagen und Handlungswissen für soziale Berufe. Kohlhammer, Stuttgart

Lazarus R (1995) Streß und Stressbewältigung – ein Paradigma. In: Filipp S (Hrsg) Kritische Lebensereignisse. Beltz, Weinheim

Miller A (2022) Das Drama des begabten Kindes. Suhrkamp, Berlin

Schmidbauer W (2008) Hilflose Helfer. Rowohlt, Reinbek

Schulz von Thun F (2013) Miteinander reden Bd. 3: Das „innere Team" und situationsgerechte Kommunikation. Rowohlt, Reinbek

Tietze KO (2008) Kollegiale Beratung. Problemlösungen gemeinsam entwickeln. In: Schulz von Thun F (Hrsg) Miteinander reden: Praxis. Rowohlt, Reinbek

10

Anhang

Inhaltsverzeichnis

Ergänzende Information Die elektronische Version dieses Kapitels enthält Zusatzmaterial, auf das über folgenden Link zugegriffen werden kann ▶ https://doi.org/10.1007/978-3-662-67522-9_11.

11.1 Beratungsstellen-Selbsthilfe- Information

Um wichtige Adressen, die für die Beratung in der Sprachtherapie immer wieder von Interesse sind, gleich parat zu haben, folgt hier eine **Auflistung der unterschiedlichen Beratungsstellen, Selbsthilfe-Organisationen** und weiterer wichtiger **Anlaufstellen**.

11.1.1 Psychotherapie

Psychotherapie-Informations-Dienst (PID)
Am Köllnischen Park 2, 10179 Berlin
pid@psychologenakademie.de
Tel.: 030/209166330, ▶ www.psychotherapiesuche.de

11.1.2 Selbsthilfeorganisationen

Elternorganisationen – Selbsthilfe – Bundesverbände

Bundesverband   Aufmerksamkeitsstörung/Hyperaktivität e. V.
Postfach 60, 91291 Forchheim
email-beratung@adhs-deutschland.de
Tel.: 09191/704260, ▶ www.bv-ah.de

Bundesverband AK Überaktives Kind e. V.
jugendberatung@adhs-deutschland.de
Postfach 410724, 12117 Berlin
Tel.: 030/85605902, ▶ www.bv-auek.de

Bundesverband Legasthenie und Dyskalkulie e. V.
Postfach 201338, 53143 Bonn.
info@bvl-legasthenie.de
Tel.: 0228/38755054 (bundesweit), ▶ www.bvl-legasthenie.de

Arbeitskreis Down-Syndrom
Gadderbaumer Straße 28, 33602 Bielefeld
ak@down-syndrom.org

Tel.: 0521/442998, ▶ www.down-syndrom.org

Deutsches Down-Syndrom Info Center
Hammerhöhe 3, 91207 Lauf a. d. Pegnitz
info@ds-infocenter.de
Tel.: 09123/982121, ▶ www.ds-infocenter.de

Bundesvereinigung Lebenshilfe für Menschen mit geistiger Behinderung e. V.
Raiffeisenstraße 18, 35043 Marburg
zusammen@lebenshilfe.de
Tel.: 06421/491–0, ▶ www.lebenshilfe.de

Bundesverband für Körper- und Mehrfachbehinderte e. V.
Brehmstraße 5–7, 40239 Düsseldorf
info@bvkm.de
Tel.: 0211/640040, ▶ www.bvkm.de

Gesellschaft für Unterstützte Kommunikation (UK)
Nettelbeckstraße 2, 50733 Köln
geschaeftsstelle@gesellschaft-uk.org
Tel.: 0221/98945 21, ▶ https://www.gesellschaft-uk.org/

Bundesverband „Das frühgeborene Kind" e. V.
Darmstädter Landstraße 213, 60598 Frankfurt am Main
info@fruehgeborene.de
Tel.: 069/58700990, ▶ www.fruehgeborene.de

autismus Deutschland e. V. Bundesverband zur Förderung von Menschen mit Autismus
Rothenbaumchaussee 15, 20148 Hamburg
info@autismus.de
Tel.: 040/5115604, ▶ www.autismus.de

Deutsche Gesellschaft der Hörbehinderten – Selbsthilfe und Fachverbände e. V.
Johannes-Wilhelm-Geiger-Weg 8, 24768 Rendsburg
info@deutsche-gesellschaft.de

Tel.: 04331/589750, ► www.deutsche-ge-
sellschaft.de

Deutscher Gehörlosen Bund e. V.
Prenzlauer Allee 180, 10405 Berlin
► www.gehoerlosen-bund.de

Deutscher Schwerhörigen Bund e. V.
dsb@schwerhoerigen-netz.de
Tel.: 030/47541114, ► www.schwerhoe-
rigen-netz.de

**Deutsche Cochlear-Implant-Gesellschaft e. V.,
Dachverband**
Marie-Curie-Str. 5, 79100 Freiburg
info@dcig.de
Tel.: 0761/38496514, ► www.dcig.de

**Deutscher Blinden- und SehbehindertenVer-
band e. V.**
Rungestraße 19, 10179 Berlin
info@dbsv.org
Tel.: 030/285387–0, ► www.dbsv.org

**Lernen Fördern – Bundesverband zur Förde-
rung Lernbehinderter e. V.**
Maybachstr. 27, 71686 Remseck am Neckar
post@lernen-foerdern.de
Tel.: 071419747870, ► www.lernen-foer-
dern.de

**Bundesverband für die Rehabilitation der
Aphasiker e. V.**
Klosterstraße 14, 97084 Würzburg
info@aphasiker.de
Tel.: 0931/2501300, ► www.aphasiker.de

**Deutsche Wachkoma Gesellschaft
Schädel-Hirn-Patienten in Not e. V.**
Bayreuther Straße 33, 92224 Amberg
beratung@schaedel-hirnpatienten.de
Tel.: 09621/6 36 66, ► www.schaedel-
hirnpatienten.de

Stiftung Deutsche Schlaganfall-Hilfe
Schulstr. 22, 33311 Gütersloh
Tel.: 05421/9777–0, ► www.schlaganfall-
hilfe.de

**DGM Deutsch Gesellschaft für Muskel-
kranke**
Im Moos 4, 79112 Freiburg
info@dgm.org
Tel.: 07665/9447–0, ► https://www.dgm.org

**Deutsche Parkinsonvereinigung – Bundesver-
band e. V.**
Moselstraße 31, 41464 Neuss
bundesverband@parkinson-mail.de
Tel.: 02131/740 270, ► www.parkinson-
vereinigung.de

**Deutsche Multiple Sklerosegesellschaft Bun-
desverband e. V.**
Krausenstr. 50, 30171 Hannover
dmsg@dmsg.de
Tel.: 0511/96834–0, ► www.dmsg.de

**Deutsche Alzheimer Gesellschaft e. V.
Selbsthilfe Demenz**
Friedrichstraße 236, 10969 Berlin
info@deutsche-alzheimer.de
Tel.: 030/2593795–0, ► www.deut-
sche-alzheimer.de

Deutsche Aids-Hilfe e. V.
Wilhelmstr. 138, 10963 Berlin
dah@aidshilfe.de.
Tel.: 030/6900870, ► www.aidshilfe.de

**Selbsthilfevereinigung für Lippen-Gaumen-
Fehlbildungen e. V.**
Wolfgang Rosenthal Gesellschaft
Hauser Gasse 16, 35578 Wetzlar
wrg@lkg-selbsthilfe.de
Tel.: 6441 8973285, ► www.lkg-selbst-
hilfe.de

IRL Institut für die **Rehabilitation Laryn-**
gektomierter GmbH
Biberweg 24–16, 53842 Troisdorf
  irl@irl-institut.de
  Tel.: 02241/9322199, ► www.irl-institut.de

Deutsche Krebsgesellschaft e. V.
Kuno-Fischer-Straße 8, 14057 Berlin
  service@krebsgesellschaft.de
  Tel.: 030/3229329–0, ► www.deutsche-
krebsgesellschaft.de

Bundesvereinigung Stottern & Selbsthilfe
e. V.
Zülpicher Str. 58 50674 Köln
  info@bvss.de
  Tel.: 0221/1391106, ► www.bvss.de

Kindernetzwerk e. V.
Benzstr. 2, 63741 Aschaffenburg
  info@kindernetzwerk.de
  06021/454400, ► www.kindernetzwerk.
de
  (Datenbank zu Erkrankungen, Behinderungen und Problembereichen im Kin-
des- und Jugendalter mit weiterführenden
Adressen von Selbsthilfegruppen, Kliniken,
Bundesverbänden).

Bundesarbeitsgemeinschaft Selbsthilfe von
Menschen mit Behinderung, chronischer Er-
krankung und ihren Angehörigen e. V. (BAG
SELBSTHILFE)
Kirchfeldstraße149, 40215 Düsseldorf
  info@bag-selbsthilfe.de
  Tel.:   0211/310060,   ► https://www.
bag-selbsthilfe.de

Nationale Kontakt- und Informationsstelle
zur Anregung und Unterstützung von Selbst-
hilfegruppen (NAKOS)
  Otto-Suhr-Allee 115, 10585 Berlin
  selbsthilfe@nakos.de
  030/31018960, ► www.nakos.de

11.2 Feedback- und Reflexionsbögen

Die folgenden Feedbackbögen sollen Ihnen
helfen, Ihr Therapeutinnenverhalten zu reflektieren. Sowohl in einer kollegialen Fallbesprechung als auch in der Supervision
können diese Bögen als Arbeitsgrundlage
dienen (◘ Abb. 11.1, 11.2, 11.3).
  Diese sind auch unter dem Link ► https://doi.org/10.1007/978-3-662-67522-9_11
herunterladbar.

11.2.1 Feedbackbogen: Klientenzentrierte Grundhaltungen

Name: _____

Therapiesitzung: _____

Basisvariablen Woran festgemacht?	Echtheit	Empathie	Akzeptanz
Verbal	Klarheit im Ausdruck. ☐ ☐	Aussagen des Klienten inhaltlich ☐	Symmetrie der Beziehung. ☐
	Spontan und humorvoll.	widergegeben.	Anerkennen: Klient ist Experte für ☐
	Eigene Gefühle (angenehme oder ☐	Vermutete Gefühle des Klienten ☐	seine Situation.
	unangenehme) angesprochen. ☐	angesprochen.	Ermutigung und Wohlwollen ☐
	Wenig »Fachchinesisch«. ☐	Vermutete Gedanken des ☐	ausgedrückt/loben.
	Fehler und Unwissen zugegeben.	Klienten angesprochen.	Stehen lassen von Äußerungen, die
			anderen Wertvorstellungen entsprechen.
Paraverbal	Entspannte Stimmgebung. ☐	Wärme. ☐	Vermeiden eines ironischen Untertons. ☐
	Angemessenes Sprechtempo. ☐	Gefühlston. ☐	Kein desinteressierter/gelangweilter ☐
	Zulassen von Pausen. ☐	Klienten ausreden lassen. ☐	Stimmklang.
Nonverbal	Übereinstimmung von Aussagen, ☐	Offene zugewandte Haltung. ☐	Sitzordnung (Hierarchie?). ☐
	Stimme und Körperhaltung.	Blickkontakt. ☐	Symmetrie der Körperhaltungen ☐
		Gesichtsausdruck. ☐	(vgl. Empathie).
		Unbewusstes Nicken. ☐	
		Angemessene Lautstärke. ☐	
		Körpertonus ausgeglichen. ☐	

+ = Verhalten realisiert;   – = gegenteiliges Verhalten;

Gesamteindruck: _____

Abb. 11.1 Feedbackbogen: Klientenzentrierte Grundhaltungen

11.2.2 Reflexionsbogen: Gesprächsplanung

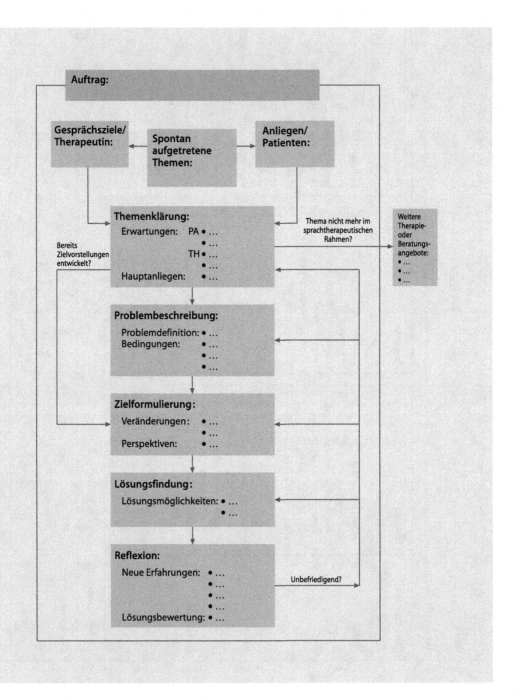

Abb. 11.2   Reflexion zur „Gesprächsplanung"

11.2.3 Feedbackbogen: Vermeiden von Gesprächsblockaden

Name: _____

Therapiesitzung: _____

Gesprächsblockaden	Situation	Beratungsverhalten	Alternatives Gesprächsverhalten
1. Sofort Lösungen parat			
2. Bewerten			
3. Ursachen aufzeigen/ Diskussion			
4. Von sich sprechen			
5. Beruhigen und ablenken			
6. Kompetenzgerangel			

◘ **Abb. 11.3** Feedbackbogen: Vermeiden von Gesprächsblockaden

Serviceteil

C. Büttner und R. Quindel, *Gesprächsführung und Beratung in der Therapie*, Praxiswissen Logopädie,
https://doi.org/10.1007/978-3-662-67522-9

Stichwortverzeichnis